Dietrich Frohne

Anatomisch-mikrochemische Drogenanalyse

3. Auflage

Dietrich Frohne

Anatomisch-mikrochemische Drogenanalyse

Ein Leitfaden

3., überarbeitete und erweiterte Auflage
89 Abbildungen, 4 Tabellen

1985
Georg Thieme Verlag
Stuttgart · New York

Prof. Dr. rer. nat.
Dietrich Frohne
Institut für Pharmazeutische Biologie
der Universität Kiel
Grasweg 9, 2300 Kiel

CIP-Kurztitelaufnahme der Deutschen Bibliothek

Frohne, Dietrich:
Anatomisch-mikrochemische Drogenanalyse : e. Leitf. / Dietrich Frohne. – 3., überarb. u. erw. Aufl. – Stuttgart ; New York : Thieme, 1985.

1. Auflage 1969
2. Auflage 1974

Printed in Germany

Satz und Druck:
Druckhaus Dörr, Inhaber Adam Götz,
D-7140 Ludwigsburg
(Linotype System 5 [202])

ISBN 3-13-443003-7 1 2 3 4 5 6

Vorwort zur 3. Auflage

Während es im Vorwort zur 1. Auflage hieß: „Pflanzen . . . haben auch heute noch in erheblichem Umfang als Heil- und Gewürzdrogen Bedeutung“, ist im Zeichen einer Abkehr von synthetischen und der Hinwendung zu „natürlichen“ Medikamenten jetzt eher die Formulierung „haben wieder und in noch stärkerem Maße ihre Bedeutung als Heilmittel“ angebracht. Steigende Nachfrage und dadurch bedingte Schwierigkeiten bei der Beschaffung einwandfreier Drogen sowie gestiegene Qualitätsanforderungen und -erwartungen bedeuten aber auch, daß der Prüfung dieser biogenen Arzneimittel besondere Aufmerksamkeit zu widmen ist und der Apotheker noch mehr als bisher dazu befähigt sein muß.

Die Neubearbeitung dieses Leitfadens der anatomisch-mikrochemischen Drogenanalyse gab Gelegenheit, die Grundlagen für eine derartige Untersuchungstätigkeit zu erweitern und zu vertiefen. Da seit dem Erscheinen der 2. Auflage sich die Arzneibuchsituation in der Bundesrepublik durch das Inkrafttreten von Europäischem Arzneibuch Bd. I–III und DAB 8 wesentlich verändert hat, waren umfangreiche Änderungen – vor allem auch nomenklatorischer Art – erforderlich. Es ist darüberhinaus aber auch versucht worden, neuere Erkenntnisse – sei es bei den anatomischen Grundlagen, bei chemischen Nachweisen von Drogeninhaltsstoffen oder bei den Möglichkeiten der Drogenverfälschung – zu berücksichtigen.

Trotz allem ist das Bemühen um eine knappe Darstellung geblieben, und es bedarf wie in den vorangegangenen Auflagen des Hinweises, daß eine ergänzende Lektüre weiterführender Literatur notwendig ist.

Herr Dr. H. J. Pfänder hat eine Reihe von Mikroaufnahmen angefertigt, Frau U. Laatzen hat Formelvorlagen neu gezeichnet und bei der Fertigstellung des Manuskriptes geholfen, Frau Apothekerin M. Schwarte hat mit Korrekturen gelesen. Ihnen allen sei ebenso gedankt wie den Mitarbeitern des Thieme-Verlages für die gute Zusammenarbeit.

Kiel, im Februar 1985 Dietrich Frohne

Aus dem Vorwort zur 1. Auflage

Pflanzen oder Pflanzenteile in getrocknetem Zustand haben auch heute noch in erheblichem Umfang als Heil- und Gewürzdrogen Bedeutung. Unabhängig davon, ob eine Droge direkt – etwa zur Bereitung eines „Tees“ – oder indirekt, z. B. zur industriellen Herstellung einer pharmazeutischen „Spezialität“, benutzt wird, besteht für denjenigen, der mit der Abgabe oder der Verarbeitung von Drogen zu tun hat, die Aufgabe, sich über die einwandfreie Beschaffenheit des pflanzlichen Materials Gewißheit zu verschaffen.

Dieses Taschenbuch, aus einem photomechanisch vervielfältigten „Leitfaden der allgemeinen Drogenanatomie“ hervorgegangen, enthält keine genauen Arbeitsanleitungen für die Untersuchung pflanzlicher Drogen und kann bzw. will nicht mit ausführlichen pharmakognostischen Standardwerken konkurrieren. Es ist vielmehr als ein Praktikumsbegleiter gedacht, in dem Grundlagen in knapper Form dargestellt sind, die in drogenanalytischen Praktika teils vorausgesetzt, teils vermittelt werden.

Neben der allgemeinen Drogenanatomie sind in diesem Leitfaden auch die für die Drogenanalytik wichtigen mikrochemischen Methoden hinreichend berücksichtigt.

Kiel, im November 1968 Dietrich Frohne

Aus dem Vorwort zur 2. Auflage

Die Erweiterungen der 2. Auflage betreffen vor allem die Abschnitte über die anatomischen Grundlagen der Drogenanalyse, wobei auf den neuen Ausbildungsgang für Pharmazeuten Rücksicht zu nehmen war; denn zweijähriges pharmazeutisches Praktikum und das sog. kleine botanische Praktikum können beim Beginn der pharmazeutisch-biologischen Praktika nicht mehr vorausgesetzt werden. Aber auch der zweite, mehr chemisch orientierte Teil des Büchleins ist erweitert worden und soll noch mehr auf die nichtmikroskopischen Untersuchungsmethoden hinweisen.

Inhaltsverzeichnis

Einleitende Bemerkungen

Die Herkunft pflanzlicher Drogen zu bestimmen und aufgrund bestehender Vorschriften die Identität oder Verwechslungen, Verfälschungen und unzulässige Verunreinigungen einer Droge zu diagnostizieren, erfordert analytische Kenntnisse und Fähigkeiten, deren Grundlagen dem angehenden Apotheker oder PTA in den pharmazeutisch-biologischen (pharmakognostischen, drogenkundlichen) Praktika vermittelt werden sollen.

Seit langem sind neben der mikroskopischen Prüfung histochemische oder physikalische Methoden – z. B. Beobachtung im UV-Licht – für die Drogendiagnostik von Bedeutung. Zu ihnen gesellen sich seit einiger Zeit mikrochemische Methoden, die in Verbindung mit chromatographischen Trennverfahren den Nachweis sehr geringer Substanzmengen in Drogenextrakten gestatten und daher auch für die Identifizierung und Charakterisierung von Drogen mit Erfolg herangezogen werden. Neben diesen „modernen" Methoden ist jedoch in vielen Fällen – nicht in allen – auch heute noch die „klassische" anatomisch-mikroskopische Untersuchung ein Verfahren, das schnell und ohne großen Zeit- und Arbeitsaufwand zu Aussagen über Echtheit oder Verfälschung einer Droge führen kann.

Auch unbekannte Proben können auf diese Weise schnell charakterisiert und meist auch identifiziert werden. Dies zeigte sich kürzlich bei der Untersuchung zahlreicher Niespulverchargen, bei denen innerhalb kürzester Zeit – Erfahrung und entsprechende Drogenkenntnisse beim Untersucher vorausgesetzt – die verschiedenen pflanzlichen Komponenten einzeln oder in Mischungen festgestellt werden konnten; vgl. dazu auch S. 194.

Für die Erkennung unzulässiger Beimengungen und Verunreinigungen durch biogenes, geformtes Material bleiben Lupe, Binokular und Mikroskop weiterhin unentbehrliche Requisiten. Das gilt zum einen für die Bestimmung des Anteils „Fremder Bestandteile", der nach Ph. Eur. – im Gegensatz zu den alten Vorschriften des DAB 7 über „Fremde Beimengungen" – sehr eng gefaßt worden ist und nun alle Pflanzenteile betrifft, die nicht exakt der Beschreibung und Definition einer Droge entsprechen; vgl. dazu auch Hanke (1984)*, wo eine Differenzierung der Arzneibuchvorschrift gefordert wird. Zum anderen sind auch Drogenschädlinge auf diese Weise nachzuweisen, die

* Hanke, G. (Herausgeb., 1984), Qualität pflanzlicher Arzneimittel, Paperback APV, Bd. 11, Wiss. Verlagsges., Stuttgart.

sich u. U. bei der qualitativen und quantitativen chemischen Untersuchung gar nicht bemerkbar machen würden. Unzulässiger Besatz einer Droge mit Rostpilzen (Minzenrost auf Pfefferminzblättern; Malvenrost auf Malvaceen-Drogen) oder das Auftreten tierischer Schädlinge seien hier genannt. Gerade der Befall mit tierischen Drogenschädlingen (Kleinschmetterlinge, Käfer, Milben, Fliegen oder Schlupfwespen), bei dem die Infizierung durch Eiablage bereits auf der lebenden Pflanze, aber auch bei den späteren Stadien der Verarbeitung oder Lagerung erfolgen kann, ist ein Problem, das der Beachtung bedarf. Rückrufe von Teespezialitäten („wegen Käferbefalls"; „wegen Wurmbefalls") machen die Notwendigkeit einer sorgfältigen Prüfung deutlich.

Während zur Feststellung der Identität bei seltenen Drogen der Vergleich mit authentischem Material unerläßlich ist, stehen für offizinelle Drogen ausführliche Beschreibungen in den Pharmakopoen zur Verfügung. Die Beschreibung kann jedoch nur ihren Zweck erfüllen, wenn derjenige, für den sie verfaßt ist, sie auch „lesen" kann, d. h. wenn ihm die Grundbegriffe der Histologie und Anatomie der Pflanze vertraut sind. Daher ist die Kenntnis allgemeiner Grundlagen der Pflanzenanatomie Voraussetzung für das Verständnis spezieller Probleme der Drogenanatomie. Diese Grundlagen sind daher in den Kapiteln „Zellen und Gewebe" und „Pflanzliche Organe als Drogen" dieses Leitfadens in knapper Form zusammengefaßt dargestellt. Wenn man die Baupläne pflanzlicher Organe in ihren Grundzügen kennt, fällt es nicht schwer, die in der Natur häufigen Abweichungen vom „Schema" zu erkennen und möglicherweise zu erklären.

Voraussetzung für ein sinnvolles Arbeiten mit dem Mikroskop ist – wie bei jeder anderen Methode auch – die Kenntnis des Geräts, seiner Möglichkeiten und Grenzen. Im ersten Kapitel sind deshalb einige Angaben über den Umgang mit dem Mikroskop und über mikroskopische Präparationstechnik zu finden.

Die wichtigsten mikrochemischen Nachweise sind im Kapitel „Lokalisation und Nachweis diagnostisch wichtiger Zellbestandteile" enthalten. Nach Möglichkeit sind, da dem Studenten meist Informationsmöglichkeiten darüber fehlen, auch zum Reaktionsablauf Hinweise gegeben. Die Kapitel „Mikrosublimation" und „Fluoreszenzanalyse" bringen ergänzende Angaben. Hinweise zur technischen Durchführung der Reaktionen und zur Herstellung der Reagenzien sind am Schluß des Büchleins zusammengestellt.

Im Kapitel „Chromatographische Methoden" sind diese auch für die quantitative Wertbestimmung von Drogen wichtigen Hilfsmittel vor allem im Hinblick auf ihren Wert für die Drogen**diagnostik** skizziert. Der Abschnitt „Drogenverfälschungen" bringt Hinweise auf Verfälschungen, Verwechslungen oder Verunreinigungen einer Reihe von

Drogen, welche die Bedeutung einer sorgfältigen Prüfung veranschaulichen sollen.

Abkürzungen

DAB 8	Deutsches Arzneibuch 8. Ausgabe 1978. Amtliche Ausgabe. Stuttgart, Frankfurt a. M. 1978.
DAC	Deutscher Arzneimittel-Codex, 1979. Stuttgart, Frankfurt a. M. 1979.
Ph. Eur.	Europäisches Arzneibuch, Bd. I–III, 1974, 1975, 1978. Amtliche Deutsche Fassung, Stuttgart, Frankfurt a. M.
2. AB-DDR	Arzneibuch der Deutschen Demokratischen Republik 2. Ausgabe, 7 Bde., Loseblattheftung. Berlin (DDR) 1975.
ÖAB	Österreichisches Arzneibuch, 2 Bde., Loseblattheftung. Wien 1981 (enthält die Vorschriften von Ph. Eur. sowie die übrigen, dadurch nicht ersetzten Monographien des ÖAB 9).
Ph. Helv. VI	Pharmacopoea Helvetica editio sexta. Deutsche Ausgabe. 4 Bde., Loseblattheftung. Bern 1971.

1. Über den Umgang mit dem Mikroskop

Wenn im folgenden vom „Mikroskop“ die Rede ist, so ist immer das normale Lichtmikroskop mit Hellfeld-Durchlichtbeleuchtung gemeint. Andere Mikroskoptypen und besondere mikroskopische Techniken sind am Ende dieses Abschnitts erwähnt.

1.1. Aufbau des Mikroskops (vgl. dazu Abb. 1)

1 = Okulare; im einfachsten Falle aus 2 plankonvexen Linsen bestehende optische Systeme (Huygens-Okulare) mit unterer Feld- oder Kollektivlinse und oberer Augenlinse, zwischen beiden die sog. Gesichtsfeldblende, s. auch Abb. 8). Durch die Verwendung sog. Kompensationsokulare (C-Okulare) können Bildfehler stärkerer Objektive z. T. noch ausgeglichen werden. Okulare sind, da sie nur in das obere Tubusende eingeschoben werden, leicht auswechselbar. Auf jedem Okular findet sich eine Angabe über die Eigenvergrößerung (meist 6× bis 12×). Sog. Brillenträgerokulare ermöglichen auch bei aufgesetzter Brille eine volle Ausnutzung des durch das Okular gegebenen Sehfeldes.

2 = Auswechselbarer Schrägtubus (binokular). Bei älteren Mikroskopen, die meist mit Gradtubus (ohne Strahlenknickung) ausgerüstet sind, kann durch Kippen des Tubusträgers = 8a Schrägeinblick erreicht werden. Diese Stellung ist jedoch, da auch der Objekttisch = 4 schräg steht, bestenfalls bei der Betrachtung von Dauerpräparaten zu empfehlen. Die mechanische Tubuslänge (der Abstand von oberer Okularfläche bis zur unteren Objektivauflagefläche) ist für alle Instrumente einer Firma gleich, z. B. Zeiss, Reichert 160 mm; Leitz 170 mm.

3a = Objektive mit unterschiedlichem Vergrößerungsvermögen (meist 10×, 25×, 40×). Auf jedem Objektiv sind Angaben über die Eigenvergrößerung und die numerische Apertur (s. S. 11), oft auch über die Tubuslänge, für die es bestimmt ist, und die erforderliche Deckglasdicke eingraviert. $\frac{10/0{,}25}{160/0{,}17}$ bedeutet also: Maßstabzahl für Eigenvergrößerung 10fach, numerische Apertur 0,25, verwendbar an Mikroskopen mit einer Tubuslänge von 160 mm bei einer Deckglasdicke von 0,17 mm (Abb. 2). Es gibt auch Objektive mit Einstellmöglichkeit für unterschiedliche Deckglasdicke; vgl. Abb. 5.

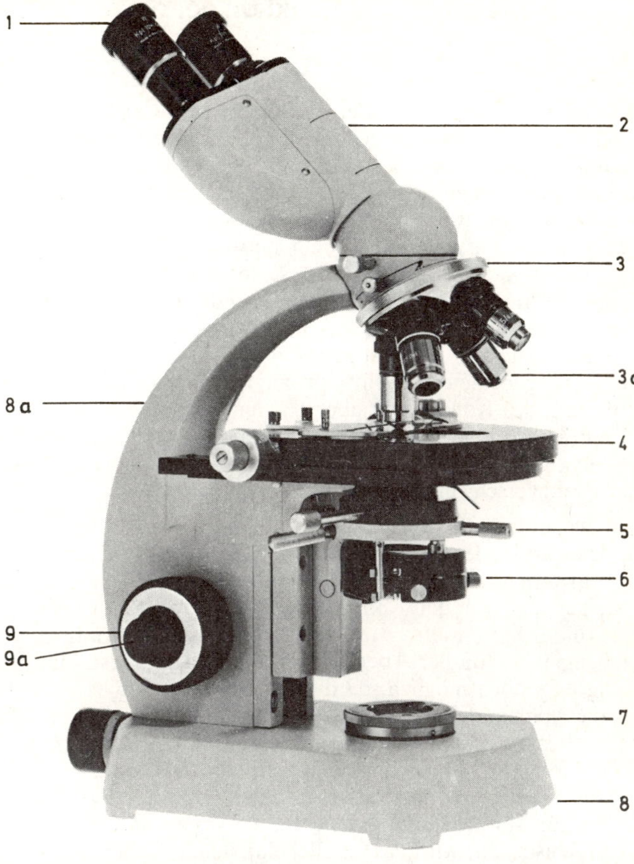

Abb. 1 Modernes Kursmikroskop (Zeiss-Werkfoto, mit freundlicher Genehmigung der Fa. Carl Zeiss, Oberkochen).

1 = Okulare
2 = auswechselbarer Schrägtubus (binokular)
3 = Objektivrevolver mit 2 bis 4 Objektiven
3a = Objektive mit unterschiedlichem Vergrößerungsvermögen
4 = Objekttisch, oft mit Kreuztisch
5 = Beleuchtungsapparat, bestehend aus Kondensor und Irisblende („Aperturblende")
6 = Halterung für spezielle Filter (z. B. Polarisationsfilter o. ä.)
7 = Lichtquelle; Niedervolt-Mikroskopierleuchte, deren Licht durch eine Leuchtfeldblende reguliert werden kann (s. S. 6)
8 = Stativfuß; 8a = Tubusträger, 8 und 8a zusammen = Stativ
9 = Grobtrieb; 9a = Feintrieb (Mikrometerschraube)

1.2. Hinweise auf die Funktion der einzelnen Teile
(vgl. dazu Abb. 1)

Für die am Fuß des Mikroskops installierte Leuchte (= 7) verwendet man Niedervoltlampen mit kleiner Wendel, die gleichmäßiges Licht für die Durchlichtbetrachtung des Objekts liefern. Durch eine im Stativfuß vor der Lampe angebrachte Linse wird die Wendel in der Aperturblendenebene abgebildet. Damit ist bereits eine wesentliche Voraussetzung für die sog. „Köhler'sche Beleuchtung" gegeben. Für diese, bei anspruchsvolleren Arbeiten notwendige exakte Strahlenführung muß nur noch bei weitgehend geschlossener Leuchtfeldblende (= 7a) deren Öffnung durch Höhenverstellung des Kondensors im Präparat abgebildet werden. Dies ist in der Regel der Fall, wenn der Kondensor sich ganz oder fast ganz am oberen Anschlag befindet. Bei etwas weiter geöffneter Leuchtfeldblende sollte dann noch die richtige Zentrierung des Kondensors überprüft und gegebenenfalls mit Hilfe der Zentrierschrauben einreguliert werden (Abb. 3). Schließlich wird die Leuchtfeldblende soweit geöffnet, daß deren Lamellen aus dem Gesichtsfeld verschwunden sind.

Durch die unterhalb des Kondensors befindliche Irisblende (= 5b; auch Aperturblende genannt) kann die Menge des einfallenden Lichts reguliert werden. Zuziehen der Irisblende verhindert Überstrahlungen und steigert dadurch den Kontrast; gleichzeitig wird die Schärfentiefe größer (die Schärfentiefe = axiales Auflösungsvermögen liegt an sich in Abhängigkeit von der Apertur für jedes Objektiv fest, eine Beeinflussung ist jedoch möglich, da die Apertur eines Objektivs indirekt durch die Aperturblende verändert werden kann). Bei starker Abblendung der Aperturblende wird aber auch das Auflösungsvermögen (s. S. 10) geringer! Im Normalfalle sollte die Irisblende nur soweit zugezogen sein, daß mindestens ⅔ der Hinterlinse des Objektivs ausgeleuchtet sind (Prüfung bei herausgenommenem Okular). Durch den Kondensor (5a) wird das parallel einfallende Licht auf das Objekt gebündelt, vorausgesetzt, daß sich der Beleuchtungsapparat ganz am

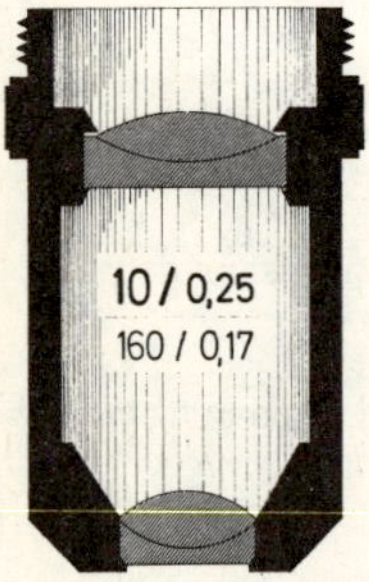

Abb. 2 Objektiv im Schnitt

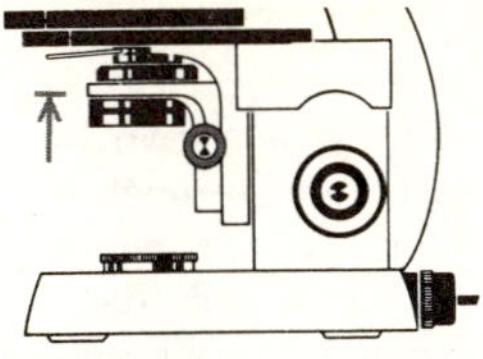

1 Kondensor mit eingeklappter Frontlinse ganz nach oben

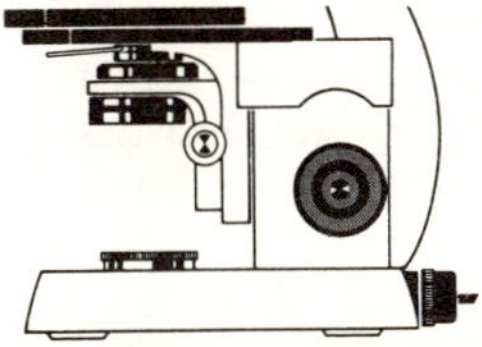

2 Präparat mit Objektiv 6,3 oder 10 scharf stellen

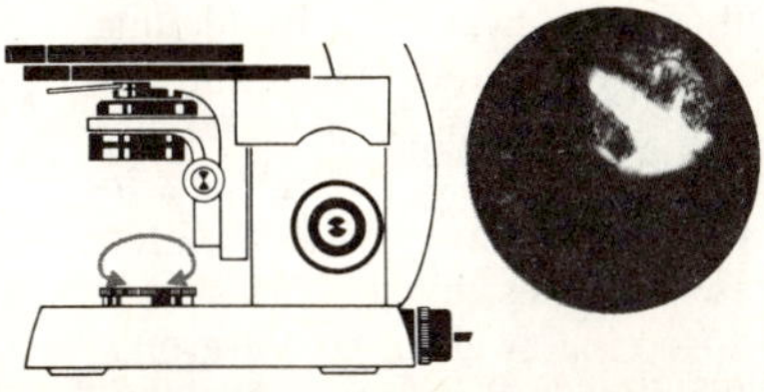

3 Leuchtfeldblende im Mikroskopfuß unter Beobachtung schließen

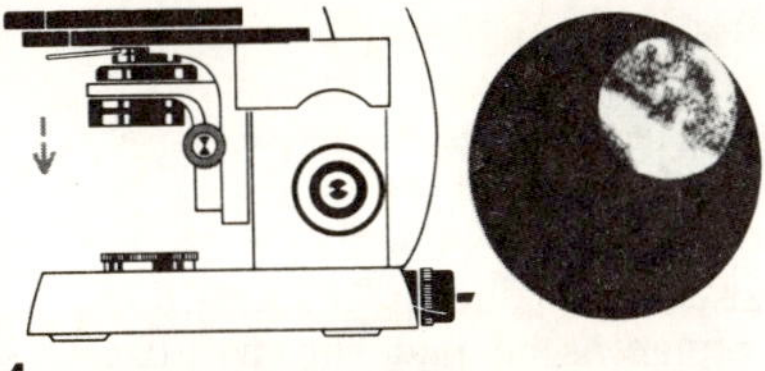

4 Kondensor geringfügig absenken bis das Bild der Blende am schärfsten

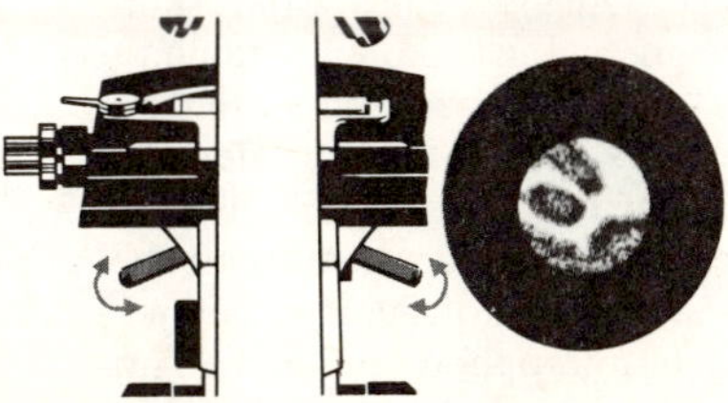

5 Mit den beiden Zentrierschrauben des Kondensors Leuchtfeldblende im Sehfeld zentrieren

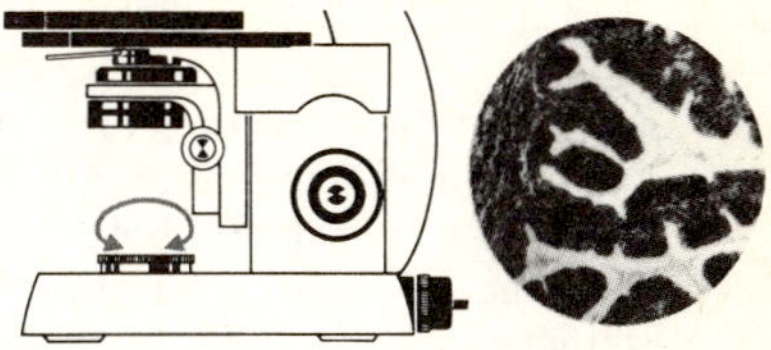

6 Leuchtfeldblende annähernd bis zum Sehfeldrand öffnen, feinzentrieren und weiter öffnen bis sie hinter dem Sehfeldrand verschwindet.

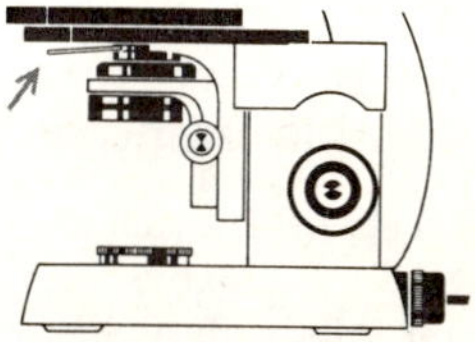

7 Bildkontrast mit Kondensorblende regeln (Ph-Kondensor: Stellung J)

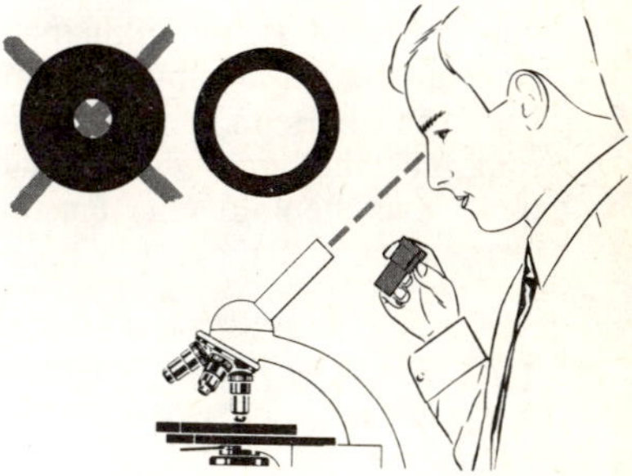

8 Dazu Kontrolle: ohne Okular in den Tubus blicken. Die sichtbare Objektivöffnung sollte zu etwa $^3/_4$ ausgeleuchtet sein.

Abb. 3 Richtige Einstellung des Mikroskops (nach Zeiss-Werksschrift)

oberen Anschlag oder dicht darunter befindet (s. auch S. 12: „Bildhelligkeit"). Auf dem Objekttisch (= 4) liegt das Objekt zwischen Deckglas und Objektträger. Durch Verwendung eines Kreuztisches wird das Auf- und Wiederfinden bestimmter Stellen des Objekts erleichtert. Dicht über dem Objekt befindet sich das Objektiv (= 3a), eine Kombination mehrerer Linsen, während das zweite Linsensystem, das Okular (= 1; bzw. die Okulare bei binokularem Tubus) am oberen Ende des Tubus liegt. Durch Betätigung des Grobtriebs (= 9) und anschließend des Feintriebs, der Mikrometerschraube (= 9a), kann auf das Objekt scharf gestellt werden. Dies geschieht entweder durch Höhenverstellung des Objekttisches oder (bei älteren Geräten) des Tubus.

1.3. Strahlengang beim Mikroskop

Das Objekt befindet sich innerhalb der doppelten (sehr kleinen) Brennweite des Objektivs, das im Tubus (und zwar nach Bündelung der Strahlen durch die Feld- oder Kollektivlinse des Okulars in der Ebene der Gesichtsfeldblende) ein vergrößertes, umgekehrtes, reelles Bild des Objekts erzeugt. Dieses Bild wird durch die als Lupe wirkende Augenlinse des Okulars (relativ große Brennweite!) betrachtet: es resultiert ein nochmals vergrößertes, virtuelles, umgekehrtes Bild; vgl. Abb. 4. Beim Mikroskop findet also eine zweistufige Vergrößerung mit Hilfe einer Zwischenabbildung statt, während mit der Lupe ohne Zwischenbild eine einstufige, begrenzte Vergrößerung erzielt werden kann.

1.4. Kriterien für die Leistungsfähigkeit eines Mikroskops

Korrektur der Linsenfehler. Jede Linse von endlicher Öffnung und meßbarer Dicke besitzt bestimmte geometrische und chromatische Linsenfehler (sphärische, chromatische Aberration; Astigmatismus; Bildwölbung, s. Physiklehrbuch). Die Qualität eines Mikroskops hängt davon ab, wie weit durch geeignete Linsenkombinationen – mehrere Einzellinsen verschiedener Form und aus Glassorten mit verschiedenem Brechungsindex hergestellt – die Linsenfehler der optischen Systeme Objektiv und Okular beseitigt worden sind. Für die Drogenanalyse genügen im allgemeinen die normalen **Achromate,** bei denen die chromatische Aberration weitgehend korrigiert ist. Objektive höheren Korrektionsgrades (u. a. für mikrophotographische Aufnahmen notwendig) sind die Planachromate (Behebung der Bildfeldwölbung), die Neofluare mit hoher Farbkorrektion und die Apochromate bzw. Planapochromate (mit weitgehender Bildfeldebnung *und*

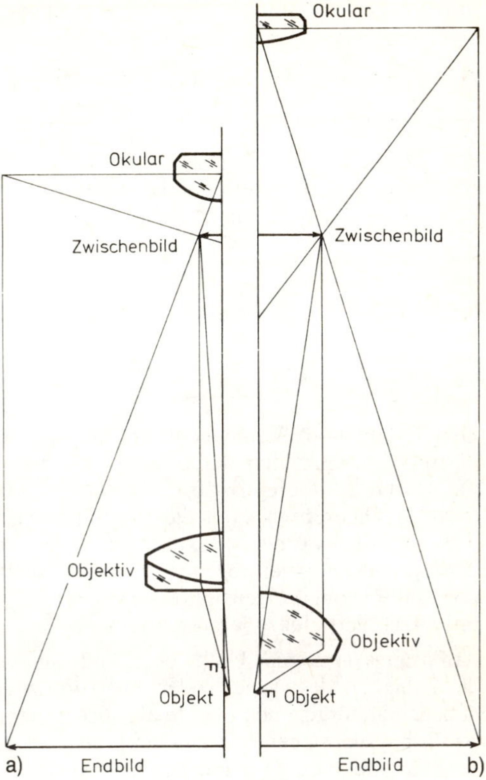

Abb. 4 Strahlengang im Mikroskop für zwei verschiedene Objektiv-Okular-Kombinationen. Optik jeweils nur bis zur optischen Achse gezeichnet. a: Schwaches Objektiv, starkes Okular. b: Starkes Objektiv, schwaches Okular. In beiden Fällen gleiche Gesamtvergrößerung (aus *Gerlach,* Das Lichtmikroskop)

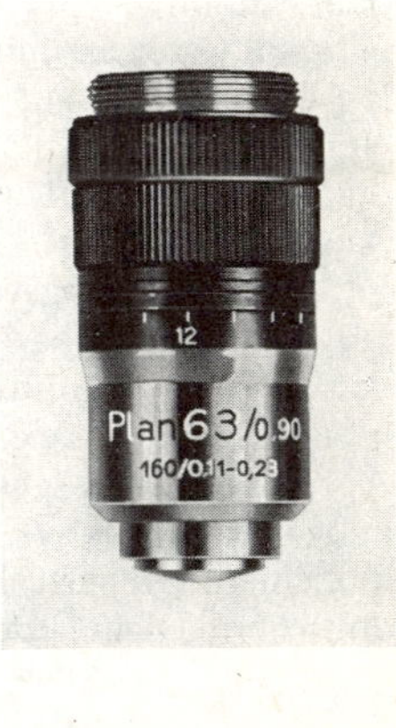

Abb. 5 Planachromat, Objektiv mit Bildebnung; für Deckglasdicken von 0,11–0,23 mm verwendbar (Zeiss-Werkfoto, mit freundlicher Genehmigung der Fa. Carl Zeiss, Oberkochen)

Farbkorrektion). Eine vollständige Beseitigung *aller* Linsenfehler ist nicht möglich!

Die erreichbare Vergrößerung. Unter der Vergrößerung eines Mikroskops versteht man das Verhältnis $\frac{\tan\beta}{\tan\alpha}$. β ist der Winkel, unter dem das Auge einen Gegenstand mit Hilfe des Mikroskops sieht; α ist derjenige Winkel, unter dem das unbewaffnete Auge ihn sieht (bezogen auf die „konventionelle Sehweite" s = 25 cm); vgl. Abb. 6.

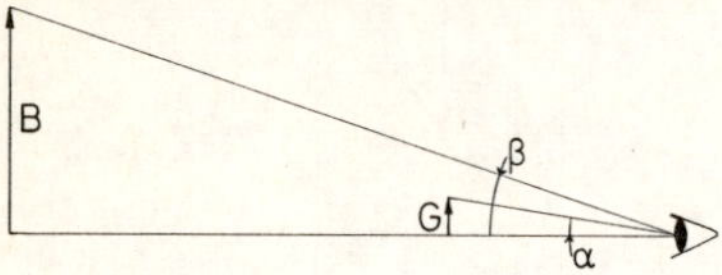

Abb. 6 Vergrößerung des Mikroskops.
G = Gegenstand; B = scheinbar vergrößerter Gegenstand

Die Gesamtvergrößerung eines Mikroskops resultiert aus den Vergrößerungsmaßstabzahlen der beiden optischen Systeme Objektiv und Okular (z. B. Objektiv 10×; Okular 6×: Gesamtvergrößerung = 60fach). Theoretisch kann die Vergrößerung eines Mikroskops sehr weit getrieben werden, praktisch ist dies jedoch von geringem Wert, da das Auflösungsvermögen (s. u.) begrenzender Faktor ist. Angaben über die maximal erreichbare Vergrößerung sagen allein also wenig über den Wert eines Gerätes aus.

Auflösungsvermögen. Unter dem Auflösungsvermögen versteht man die Fähigkeit des Auges (oder eines optischen Gerätes), zwei dicht nebeneinanderliegende Punkte als noch getrennt wahrzunehmen. Das Auflösungsvermögen ist also umgekehrt proportional dem gerade noch feststellbaren („auflösbaren") Abstand zweier Objektpunkte. Wenn die von zwei Punkten einer Struktur ausgehenden Lichtstrahlen unter einem Winkel von mindestens einer Bogenminute auf die Netzhaut treffen, so werden die Punkte vom menschlichen Auge noch getrennt wahrgenommen (die unter diesem Winkel einfallenden Strahlen treffen noch auf zwei verschiedene Zäpfchen oder Stäbchen der Netzhaut!). Das entspricht einem Abstand von 0,291 mm, den zwei dunkle Punkte auf weißem Grund in einem Abstand von 1 m vom Auge haben.
Für das Auflösungsvermögen eines Mikroskops ist die **Apertur** des verwendeten Objektivs entscheidend, die sich aus dem Durchmesser der Objektivfrontlinse und dem erforderlichen Abstand zwischen Objektiv und Objekt (dem sog. „freien Objektabstand") ergibt. Als Apertur wird der Zahlenwert für den Sinus des halben Öffnungswinkels eines Objektivs (d. h. des Winkels u zwischen optischer Achse und einem Grenzstrahl) bezeichnet (s. Abb. 7). Da es jedoch von der optischen Dichte des Mediums zwischen Objekt und Objektiv

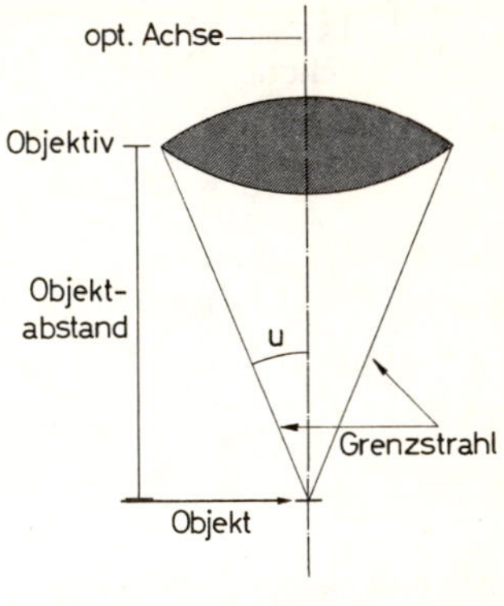

Abb. 7 Öffnungswinkel, Grenzstrahl

abhängt, in welchem Umfang die vom Objekt ausgehenden Strahlen das Objektiv erreichen, muß die optische Dichte (d. h. die Brechzahl n) dieses Mediums als ein Faktor, der das Auflösungsvermögen beeinflußt, mit berücksichtigt werden. Das Produkt $n \cdot \sin u$, das als **numerische Apertur** A bezeichnet wird, ist daher eine wichtige Größe. Schließlich spielt auch die Wellenlänge des Lichts, mit dem das Objekt durchstrahlt wird, eine Rolle. Der kleinste Abstand zwischen zwei gerade noch getrennt wahrnehmbaren Objektpunkten (als Maß für das Auflösungsvermögen) ist um so kleiner, je kürzer die Wellenlänge ist. Die Wellenlänge λ des im normalen Lichtmikroskop verwendeten sichtbaren Lichts liegt zwischen ca. 380 nm* (Grenze zum UV) und ca. 780 nm (Grenze zum IR). Unter Annahme einer durchschnittlichen Wellenlänge von 500 nm bei Verwendung von weißem Licht gilt (vereinfacht) für die Feststellung des gerade noch wahrnehmbaren Abstands zweier Objektpunkte die Beziehung:

$$\text{Abstand} \simeq \frac{1}{2} \cdot \frac{\lambda}{A} = \frac{1}{2} \cdot \frac{\lambda}{n \cdot \sin u}$$

Bei kurzwelligem Licht und hohem Wert für A wird also dieser Wert kleiner (das Auflösungsvermögen wird größer). Die Grenze des Auflösungsvermögens liegt bei ca. 0,2 μm. Strukturen geringerer Größenordnung können im normalen Lichtmikroskop nicht mehr abgebildet werden. Diese Grenze erreicht man nur mit Immersionssystemen. Der Raum zwischen Frontlinse des Objektivs und Deckglas des Präparates wird durch ein Immersionsöl ausgefüllt, das eine hohe Brechzahl besitzt. Sie ist im Idealfall gleich der des verwendeten Deckglases. Nicht nur das Auflösungsvermögen, auch die Bildhelligkeit (s. u.) wird

* 1 nm (= Nanometer) = 1/1000 μm = 10^{-7} cm.

dann größer (unbehinderter Strahlenverlauf in homogenem Medium, keine Brechungserscheinungen!).

Brechzahlen:

Glas (Objektträger, Deckglas)	n = 1,515
Luft	n = 1,000
Wasser	n = 1,333
Immersionsöl	n = 1,515

Maximal erreichbare Werte für A (numerische Apertur):

Trockenobjektive	A = 0,95
Objektive mit Wasserimmersion	A = 1,20
Objektive mit Ölimmersion	A = 1,40

Bildhelligkeit. Die Helligkeit eines Bildes nimmt im Quadrat der linearen Vergrößerung ab. Bei einer Vergrößerung auf das 100fache ist die Flächenhelligkeit jedes Punktes um das 10 000fache geringer! Wie schon erwähnt, werden durch den Kondensor des Beleuchtungsapparates, der deshalb für ein leistungsfähiges Gerät erforderlich ist, die Strahlen der Lichtquelle auf das Objekt gebündelt. Strenggenommen sollte jedes Objektiv einen Kondensor gleicher Apertur besitzen („umgekehrtes Objektiv"!). Diese Forderung findet man nur bei größeren Mikroprojektionsgeräten erfüllt. Bei den normalen Mikroskopen ist die Apertur des Kondensors für schwächere Objektive zu hoch. Als Ausgleich können durch eine Höhenverstellung des Kondensors die Beleuchtungsverhältnisse verändert werden. Bei besseren Geräten besteht die Möglichkeit, durch eine zusätzliche Frontlinse die Apertur des Kondensors zu verändern. Wird diese herausgeklappt, so ist die Apertur geringer, und der Kondensor leuchtet ein relativ großes Feld (mit schwächerem Licht) aus. Dies ist für Objektive mit geringer Vergrößerung die geeignete Beleuchtung. Für Objektive ab 10 : 1 ist dagegen die Klapplinse im Strahlengang zu belassen. Soll mit starken Vergrößerungen gearbeitet werden, so werden zweckmäßigerweise Kondensor und Objektive als Immersionssysteme verwendet.

Wenn an der Lichtquelle eine Leuchtfeldblende vorhanden ist (bei den normalen Ansteckleuchten meist nicht der Fall), so kann durch sie die ausgeleuchtete Fläche des Gesichtsfeldes verändert werden; bei zu starker Lichtintensität empfiehlt sich die Verwendung von Grauglasfiltern oder die Regulierung der Bildhelligkeit über einen Regeltrafo. Über die Betätigung der Aperturblende zur Regulierung der Lichtmenge und die damit verbundenen Veränderungen der Qualität des optischen Systems wurden bereits auf S. 6 Angaben gemacht.

1.5. Einfache Zusatzgeräte zum Mikroskop und besondere mikroskopische Techniken

Messungen unter dem Mikroskop können mit dem **Okularmikrometer** durchgeführt werden. Hierbei handelt es sich um eine runde Glasscheibe mit eingeritzter Meßskala (meist mit einer Einteilung in 100 Teilstriche), die in Höhe der Gesichtsfeldblende in ein Okular eingelegt wird. Das Okular wird damit zum Meßokular, das sich von normalen Okularen meist noch dadurch unterscheidet, daß die Augenlinse nicht fest eingeschraubt, sondern vertikal beweglich ist. Durch Verschieben der Augenlinse kann auf die Skala des Okularmikrometers scharf gestellt werden (s. Abb. 8).

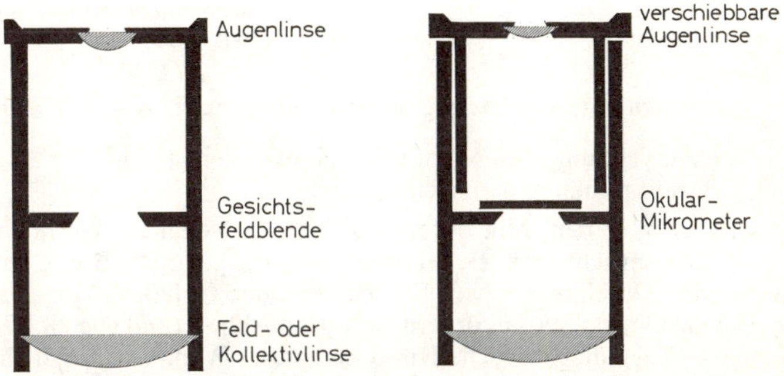

Abb. 8 Huygens-Okular (links), Meßokular (rechts)

Mit ungeeichten Meßokularen können relative Meßgrößen mikroskopischer Objekte verglichen werden. Will man absolute Meßwerte erhalten, so muß die Okularmikrometerskala durch Vergleich mit der eines Objektmikrometers geeicht werden. Der so ermittelte „Mikrometerwert" des Meßokulars gilt jeweils nur in Verbindung mit dem zur Eichung benutzten Objektiv, muß also für jedes Objektiv, das an dem betreffenden Mikroskop benutzt wird, bestimmt werden.

Zur Eichung wird das Objektmikrometer, meist ein Objektträger aus Metall mit eingekitteter Meßskala (1,00 mm, unterteilt in Intervalle von jeweils 0,01 mm = 10 μm), auf den Objekttisch des Mikroskops gelegt. Nach dem Scharfstellen auf die Meßskala wird sie mit derjenigen des Meßokulars zur Deckung gebracht. Im Prinzip wird jetzt eine in ihrer Länge bekannte Strecke des Objektmikrometers mit einer entsprechenden Strecke des Okularmikrometers verglichen (jeweils von einem Punkt der Deckungsgleichheit der Meßstriche beider Skalen bis zum nächsten). Im abgebildeten Beispiel (Abb. 9) entsprechen 4 große Teilstriche des Objektmikrometers (= 0,2 mm = 200 μm) 7 großen Teilstrichen des Okularmikrometers (= 70 Intervalle).

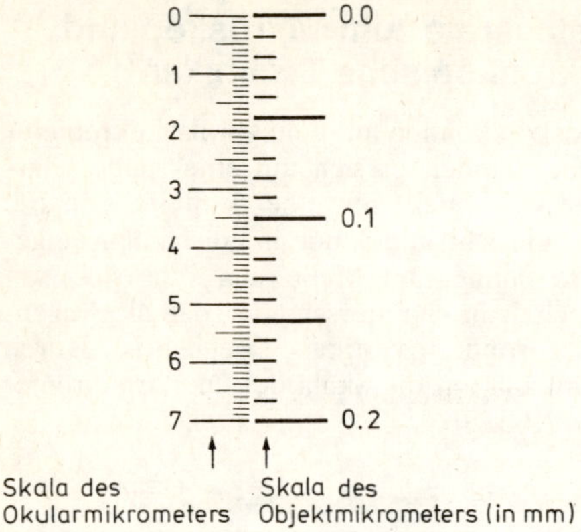

Abb. 9 Bestimmung des Mikrometerwerts (Näheres siehe Text)

Der sog. **Mikrometerwert** beträgt also in diesem Falle $\frac{200}{70} = 2{,}8\ \mu m$, d. h. bei Verwendung dieses geprüften Objektivs entspricht 1 Intervall des Okularmikrometers demnach 2,8 μm.

Messungen unter dem Mikroskop sind für die Drogenanalyse in verschiedener Hinsicht von Bedeutung. Die Länge oder Breite von Fasern, der Durchmesser von Steinzellen oder Gefäßen, vor allem aber die Größe von Stärkekörnern (vgl. dazu Abb. 10 und auch S. 118) können wichtige diagnostische Hinweise liefern. Wenn es nur auf eine annähernde Größenabschätzung ankommt, z. B. bei der Beantwortung der Frage, ob großkörnige oder kleinkörnige Stärke vorliegt, kann man sich des Vergleichs mit *Lycopodium*-Sporen („Lycopodium") bedienen, die eine recht konstante Größe von ca. 30 μm aufweisen (s. Abb. 67).

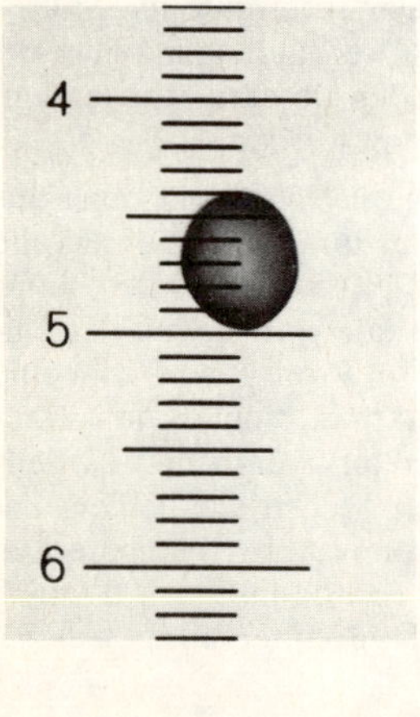

Abb. 10 Messung eines Stärkekorns von Amylum Tritici (mit Iodlösung angefärbt) mittels Okularmikrometer;
Mikrometerwert: 1 kl. Teilstrich = 4,9 μm;
Größe des gemessenen Korns = 29,4 μm

Beim **Zeigerokular** befindet sich in Höhe der Gesichtsfeldblende eine bewegliche Zeigerspitze im Okular, mit der auf bestimmte Stellen des Präparates eingestellt werden kann.

Polarisationsfilter dienen dazu, linear polarisiertes Licht zu erzeugen, mit dessen Hilfe optisch anisotrope*, doppelbrechende Strukturen erkannt werden können. Optische Anisotropie zeigen Körper, deren Feinbau kristallin geordnet, aber nach verschiedenen Richtungen unterschiedlich ist. Die Sphärokristalle der Stärkekörner und die verschiedenen Formen der Calciumoxalatkristalle sind die für die Drogenanalyse wichtigsten anisotropen Gebilde (s. auch S. 121). Auch Cellulosewände besitzen eine mikrokristalline Struktur, so daß pflanzliche Zellwände ebenfalls im „polarisationsoptischen Dunkelfeld" aufleuchten. Bruchstücke von Fasern oder Borstenhaaren können daher bei der Untersuchung von Drogenpulvern vom Anfänger leicht mit Oxalatkristallen verwechselt werden (z. B. Pulver der *Strychnos*-Samen). Gelegentlich kann man die Umwandlung optisch isotroper Körper in optisch anisotrope beobachten, so z. B. wenn beim Erkalten erhitzter Chloralhydratpräparate der Samen von *Myristica fragrans* (Muskatnuß) Fett sich in Kristallbüscheln abscheidet. Das Auftreten eines „Auslöschungskreuzes" (s. Stärkekörner) in manchen Schleimzellen deutet darauf hin, daß unter Umständen auch Schleim sphärokristallin strukturiert sein kann.

Spezielle Polarisationsmikroskope spielen für die normale Drogendiagnostik keine Rolle. Hier genügen die als Zusatzeinrichtung zum gewöhnlichen Mikroskop erhältlichen Filterscheiben. In die Halterung = 6 des Mikroskops (s. S. 5) wird die **Polarisationsfilterscheibe** gelegt, auf das Okular die **Analysatorscheibe** aufgesteckt. Bei modernen Mikroskopen befindet sich der Analysator zwischen Objektiv und Okular am Gerät und kann als Scheibe nach Bedarf in den Strahlengang eingeschoben werden.

Die dicht über der Mikroskopierlampe liegende Filterscheibe darf, wenn normale Ansteckleuchten verwendet werden, wegen der Wärmeempfindlichkeit der Polarisatorfolie nur für die unbedingt notwendige Zeit der Beobachtung im Strahlengang verbleiben! Sind die Ebenen der beiden Filterscheiben, die linear polarisiertes Licht erzeugen bzw. durchlassen, parallel angeordnet, so ist das Gesichtsfeld hell (das vom Polarisator kommende Licht kann den Analysator ungehindert passieren); bei Drehung einer Filterscheibe um 90 Grad wird das Sehfeld des Mikroskops dunkel (das vom Polarisator kommende Licht wird vom Analysator vollständig absorbiert). In diesem „polarisations-

* gr. ἴσος (isos) = gleich; ἄνισος (anisos) = ungleich, τρέπειν (trepein) = lenken; optisch anisotrop also = das Licht ungleich lenkend.

optischen Dunkelfeld“ leuchten optisch anisotrope Körper auf, wenn das vom Polarisator kommende Licht beim Durchgang durch sie in zwei senkrecht zueinander polarisierte Komponenten aufgeteilt wird (sog. Doppelbrechung) und nach nochmaliger Auftrennung am Analysator ein Anteil jeder Komponente den Analysator passieren kann. Maximale Aufhellung tritt in Diagonallage ein, d. h. wenn eine der optischen Achsen des doppelbrechenden Objekts im Winkel von 45 Grad zur Schwingungsebene des Polarisatorlichts liegt. Schwächere Vergrößerung und etwas weiter als üblich geöffnete Aperturblende sind bei polarisationsoptischen Arbeiten zweckmäßig!

Neben dem normalen Lichtmikroskop ist für die Drogenanalyse das **binokulare Stereomikroskop** von besonderer Bedeutung (s. Abb. 11). Bei diesem Mikroskoptyp sind an einem gemeinsamen Tubusträger

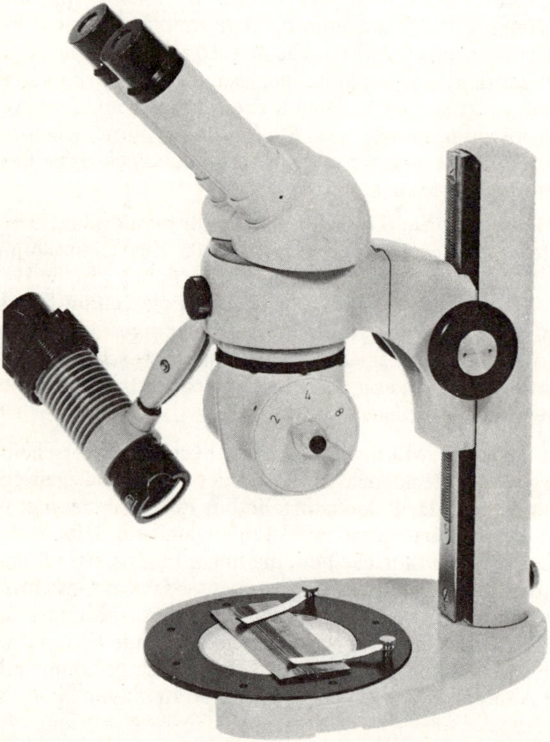

Abb. 11 Binokulares Stereomikroskop, Präpariermikroskop (Zeiss-Werkfoto, mit freundlicher Genehmigung der Fa. Carl Zeiss, Oberkochen)

zwei normale Mikroskope im Winkel von ca. 14 Grad auf das Objekt gerichtet. Binokulare Stereomikroskope werden mit geringer Vergrößerung, aber hinreichendem Objektabstand gebaut („Präpariermikroskope"). Sie sind vor allem für die Oberflächenuntersuchung geschnittener Drogen („Teeanalyse") ein wichtiges und sehr nützliches Hilfsmittel, mit dem die erforderlichen Identitätsprüfungen oftmals so ausgeführt werden können, daß sich weitere Untersuchungen erübrigen. Die maximal erreichbare Vergrößerung sollte 20× nicht überschreiten (Objektive 2×; Okulare 4- bis 10fach vergrößernd), damit der nötige Objektabstand und eine ausreichende Tiefenschärfe gegeben sind. Die Objekte werden meist mit auffallendem Licht beleuchtet.

Von besonderen mikroskopischen Techniken seien Dunkelfeldbeleuchtung und das Phasenkontrastverfahren nur kurz erwähnt, da sie für die Drogenanalyse normalerweise keine Rolle spielen.

Von **Dunkelfeldbeleuchtung** spricht man, wenn beim Durchlichtmikroskop keine Strahlen direkt ins Objektiv fallen, sondern nur das vom Objekt ausgehende Streulicht („Ultramikroskop"). Voraussetzung für die erforderliche schräge Beleuchtung des Objekts sind Kondensoren, deren Apertur höher ist als die des verwendeten Objektivs. Durch eine Zentralblende werden die direkt ins Objektiv fallenden Strahlen ausgeblendet. Im Dunkelfeld können kleinste, kontrastarme Objekte sichtbar gemacht werden, jedoch ohne Darstellung morphologischer Details.

Unterschiede in der optischen Dichte und den Brechungsindices verschiedener Strukturen (im Vergleich zum umgebenden Medium) können mit Hilfe des **Phasenkontrastverfahrens** sichtbar gemacht werden, eines Verfahrens, bei dem Phasendifferenzen zu Differenzen in der Lichtintensität umgewandelt werden. Für eine Untersuchung im Phasenkontrastverfahren eignen sich nur sehr dünne Objekte (Schnitte unter 5 μm); das Mikroskop muß mit einem besonderen Phasenkondensor und speziellen Objektiven ausgerüstet sein. Mit Hilfe dieses Verfahrens wird die Untersuchung von Objekten möglich, deren Abbildung mit dem gewöhnlichen Lichtmikroskop (also einem „Absorptionskontrastverfahren") nicht gelingt.

Unter Verwendung von langwelligem UV-Licht arbeitet die **Fluoreszenzmikroskopie,** die auch für die Drogenanalyse von Bedeutung ist. Fluoreszenzmikroskope sind im Prinzip normale Durchlichtmikroskope, die jedoch mit einer besonderen Lichtquelle und speziellen Filtern ausgerüstet sind. Als Lichtquellen sind solche geeignet, deren Emission einen hohen Anteil an UV-Strahlung aufweist (z. B. Hg-Höchstdrucklampe). Durch Erregerlichtfilter zwischen Lichtquelle und Präparat im Strahlengang des Mikroskops wird langwellige Strahlung der Lichtquelle zurückgehalten, während Sperrfilter zwischen Präparat und Okular nur das vom Objekt erregte Fluoreszenzlicht höherer Wellenlänge passieren lassen. Leider sind Fluoreszenzmikroskope für das Apothekenlaboratorium zu kostspielig, so daß man meist der Makrofluoreszenzanalyse den Vorzug gibt. Im Kap. 7 wird aber auch auf die Möglichkeiten der Fluoreszenzmikroskopie eingegangen.

Spezielle Geräte dienen der **Mikroprojektion,** deren begrenzte Möglichkeiten mit Erfolg durch den Einsatz von Fernsehmikroprojektionsanlagen erweitert werden können.

Feinstrukturen von Zellen und Zellwänden schließlich können mit dem **Elektronenmikroskop** untersucht werden, das Vergrößerungen bis 200 000fach ermöglicht und aufgrund seines hohen Auflösungsvermögens Objekte von wenigen Nanometern abzubilden gestattet. Besonders eindrucksvolle Abbildungen von Oberflächenstrukturen, die auch für die Drogenanalytik von Interesse sind, liefert das **Rasterelektronenmikroskop** (REM).

1.6. Herstellung der Präparate für die Durchlichtmikroskopie*

Von Natur aus dünne und zarte Objekte – Blütenblätter; z. T. auch die Spreite dünnerer Laubblätter – können ohne Schneiden nach Aufhellung direkt beobachtet werden. Von solchen Objekten werden Quetsch- oder Zupfpräparate hergestellt.

Zupfpräparate können auch von hartem Material – Holz- oder Wurzelstückchen – hergestellt werden, wenn dieses vorher einer **Mazeration** unterworfen wird. Bei diesem Prozeß wird die interzelluläre Kittsubstanz (s. auch S. 26) aufgelöst, ohne daß die Cellulosewände angegriffen werden. In einem nach Mazeration des Gewebes hergestellten Zupf- oder Quetschpräparat können die Gewebsbestandteile – Steinzellen, Fasern, Gefäße usw. – unversehrt, aber isoliert beobachtet (evtl. auch gemessen) werden, während in einem Drogenpulverpräparat ja oftmals nur die Bruchstücke einzelner Elemente anzutreffen sind. Gebräuchlichstes Gemisch zur Mazeration ist das sog. Schulzesche Gemisch aus Kaliumchlorat und Salpetersäure (Vorschrift s. S. 200).

In allen anderen Fällen erfordern die Objekte eine Anfertigung hinreichend dünner Schnitte [Anatomie: gr. *ἀνατέμνειν* (anatemnein) = aufschneiden]. Mit dem Mikrotom (Ultramikrotom für die Elektronenmikroskopie) können solche Schnitte hergestellt werden; das Arbeiten mit einem größeren Mikrotom erfordert jedoch oft langwierige Vorbereitungen und Einbettungen der Objekte. Lediglich die sog. Handmikrotome erlauben das Schneiden uneingebetteten Materials und sind als Hilfsmittel auch bei drogenanalytischen Untersuchungen brauchbar. Im allgemeinen sind jedoch Handschnitte mit der Rasier-

---

* Die erforderliche „Mindestausrüstung“ ist am Ende dieses Abschnitts aufgeführt.

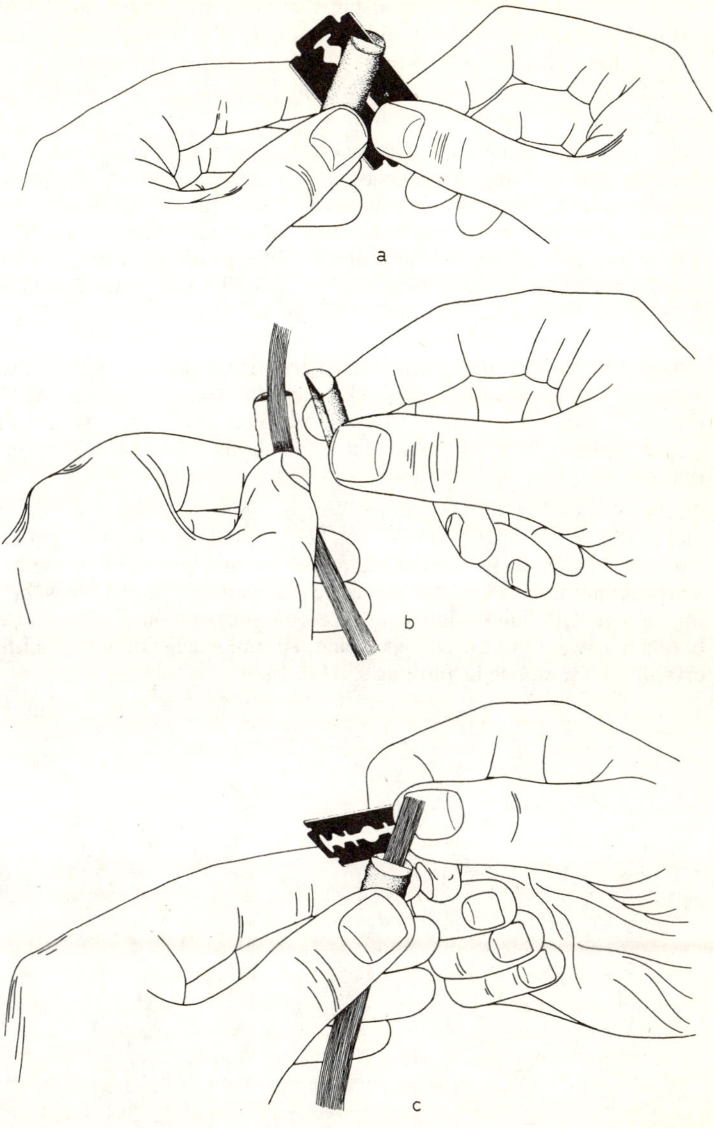

Abb. 12 Schneiden in Holundermark; a) Spalten des Holundermarkstückes; b) Einlegen des Objektes zwischen die beiden Spalthälften; c) Herstellen einer glatten Schnittfläche (aus *Gerlach,* Botanische Mikrotechnik)

klinge oder dem Rasiermesser für die Drogenuntersuchung meist ausreichend. Berücksichtigen sollte man, daß beim Schneiden härterer (auch aufgeweichter!) Objekte Klingen und Messer recht schnell an Schärfe verlieren, so daß das Messer häufig geschärft bzw. die Klinge des öfteren erneuert werden sollte!

Eine Vorbehandlung des Untersuchungsmaterials durch Fixierung erübrigt sich, da Drogen bereits durch Trocknung „fixierte" Pflanzenteile darstellen. Dazu ist allerdings zu bemerken, daß diese Art der Fixierung sicher kein sehr schonendes Verfahren ist, so daß manche Merkmale, die im Frischmaterial beobachtet werden können, in den aus aufgeweichtem Drogenmaterial hergestellten Schnittpräparaten nicht ohne weiteres zu finden sind. Zum Aufweichen der zu untersuchenden Drogen wird ein Gemisch aus gleichen Teilen Glyzerin/Alkohol/Wasser benutzt. Will man Frischpflanzenteile zu Vergleichszwecken konservieren, so empfiehlt sich das Einlegen in ein AFE-Gemisch (Alkohol-Formalin-Eisessig; Vorschrift s. S. 200). Mit dieser Fixierungsflüssigkeit wird eine gute Erhaltung aller Zellwände erreicht.

Dünne Objekte (Blätter, junge Wurzeln o. ä.) werden zwischen Holundermark geschnitten (s. Abb. 12). Anstelle von Holundermark hat sich auch Polystyrolhartschaum, der in zunehmendem Maße als Verpackungsmaterial in der Industrie Verwendung findet, bewährt. Für einen Überblick sind größere, ruhig etwas dickere Schnitte brauchbar, während für Details kleine, aber möglichst dünne Schnitte erforderlich sind. Schnittführung s. Abb. 13.

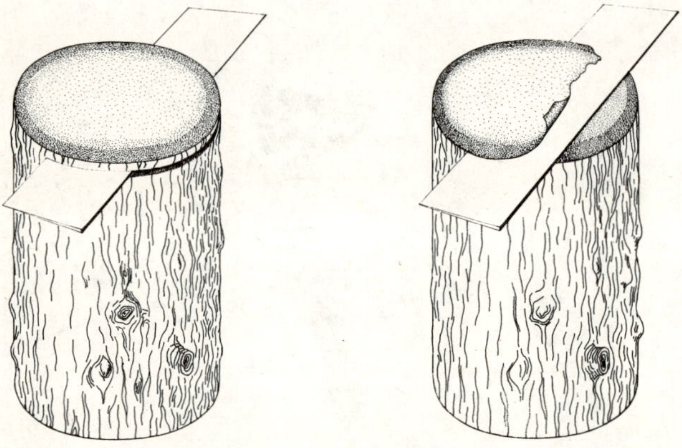

a b

Abb. 13 Querschnitte; a = für Übersicht, b = für Detail

Es sollten immer mehrere Schnitte, am besten Schnittserien gemacht werden; beim Durchmustern mit schwacher Vergrößerung kann man dann die besten auswählen. Die Art der Schnittführung (Querschnitt, Längsschnitte radial oder sekantal, tangential, Flächenschnitt) ist im folgenden Beispiel eines Stengels schematisch dargestellt (vgl. Abb. 14). Welche Schnitte angefertigt werden, hängt vom Objekt und der speziellen Fragestellung ab.

Als Untersuchungsflüssigkeit dient im Normalfalle zuerst Wasser; es schließt sich die Beobachtung der Präparate in einer Aufhellungsflüssigkeit an. Schnitte oder Drogenpulver werden z. B. in 66%ige Chloralhydratlösung (2 Tropfen auf dem Objektträger) eingebracht. Für die Herstellung von Pulverpräparaten genügt diejenige Menge, die beim Eintauchen einer angefeuchteten Präpariernadel in das trockene

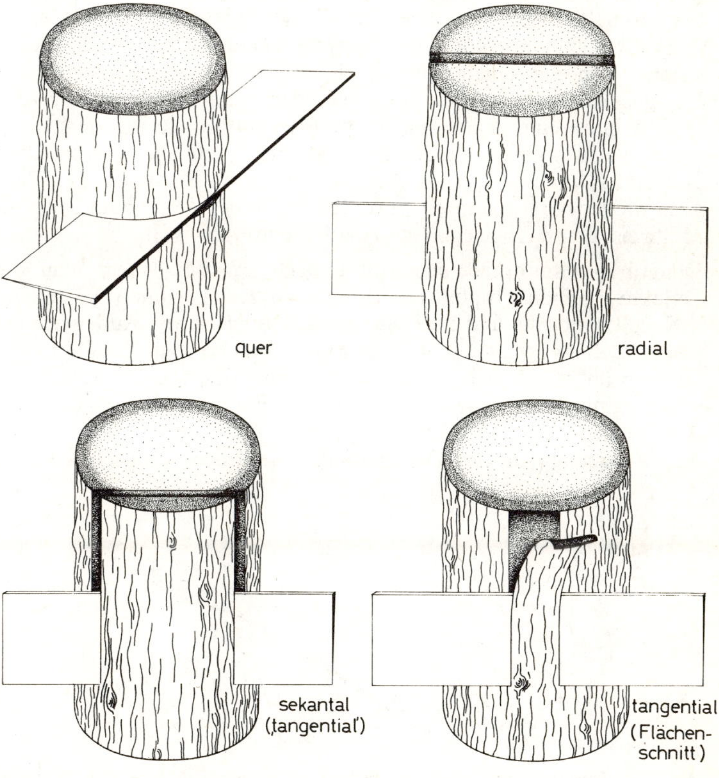

Abb. 14 Schnittführungen

Pulver an der Spitze haften bleibt; sie wird durch Rühren gleichmäßig in der Flüssigkeit verteilt. Nach dem Auflegen des Deckgläschens, das zunächst nur mit einer Kante geschehen soll, ehe es langsam ganz aufgelegt wird, erhitzt man vorsichtig bis zu beginnenden Bläschenbildung. Nach dem Abkühlen nochmals 1 Tropfen Chloralhydrat zugeben und Erhitzen notfalls wiederholen, falls die Aufhellung noch ungenügend ist oder schwärzliche Bereiche im Gewebe anzeigen, daß noch nicht alle Luft entfernt worden ist. Beachte: auch Oxalatsandzellen (Belladonnae-, Nicotianae folium) oder Phytomelanablagerungen (Asteraceen, z. B. Fruchtknotenwand der Arnikablüten, Arnicae flos) können als „schwärzliche Stellen" im Präparat auffallen! Frei im Präparat liegende Luftblasen geben sich als kreisrunde, schwarzumrandete Gebilde zu erkennen und können die mikroskopische Beobachtung oft erheblich stören. Über die Durchführung mikro- bzw. histochemischer Nachweisreaktionen finden sich in den Kapiteln 4 bzw. 10 nähere Angaben. Die Technik des Durchsaugens von Flüssigkeit durch ein mikroskopisches Präparat sei durch die Abb. 15 demonstriert. Von der einen Seite wird ein Tropfen Flüssigkeit an die Deckglaskante herangebracht und von der anderen Seite des Präparates mit Hilfe eines Filtrierpapierstreifens Flüssigkeit abgesaugt. Auf diese Weise können Reagenzflüssigkeiten zugeführt, Drogenpulver entfettet (Durchsaugen von Aceton) oder auch überschüssiges Reagenz wieder herausgewaschen werden (z. B. Farbstoffe zum Schleimnachweis, deren Überschuß mit Alkohol entfernt wird).

Dauerpräparate erhält man auf einfache Weise, indem man die Objekte in einen Tropfen verflüssigter Glyzeringelatine (Herstellung s. S. 200) einbringt und das Präparat nach vorsichtigem Auflegen eines Deckgläschens erkalten läßt. Präparate dieser Art sind allerdings nicht unbeschränkt haltbar. Eine zusätzliche Umrandung des Deckgläschens mit Zaponlack o. ä. ist empfehlenswert. Für kürzere Zeit kann das Austrocknen mikroskopischer Präparate verhindert werden, wenn man vorsichtig von der Deckglaskante her einen Tropfen Glyzerin

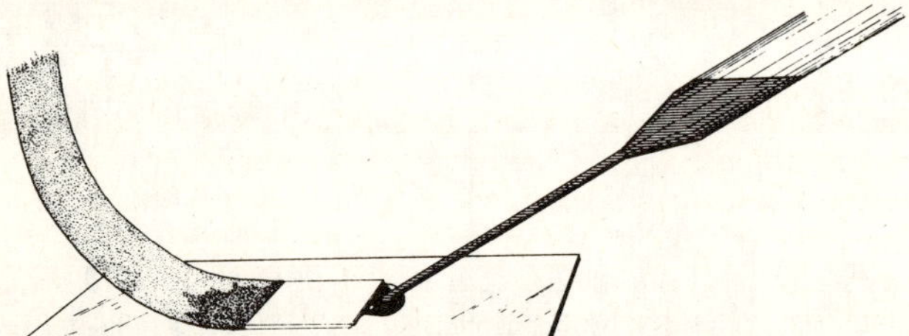

Abb. 15 Durchsaugen einer Flüssigkeit durch ein Präparat (aus *Gerlach*, Botanische Mikrotechnik)

zufließen läßt. Auf weitere, wasserlösliche (z. B. Polyvinylalkohol „Moviol") oder wasserunlösliche (z. B. Caedax, Entellan u. a.) Einschlußmittel, die zur Herstellung von Dauerpräparaten verwendet werden, sei hier nur hingewiesen.

1.7. Einige Hinweise zum Arbeiten mit dem Mikroskop

Ein sinnvolles Arbeiten ist nur möglich, wenn die Funktionen der einzelnen Elemente des Geräts bekannt sind. Die mikroskopische Beobachtung beginnt stets mit schwacher Objektivvergrößerung. Nur so kann man sich einen Überblick über die Qualität der vorliegenden Schnitte oder Pulverpräparate verschaffen. Erst wenn die Beobachtung und Zeichnung von Details nötig wird, sollte ein stärkeres Objektiv benutzt werden. Stärkere Okulare bringen nicht mehr, als das Objektiv aufzulösen vermag. Daher Vorsicht vor „Leervergrößerungen"! Zwischen Lichtstärke, Schärfentiefe und Auflösungsvermögen muß stets dem Objekt entsprechend das günstigste Verhältnis gefunden werden. Die Scharfstellung erfolgt (mit schwachem Objektiv) zunächst mit dem Grobtrieb, anschließend kann durch ständige Betätigung der Mikrometerschraube das Objekt abgetastet, d. h. auf die einzelnen Schichten der meist mehrschichtigen Handschnitte scharf gestellt werden. Nur so ist in Kombination mit Schnitten verschiedener Schnittführung eine räumliche Erfassung des Objekts möglich. Stärkere Objektive haben einen kürzeren Objektabstand! Deshalb Wechsel des Objektträgers nur nach Umschalten des Revolvers auf ein schwächeres Objektiv vornehmen! Die Frontlinsen der Objektive sind gegen Chloralhydrat, Salzsäure und andere Reagenzien empfindlich; sauberes Arbeiten und Reinigung von Frontlinsen und Objekttisch nach Verschmutzung ist unbedingt erforderlich (weicher Leinenlappen; mit Xylol oder Chloroform befeuchtet, wenn Immersionsöl entfernt werden soll). Wenn das Präparat in den Umrissen verschwommen bleibt, das Gesichtsfeld trübe ist, dürfte meistens die Frontlinse verschmutzt sein.

Bei der Untersuchung von **Pulverpräparaten** ist, wie schon erwähnt, die Durchmusterung mit schwächerer Vergrößerung zu beginnen. Zur Identifizierung eines Drogenpulvers sind die für die Droge charakteristischen Elemente festzustellen, evtl. auch ihre Menge und das Verhältnis der einzelnen Bestandteile zueinander. Bei der Durchmusterung mehrerer Präparate lassen sich dann auch solche Bestandteile feststellen, die *nicht* von der Droge stammen können. Dabei ist zu berücksichtigen, daß vereinzelt zu findende fremde Teile auch in sonst einwandfreien Drogen vorhanden sein können (einzelne Pollenkörner oder Haare bei oberirdischen Organen; geringe Mengen an Quarzkristallen bei unterirdischen Organen). Gehäuftes Auffinden fremder Bestandteile deutet jedoch auf beabsichtigte oder fahrlässige Verfälschungen oder Zusatz von Streckungsmitteln hin.

Zur Dokumentation können mit einer Aufsetzkamera oder mit einem Photomikroskop **Mikrophotographien** angefertigt werden. Trotzdem bleibt eine sehr wichtige Tätigkeit des Mikroskopikers das Zeichnen der wesentlichen Objektmerkmale. Tatsache ist, daß diese Fähigkeit, ebenso wie das Schneiden, durch Übung erlernbar ist (Tschirch, Handbuch der Pharmakognosie, 1909: „Alle Studenten geben gewöhnlich an, nicht zeichnen zu können; mit verschwindend geringen Ausnahmen lernen sie es aber doch!").

Ganz sicher soll das **Zeichnen** bei der mikroskopischen Arbeit kein Selbstzweck sein; es kommt nicht darauf an, daß „schöne" Zeichnungen entstehen. Da man jedoch nur das (richtig) zeichnen kann, was man (richtig) sieht (mikro-skopieren = Kleines sehen), zwingt die zeichnerische Dokumentation zu genauer Beobachtung. Die wichtigste Aufgabe in einem mikroskopischen Praktikum ist es daher, „sehen" zu lernen. Alle anatomischen und histologischen Begriffe sind Hilfsmittel, die es ermöglichen, das Gesehene soweit wie möglich in ein Ordnungsschema zu bringen.

Die Art der zeichnerischen Darstellung hat sich am Zweck zu orientieren. Übersichtszeichnungen können schematische Darstellungen sein, aus denen die Lage und das Verhältnis der einzelnen Teile zueinander (z. B. Rinde-Zentralzylinder) hervorgeht. Größere Ausschnitte (z. B. Bau eines Leitbündels, Aufbau eines Periderms) können halbschematisch dargestellt werden, während spezielle, für die Diagnose wichtige Strukturen (z. B. Aussehen der Korkzellen: Steinkork; oder die Art der Wandverdickungen von Endodermis- oder Exodermiszellen, s. z. B. die charakteristischen Exodermiszellen von Vincetoxici radix, Kap. 9) in einer genauen zellulären Zeichnung festgehalten werden sollten. Anmerkung: Zur Dokumentation genügt die Zeichnung weniger Zellen, evtl. nur einer!

Anhang: Mindestausrüstung für drogenanalytisches Arbeiten ohne chemische Untersuchungen:
Objektträger 26 × 76 mm
Deckgläschen 18 × 18 mm
Präpariernadeln, Rasierklingen
Feiner Pinsel
Pinzette und Lupe (Teeanalyse)
Zeichenpapier, Bleistifte (H und N), Radiergummi
Weiches Tuch zur Mikroskopsäuberung; Reagenzien: s. Kap. 10.

2. Zellen und Gewebe

Pflanzliche und tierische Organismen sind aus Zellen (lat. cella = Kammer), den kleinsten, noch selbständig lebensfähigen Elementareinheiten aufgebaut; bei Einzellern ist es nur eine! Von wenigen Ausnahmen abgesehen (z. B. Sexualzellen bei niederen und auch bei höheren Pflanzen) sind **pflanzliche Zellen** im Gegensatz zu den tierischen durch den Besitz einer verhältnismäßig starren, nichtprotoplasmatischen Zellwand ausgezeichnet. Sie umschließt die lebende Substanz des Protoplasmas (den Protoplasten) und von ihm gebildete „ergastische" Substanzen, die im Cytoplasma oder – bei ausgewachsenen Zellen – in besonderen Hohlräumen, den Vakuolen abgelagert sein können. Über die im Zellsaft der Vakuolen gelösten oder auch dort auskristallisierten Substanzen s. Kap. 4.

Auf die weitere Differenzierung des Protoplasten, seine mit Hilfe des Lichtmikroskops (z. B. Zellkern, Plastiden, Mitochondrien) oder Elektronenmikroskops erkennbaren Organellen [Endoplasmatisches Reticulum (ER), Dictyosomen, Ribosomen, Mikrosomen s. l., Mikrotubuli] und deren Feinbau, sowie auf die begrenzenden Biomembranen (Plasmalemma nach außen, Tonoplast als Innenmembran) kann an dieser Stelle nur hingewiesen werden. So wichtig die Kenntnis dieser Strukturen allgemein und auch im Hinblick auf die Bildung von Drogeninhaltsstoffen ist, für die Drogenanalytik sind sie von geringer Bedeutung. Denn bei der Untersuchung pflanzlicher Drogen haben wir es mit getrocknetem, totem Material zu tun, bei dem die lebenden Strukturen weitgehend zerstört sind. Die Feststellung, ob in einem Drogenpulver Gewebsfetzen mit Chloroplasten vorkommen oder nicht, kann allerdings auch diagnostisch von Bedeutung sein.

Der für die Drogenanatomie und -analyse wichtigste Bestandteil der Zelle ist die **Zellwand***, die vielfach auch nach dem Absterben der Zellen deren Form bewahrt. Zellen mit sehr zarter Zellwand können kollabieren (vgl. „Keratenchym").

Bildung der Zellwand. An die mitotische Kernteilung schließt sich in der Regel unmittelbar die Zellteilung, verbunden mit der Bildung

* Nichtberücksichtigt ist im folgenden sowohl die Zellwand prokaryotischer Organismen mit ihren charakteristischen Bausteinen (Muropeptide), als auch die der Pilze, für die Chitin (Poly-*N*-acetylglucosamin) die vorherrschende Zellwandkomponente ist.

einer neuen Zellwand zwischen den beiden Tochterzellen an. In der Äquatorialebene des Phragmoplasten, eines tonnenförmigen Gebildes zwischen den beiden Tochterkernen, dessen fibrilläre Elemente aus Mikrotubuli aufgebaut sind, bildet sich zunächst die sog. Zellplatte als erste sichtbare Trennwand beider Zellen. Sie entsteht vermutlich durch das Zusammenfließen von Golgi-Vesiceln, die von Dictyosomen angeliefert werden. Schon während der zentrifugal verlaufenden Vergrößerung der Zellplatte, aus der schließlich die **Mittellamelle** hervorgeht, wird von den Protoplasten beider Zellen eine weitere, als **Primärwand** bezeichnete Wandschicht angelagert, so daß schon die junge Zellwand dreischichtig ist. Allerdings ist diese Schichtung im Lichtmikroskop oft nur schwer zu erkennen. Die sehr dünne Mittellamelle und die beiden Primärwände bieten das Bild einer einheitlichen Schicht, für die dann ebenfalls die Bezeichnung „Mittellamelle" (sensu lato) gebräuchlich ist. Im weiteren Verlauf der Zellwandentwicklung wird nach Abschluß des Flächenwachstums durch Apposition weiteres Zellwandmaterial als Syntheseprodukt des Protoplasten an die Primärwände angelagert. Diese **Sekundärwände** bestehen in der Regel überwiegend aus Cellulose in lamellaren Schichten und Hemicellulosen. Häufig fällt die innerste, dem Zellumen nächste Schicht der Sekundärwände durch abweichende Strukturierung und höheren Anteil an Grundsubstanz auf und wird deshalb manchmal auch als Tertiärwand bezeichnet.

Es können auch aus lipophilem Material bestehende Sekundärwände gebildet werden, z. B. bei Korkzellen oder auch bei Exkretzellen. In solchen Fällen werden lipophile Substanzen wie Suberin und Wachse als Akkrusten an die Primärwand angelagert (akkrustiert). Eine Cutinauflagerung auf eine Cellulosewand stellt die Cuticula dar (s. auch S. 30 u. S. 52).

Chemie der Zellwand (s. auch S. 128, 145 u. S. 146). Während die Mittellamelle aus Protopektin besteht (S. 128), finden sich in den Primärwänden auch sogenannte Hemicellulosen als Matrixsubstanzen. Es handelt sich dabei um Pentosane – aus Pentosen aufgebaute Polysaccharide, z. B. Xylane – oder Hexosane (Galactane, Mannane u. a.), z. T. auch Misch-Polysaccharide wie Xyloglucane, Arabinogalactane oder auch Rhamnogalacturonane. Daneben sind auch noch Wandproteine (mit hohem Hydroxyprolin-Gehalt) gefunden worden. Der Anteil an Cellulose (S. 29) ist in den Primärwänden noch relativ gering und liegt zwischen 8 und 14%. Durch Anlagerung von Hemicellulosen können manchmal auch stark verdickte Primärwände entstehen. Beim sog. „Hornendosperm" mancher Samen (s. S. 113) stellen derartige Auflagerungen eine besondere Form der Reservestoffspeicherung dar. Auch die partiell verdickten Wände des Kollenchyms sind im wesentlichen Primärwände.

In den Sekundärwänden bilden Hemicellulosen die Matrixpolysaccharide, Protopektin ist nicht mehr zu finden. Der Anteil an Cellulose ist wesentlich höher als in den Primärwänden. Die aus Protopektin, Hemicellulosen und Cellulose bestehende pflanzliche Zellwand („Cellinwand"; Sitte, 1965) ist stets gequollen, d. h. von Wasser imbibiert und besitzt somit hydrophilen Charakter.

Die in lamellaren Schichten abgelagerten lipophilen Wandsubstanzen Cutin und Suberin sind Polyester von gesättigten und ungesättigten, Epoxy- und Hydroxyfettsäuren. Am Aufbau der Polymere sind wahrscheinlich auch phenolische Phenylpropankörper (*p*-Cumarsäure, Ferulasäure) beteiligt. Während beim Cutin C 16- und C 18-Fettsäuren vorherrschen, finden sich beim Suberin auch Fettsäuren mit längerer Kette. Der Polymerisationsgrad ist beim Cutin wahrscheinlich höher als beim Suberin. Die Wachssubstanzen enthalten außer den eigentlichen Wachsestern auch andere lipophile Substanzen, darunter z. B. ungradzahlige *n*-Alkane, aber auch Triterpene und Triterpensäuren (Ursol-, Oleanolsäure).

Sekundäre Veränderungen. Alle Wandschichten können nachträglich Veränderungen unterliegen, durch die die Eigenschaften der Zellwand modifiziert werden. Auf die Bildung suberinisierter und cutinisierter Wände wurde bereits eingegangen. Darüberhinaus spielt die Inkrustierung der Cellinwand eine wichtige Rolle, bei der Inkrustierungssubstanzen im Matrixraum, aber auch in den interfibrillären Räumen der Cellulose abgelagert werden.

Wichtigste Inkrustierungssubstanz ist das **Lignin,** ein aus verschiedenen Phenylpropankörpern bestehendes Mischpolymerisat (s. S. 146), das die Druckfestigkeit der Cellinwand deutlich erhöht. Wird eine

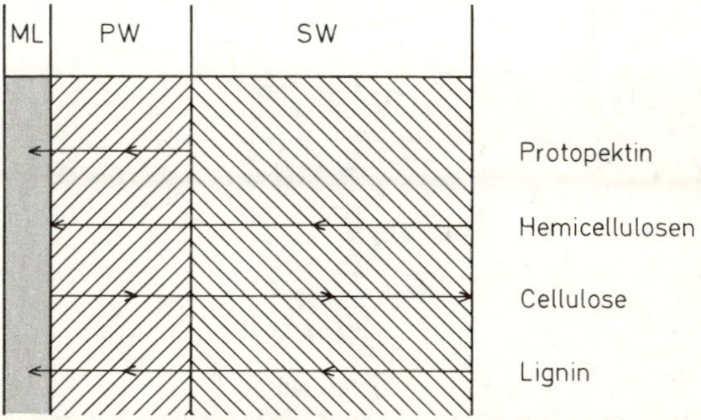

Abb. 16 Verteilung der Wandsubstanzen; die Richtung der Pfeile gibt die Zunahme des Anteils der betreffenden Komponente an.
ML = Mittellamelle, PW = Primärwand, SW = Sekundärwand

Zellwand lignifiziert, so findet sich die höchste Ligninkonzentration in der Mittellamelle und den Primärwänden, während der Ligningehalt der Sekundärwände geringer ist (Abb. 16). Außer Lignin können auch andere Inkrusten in die Zellwand eingelagert werden: phenolische, gerbstoffähnliche Substanzen, die insbesondere Zellwände des älteren Holzes gegen Fäulnis oder Pilzbefall schützen oder die Exodermiswände der Wurzeln imprägnieren, außerdem Farbstoffe verschiedener chemischer Struktur, aber auch Alkaloide wie z. B. das Berberin. Inkrustierung von Cutin führt zur Bildung von Cuticularschichten (s. S. 52). Von den anorganischen Inkrusten seien Kieselsäure (in amorpher Form) und Calciumcarbonat genannt.

Tüpfel. Von der Zunahme der Wandstärke bleiben bestimmte, sehr kleine Teile der Wand ausgenommen. Das gilt sowohl für die Primärwände als auch für die Zellwände mit sekundärer Wandverdickung. Die unverdickt bleibenden Bereiche der primären Zellwände werden primäre Tüpfelfelder genannt. Sie sind diejenigen Stellen, an denen gehäuft feine Plasmastränge, die Plasmodesmen, die Verbindung zwischen den Protoplasten benachbarter Zellen herstellen. Die entsprechenden Aussparungen sekundärer Zellwandschichten heißen Tüpfelkanäle, während zum Tüpfel selbst auch noch der zelleigene Anteil der Tüpfelschließhaut zu rechnen wäre. Als Tüpfelschließhaut bezeichnen wir die aus Mittellamelle und den primären Wandschichten bestehende, korrespondierende Tüpfelkanäle trennende Wand, die in den meisten Fällen ein dünnes Häutchen darstellt; nur gelegentlich wie z. B. bei den Hoftüpfeln der Coniferentracheiden kann eine zentrale Wandverdickung (Torus) beobachtet werden (s. Abb. 17 u. 18).

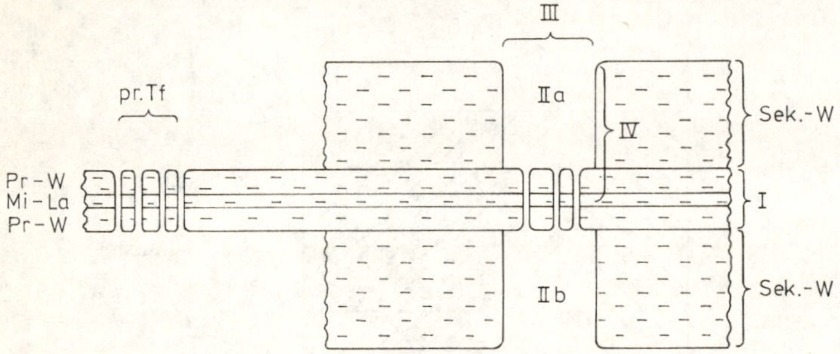

Abb. 17 Zellwandbau und Tüpfel, schematisch
I = im Bereich der Tüpfelkanäle: Tüpfelschließhaut; IIa und IIb = Tüpfelkanäle; III = Tüpfelporus; IV = 1 Tüpfel.
Mi–La = Mittellamelle; Pr–W = Primärwand; Sek–W = Sekundärwand; pr Tf = primäres Tüpfelfeld

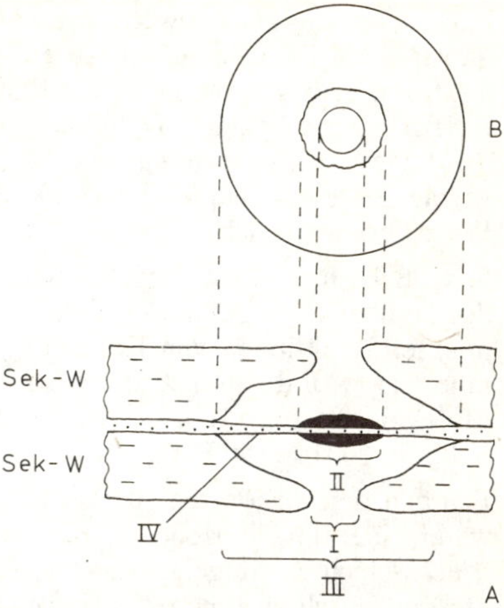

Abb. 18 Hoftüpfel quer (A) und in der Aufsicht (B), schematisch (nach *Esau*, verändert)
I = Porus; II = Torus; III = Hof; IV = Tüpfelschließhaut (= Mittellamelle + Primärwände)

Tüpfel entstehen meist, jedoch nicht immer, über den primären Tüpfelfeldern. In der Regel korrespondieren die Tüpfel in den Wänden benachbarter Zellen und bilden so ein Tüpfelpaar, was dann häufig (inkorrekt!) auch als „ein Tüpfel" bezeichnet wird.

Feinstruktur der Zellwand. Die vor allem durch elektronenoptische Untersuchungen gewonnenen Kenntnisse über den Feinbau pflanzlicher Zellwände können im Rahmen dieses Leitfadens nicht ausführlich dargestellt werden. Erwähnt sei nur, daß das Pektinmaterial der Mittellamelle keine kristalline Struktur aufweist und optisch isotrop ist, während die Cellulose in parakristalliner Form zu Fibrillen (unterschiedlicher Länge) geordnet ist. Schon die Primärwände mit ihrem nur geringen Celluloseanteil, insbesondere aber die Sekundärwände sind daher anisotrope, doppelbrechende Strukturen, die der polarisationsoptischen Untersuchung zugänglich sind. Die elektronenoptisch sichtbaren Mikrofibrillen (∅ 20–30 nm) sind aus jeweils 15 bis 20 Elementarfibrillen (= Micellarsträngen) aufgebaut und liegen in den Primärwänden ungeordnet in der Matrix (Streuungstextur). Sie sind aber durch die Matrixpolysaccharide, z. B. durch Xyloglucane, Arabinogalactane und Rhamnogalacturonane zu einem relativ starren Gerüst vernetzt, in das die schon erwähnten Zellwandproteine noch zusätzlich eingelagert sind. In den Sekundärwänden finden wir eine parallele Ausrichtung der Fibrillen, deren charakteristische Anordnung in den Wandschichten prosenchymatischer Zellen **(Fasertextur:** Fibrillen in Richtung der Längsachse prosenchymatischer Zellen orientiert; **Schraubentextur:** Fibrillen im Winkel schraubig um die

Längsachse laufend) sowohl aus warenkundlichem als auch aus diagnostischem Blickwinkel von Interesse ist. Denn diese verschiedenen Texturen bedingen die unterschiedliche Festigkeit technisch genutzter Fasern (Zugfestigkeit - Dehnbarkeit) und sind andererseits auch für die Lage und Anordnung von Tüpfeln (waagrecht, senkrecht oder schräg gestellter Tüpfelspalt), also Merkmalen von diagnostischem Wert, verantwortlich.

Schließlich muß noch darauf hingewiesen werden, daß eine Kenntnis des Feinbaus der Cellulosewände auch für das Verständnis mikrochemischer Reaktionen von Bedeutung ist (Eindringen kleinerer Moleküle - H_2O, Iod - in die Intermicellarspalten unter Quellung; größere Moleküle als Inkrusten nur in den interfibrillären Räumen: Lignin, Suberin, Gerbstoffe, Farbstoffe).

Feinbau der verkorkten (bzw. cutinisierten) Wand. Auf die Primärwand einer Phellemzelle werden abwechselnd Suberinlamellen und Wachsschichten aufgelagert. Porenkanäle, die zunächst noch einen Stoffaustausch zwischen den Zellen ermöglichen, werden schließlich auch mit Suberin ausgefüllt. Manchmal wird als Abschluß der **verkorkten** Wand nochmals eine in ihrer chemischen Zusammensetzung der Primärwand ähnliche Schicht abgelagert; s. auch S. 66. Bei den **cutinisierten** Wänden müssen die monomeren Vorstufen des Cutins durch eine vorhandene Sekundärwand nach außen transportiert werden. Während die Cuticula als Akkruste lamellaren Feinbau zeigt und aus wechselnden Schichten von Cutin und Wachs aufgebaut ist, ist bei der Cuticularschicht eine Inkrustierung des lipophilen Materials in das Cellingerüst der Sekundärwand erfolgt; s. auch S. 52.

Bildung von Interzellularen. Mittellamelle und Primärwände neu entstehender Zellen schließen unmittelbar an die Wände der Mutterzellen an. Dort, wo sie auf die Primärwand der Mutterzelle treffen, kann ein Spalt gebildet werden und durch Auflösung der Primärwand an dieser Stelle ein Hohlraum entstehen (s. Abb. 19). Durch dessen Erweiterung im Zuge des Zellwachstums entstehen Interzellularräume als auch für die Drogenanalytik wichtige Differenzierungen (z. B. Bildung von Exkreträumen!). Neben dieser schizogenen Bildung von Interzellularräumen gibt es auch eine lysigene (durch Auflösung von Zellwänden) und eine rhexigene Entstehung (durch Zerreißen von Zellwänden).

Art und Umfang der Zellwandverdickungen und der Tüpfelung, das Ausmaß der sekundären Veränderungen sowie die Form der Zellen nach Abschluß ihres Wachstums sind für Zelltypen verschiedener Funktion oft charakteristisch. Für die Identifizierung bestimmter Zellen, einer wichtigen Aufgabe der Drogenanalytik, sind daher die Zellwandstrukturen das wichtigste Merkmal.

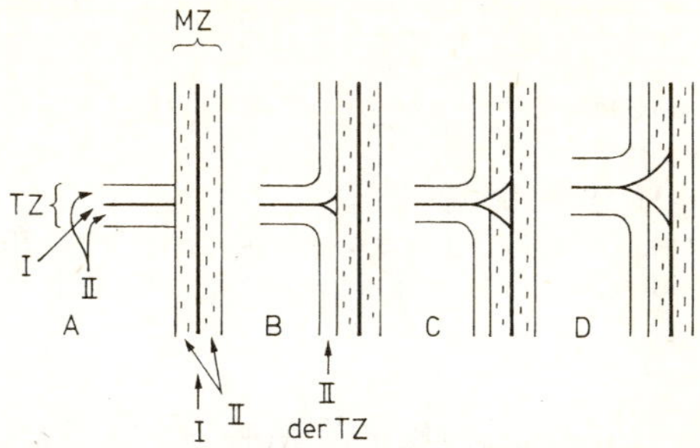

Abb. 19 Interzellularenentstehung, schematisch (z. T. nach *Esau*).
A = Neue Zellwand nach Zellteilung; B = Wandspaltenbildung (zwischen den Primärwänden von Tochter- und Mutterzelle); C = Auflösung der Mutterzellen-Primärwand im Bereich der Spalte; D = Vergrößerung des Interzellularraumes im Verlaufe des Zellwand-Wachstums; TZ = Zellwand der Tochterzelle; MZ = Zellwand der Mutterzelle; I = Mittellamelle; II = Primärwände (der Tochter- bzw. Mutterzelle)

Der pflanzliche Organismus setzt sich aus Gruppen gleichartiger Zellen (z. T. auch gleicher meristematischer Herkunft) zusammen, denen bestimmte Funktionen zuzuordnen sind. Derartige Zellverbände bezeichnen wir als **Gewebe** oder aber – vor allem, wenn Gruppen verschiedener Zelltypen als funktionelle Einheit aufgefaßt werden können – als Gewebesysteme (Beispiel: Das Xylem ist ein Gewebesystem, das sich aus parenchymatischen, sowie der Leitung oder der Festigung dienenden Elementen zusammensetzt). Übergangsformen machen allerdings eine absolute Einteilung und Abgrenzung unmöglich.

Gewebe aus solchen Zellen, die nach Abschluß des Differenzierungsprozesses weitgehend unveränderliche Formen angenommen haben, nennen wir Dauergewebe. Ihnen stehen die Bildungsgewebe oder Meristeme gegenüber, deren Zellen zur Teilung befähigt sind und diese Tätigkeit in mehr oder weniger regelmäßigen Intervallen auch ausüben. Auch hier ist die Grenze fließend, denn Zellen des Dauergewebes (vor allem solche geringerer Spezialisierung wie die des sog. Parenchyms) können unter gewissen Umständen ihre Teilungsfähigkeit wieder erlangen und so zu – sekundären – Meristemen werden (s. S. 68f.).

Eine brauchbare Einteilung der pflanzlichen Dauergewebe ist die folgende, wobei wir 4 Haupttypen unterscheiden wollen:

- **Grundgewebe (Parenchym)**
  Als **Exkretionsgewebe** wollen wir – vor allem im Hinblick auf die Bedeutung für die Drogenanalyse – Zellen besonderer Funktion

und spezieller Differenzierung noch vom eigentlichen Parenchym abtrennen.

- **Festigungsgewebe**
- **Leitungsgewebe**
- **Abschlußgewebe (Hautgewebe)**

Im folgenden soll auf die Hauptgewebetypen und die Differenzierung der entsprechenden Zellformen näher eingegangen werden.

2.1. Grundgewebe; Parenchym

Zellulärer Baustein des Parenchyms ist die **Parenchymzelle,** eine ihrer Form nach polyedrische, in der Regel isodiametrische Zelle. Neben der rein isodiametrischen Zelle (d. h. mit einem in jeder Richtung fast gleichen Durchmesser) werden auch mehr oder weniger in einer Richtung gestreckte Zellen noch zum Parenchym gezählt (Beispiel: die häufig langgestreckten Zellen des Palisadenparenchyms), so daß der Übergang zur **Prosenchymzelle,** d. h. der langgestreckten, meist spitz zulaufenden Zellform, fließend ist.

Parenchymzellen können verschiedenen Ursprungs sein, also primären oder sekundären Meristemen entstammen. Sie sind in der Regel lebende Zellen und tragen aufgrund ihres Turgors zur Festigung des pflanzlichen Körpers bei. In späteren Entwicklungsstadien sterben sie auch ab und können – wie z. B. die Zellen des Holz- und Markparenchyms – als totes Gewebe der Festigung dienen. Die Zellwände, bei lebenden Parenchymzellen meist dünnwandig und nur aus den Primärwänden (evtl. mit dünnen Sekundärwänden) aufgebaut, sind bei den Zellen des Holz- und Markstrahlparenchyms, gelegentlich auch des Markparenchyms durch Sekundärwände stärker verdickt und oft auch verholzt.

Nach topographischen oder funktionellen Gesichtspunkten können wir unterscheiden:

a) Rindenparenchym (der primären oder sekundären Rinde), Mark- und Markstrahlparenchym, Xylem-, Phloem-, Holz- und Bastparenchym: **topographische** Bezeichnungen.
b) Assimilationsparenchym (= Chlorenchym), Speicherparenchym, Aerenchym, Exkretionsgewebe: **Bezeichnungen nach der Funktion.**

Darüber hinaus sind auch Benennungen nach der Form der Zellen gebräuchlich: z. B. Palisadenparenchymzellen oder Sternparenchym. Auf die Topographie wird später eingegangen, zur funktionellen Differenzierung seien an dieser Stelle noch einige, auch im Hinblick auf die Drogenanalyse wichtige Bemerkungen angefügt.

Parenchymatisches Gewebe ist vielfach infolge der Bildung von Interzellularen (s. S. 30) ein lufterfülltes Gewebe. Ein an großen Interzellularen reiches Parenchym nennen wir **Aerenchym.** Es dient der Verbesserung des Gasaustausches und der Luftspeicherung und ist bei Wasser- und Sumpfpflanzen verbreitet zu finden [von den pflanzlichen Drogen sind in diesem Zusammenhang zu nennen: die Blätter von *Menyanthes trifoliata* (Trifolii fibrini folium), das Kraut von *Lobelia inflata* (Lobeliae herba), oder das Rhizom von *Acorus calamus,* vgl. Abb. 20)]. Auch in der primären Rinde vieler Wurzeln ist Aerenchym nicht selten (s. S. 72).

Für den durch reichliches Vorkommen von Interzellularen ausgezeichneten Teil des Mesophylls von Laubblättern ist die Bezeichnung Schwammparenchym üblich (s. S. 92).

Das **Assimilationsparenchym** besitzt in der Regel dünne Zellwände und ist durch reichliches Vorhandensein von Chloroplasten gekennzeichnet. Wegen der dadurch bedingten grünen Färbung heißt es auch Chlorenchym und ist bei der Untersuchung gepulverter Drogen ein wichtiges diagnostisches Merkmal, das auf die Anwesenheit grüner Pflanzenorgane im Pulver (und damit auf das Vorhandensein von Blatt- oder Krautdrogen) hinweist. Denn es findet sich normalerweise in Blättern, aber auch in den äußeren Rindenschichten grüner Sprosse. Ist es senkrecht zur Oberfläche gestreckt (bei rundlichem Querschnitt), so wird es auch Palisadenparenchym genannt.

Speicherparenchym ist jedes parenchymatische Gewebe, in dem Reservestoffe in größerer Menge abgelagert werden. Rindenparenchym, Markstrahl- und Markparenchym können ebenso wie das Parenchym der Kotyledonen oder die „Nährgewebe" der Samen (Endosperm, Perisperm) der Speicherung von Reservestoffen dienen

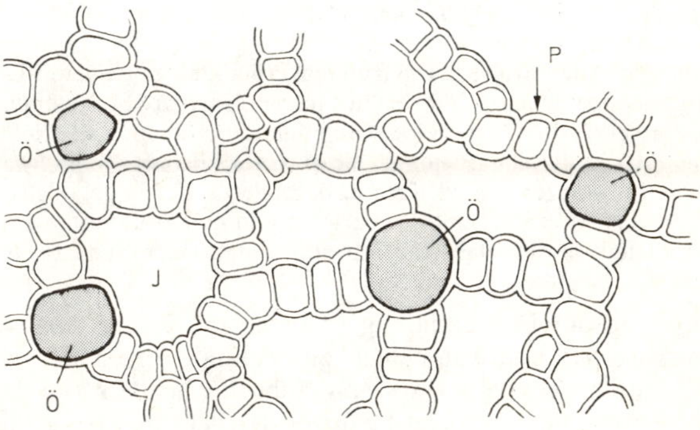

Abb. 20 Aerenchym von *Acorus calamus* (Calami rhizoma)
J = Interzellularen; Ö = Ölzellen; P = Parenchymzellen

(s. auch S. 112). Obwohl lebende parenchymatische Zellen sich bereits durch einen hohen Wassergehalt auszeichnen (große, mit Zellsaft gefüllte Vakuole), kann Parenchym auch speziell als Wasserspeicher ausgebildet sein. Derartiges, aus großen, zartwandigen, mit wäßrig-schleimigem Inhalt gefüllten Parenchymzellen bestehendes Gewebe findet man häufig bei sukkulenten Pflanzen.

2.2. Exkretionsgewebe

Viele Pflanzen werden wegen bestimmter lipophiler Inhaltsstoffe, die in Exkretzellen oder in einem besonderen Exkretionsgewebe gebildet werden, als Drogen genutzt. Wegen der charakteristischen Differenzierung und der besonderen Funktion dieses Gewebes soll es hier vom Parenchym abgetrennt werden. Für die mikroskopische Drogenanalytik sind diese auffälligen Zellen bzw. Zellfusionen von besonderer Bedeutung, da sie vor allem auch bei der Untersuchung gepulverter Drogen wichtige Merkmale darstellen. Beispiele: die für *Lamiaceae* (Labiatae) und Asterales (Compositae) typischen Drüsenschuppen oder die für Apiaceen-(Umbelliferen-)Fruchtpulver charakteristischen Fruchtwandstücke mit den nebeneinander liegenden „Ölstriemen".

Innerhalb eines parenchymatischen Gewebes können einzelne Zellen, die im jugendlichen Stadium der Entwicklung bereits durch besonderen Plasmareichtum oder im Chlorenchym durch ihre Chloroplastenarmut auffallen, zur Bildung von Exkreten übergehen.

Als **Exkrete** sollen in diesem Zusammenhang Produkte des Sekundärstoffwechsels bezeichnet werden, von denen man aufgrund ihres chemischen Charakters und der Art ihrer Ablagerung vermuten kann, daß sie nicht ohne weiteres wieder in den Stoffkreislauf der Pflanze einbezogen werden können. Dies gilt vor allem für jene lipophilen Terpen- und Phenylpropan-Körper, die als Bestandteile von ätherischen Ölen, Harzen und Balsamen in den hier zu besprechenden Exkretzellen und -geweben abgelagert sind. Auf jeden Fall erscheint eine Abgrenzung der genannten Produkte der „inneren Exkretion" sinnvoll gegenüber solchen, die leichter metabolisierbare Stoffe enthalten und oftmals eine erkennbare physiologische Funktion erfüllen, z. B. Nektarabsonderungen oder Drüsenausscheidungen carnivorer Pflanzen. Stoffe wie pflanzliche Schleimsubstanzen, die vielfach in besonderen Zellen gebildet und akkumuliert werden, deren erneute Einbeziehung in den Stoffumsatz andererseits leichter vorstellbar ist, zeigen die Schwierigkeiten einer eindeutigen Abgrenzung auf.

Der Vorgang der Exkretbildung ist meist mit einem Absterben der Zelle verbunden und kann auch zu Veränderungen der Zellwand führen. Durch Akkrustierung von Suberinschichten verkorken die Wände, das gebildete Exkret bleibt in der betreffenden Zelle lokalisiert; diese einzelnen Exkretzellen sind Idioblasten. Als **Idioblast** wird eine Zelle bezeichnet, die sich aus einem Verband gleichartiger Zellen durch besondere Form oder Inhaltsstoffe heraushebt [Gerbstoffidioblasten, Schleimidioblasten, Steinzellen als Idioblasten wie z. B. im Mesophyll der Blätter von *Camellia sinensis* und *Hamamelis virginiana:* Theae folium (s. Abb. 25) und Hamamelidis folium]. Außer einzelnen Zellen können auch Gruppen benachbarter Zellen zur Exkretbildung übergehen. Die zwischen ihnen liegenden Zellwände werden dann aufgelöst, der so entstandene Exkretraum wird als Ganzes von einer verkorkten Zellwand umgeben: Bildung eines lysigenen Exkretbehälters [gr. *λύειν* (lyein) = auflösen]. Wenn der Auflösung der Zellwände die Bildung einer Interzellulare vorausgeht, sprechen wir auch von einem schizolysigenen Exkretbehälter. Dem fertig ausgebildeten Exkretbehälter ist nicht mehr anzusehen, ob er rein lysigen oder schizolysigen entstanden ist. In der unten aufgeführten Übersicht sind daher nur die lysigenen Behälter den schizogenen gegenübergestellt. Beim schizogenen Exkretbehälter sezernieren die um einen schizogen entstandenen [gr. *σχίζειν* (schizein) = spalten] Interzellularraum liegenden Parenchymzellen ihr Exkret in diesen Raum, sind also Drüsenzellen, die sich ihrer Stoffwechselprodukte durch aktive Transportmechanismen entledigen und daher kontinuierlich Exkret neu produzieren können. Das Exkretionsparenchym ist als Ausklei-

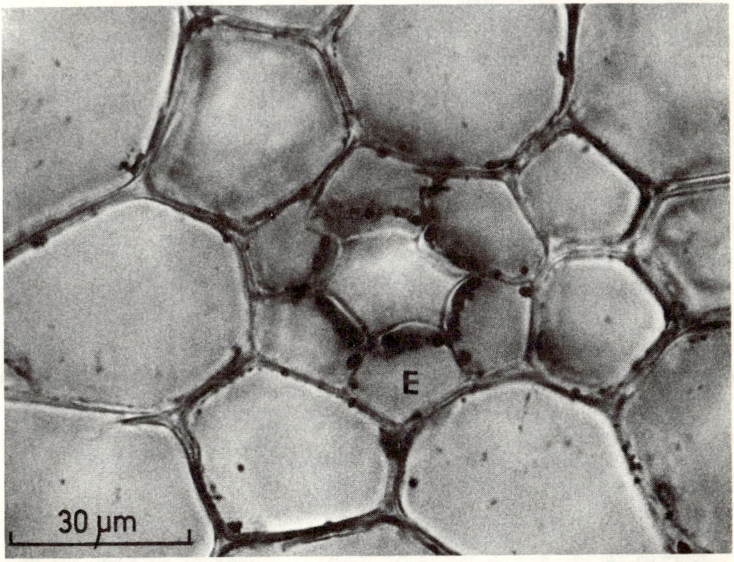

Abb. 21 Schizogener Apiaceen-Exkretgang im Querschnitt *(Foeniculum vulgare)*. Exkret als Kügelchen an der dem Gang zugewandten Seite der Exkretionszellen (E) zu erkennen

dung des Interzellularraums meist noch gut zu erkennen (s. Abb. 21). Diese Exkretbehälter können kugelig oder auch langgestreckt sein und sind häufig noch von einer Schicht Festigungsgewebe umgeben (Sklerenchymscheide, z. B. bei den ätherisches Öl enthaltenden Exkretgängen der Nadeln von Pinaceen).

Drüsenhaare entwickeln sich aus Epidermiszellen und stellen infolge von Zellteilungen meist mehrzellige Gebilde dar. Oft kann man einen ein- bis mehrzelligen Stiel oder Sockel und ein ebenfalls ein- bis mehrzelliges Köpfchen erkennen. Drüsenschuppen bestehen aus mehreren, schildförmig angeordneten Exkretionszellen, die in einen gemeinsamen Exkretionsraum sezernieren (vgl. dazu Abb. 39, S. 60). Oftmals ist bei Drüsenhaaren und -schuppen noch ein Teil des Exkrets

Tabelle 1 Vorkommen der verschiedenen Exkretraumtypen

Exkretzellen	Einzelzellen mit ätherischem Öl (Ölzellen) oder mit einem Gemisch aus ätherischem Öl und Harzbestandteilen (Balsamzellen); als relativ primitive Differenzierung anzusehen, die bei monokotylen sowie bei einem Teil der ursprünglicheren dikotylen Pflanzen vorkommen.
Im Bereich der Magnolianae (Überordnung der Magnoliidae; z. T. den früheren „holzigen Polycarpicae" entsprechend):	
Lauraceae	Cinnamomi cortex (verschiedene Zimtrinden); Lauri folium und fructus; Sassafras lignum
Canellaceae	Canellae cortex („weißer Kanehl")
Illiciaceae	Anisi stellati fructus, Sternanis
Monimiaceae	Boldo folium, Boldoblätter
Myristicaceae	Myristicae semen, Muskatnuß; Macis, „Muskatblüte", der Arillus von *Myristica fragrans*
Aristolochiaceae	Aristolochiae radix, Asari radix
Piperaceae	Piperis nigri et albi fructus, schwarzer und weißer Pfeffer; Cubebae fructus, Kubeben
Im Bereich der Liliatae (Monocotyledoneae):	
Zingiberaceae	Zingiberis rhizoma, Ingwer; Galangae rhizoma, Galgant; Zedoariae rhizoma, Curcumae rhizoma (longae et xanthorrhizae); Cardamomi fructus, Kardamomen
Poaceae (Gramineae)	langgestreckte Ölzellen nur im Tribus *Andropogoneae,* dazu gehört z. B. *Cymbopogon* als Lieferant des Oleum Citronellae
Araceae	Calami rhizoma, Kalmus

Exkretbehälter	immer aus *mehreren Zellen* bestehend oder entstanden; nicht bei monokotylen Pflanzen anzutreffen
lysigen	
Rutaceae	Jaborandi folium, Bucco folium, Rutae herba, Aurantii folium und flos
schizogen, kugelig	
Hypericaceae	Hyperici herba, Johanniskraut
Myrtaceae	Eucalypti folium, Eucalyptusblätter; Caryophylli flos, Nelken; Pimentae fructus, Piment (Über die Bildung der Exkretbehälter in dieser Familie bestehen unterschiedliche Auffassungen.)
schizogen, langgestreckt	(„Exkretgänge“, „Ölstriemen“):
Pinaceae	Produkt z. B. Terpentin
Burseraceae	Produkt z. B. Weihrauch (Olibanum) und Myrrhe (Myrrha)
Anacardiaceae	Produkt z. B. Mastix (Harz von *Pistacia lentiscus*)
Hypericaceae	Produkt z. B. Gutti (Gummiharz von *Garcinia* spec.)
Araliaceae	Ginseng radix, Blätter von *Hedera helix*
Apiaceae (Umbelliferae)	Angelicae, Levistici, Pimpinellae radix (Angelika-, Liebstöckel-, Bibernellwurzel); Anisi, Carvi, Coriandri, Foeniculi, Petroselini fructus (Anis, Kümmel, Koriander, Fenchel, Petersilienfrüchte u. a. m.) Anmerkung: Bei den Früchten des Schierlings, *Conium maculatum,* findet man im reifen Zustand keine Exkretgänge!
Asteraceae	Pyrethri flos (Chrysanthemi flos) u. a.
Drüsenhaare	verbreitet; hier seien auch die „inneren Drüsenhaare“ von Filicis rhizoma erwähnt
Drüsenschuppen (s. auch S. 59 f.)	
Lamiaceae *Asteraceae*	verbreitet; außer bei Lamiaceen und Asteraceen auch sonst im Pflanzenreich häufiger vorkommend. Als Drogen seien z. B. erwähnt: Betulae und Juglandis folium; Cannabis und Galeopsidis herba; Lupuli glandulae und das aus abgesiebten Büschelhaaren und Drüsenschuppen bestehende Kamala-Pulver.

in den Exkretionszellen zu finden. Die Hauptmenge wird jedoch nach außen abgegeben und in einem Zwischenraum abgelagert, der sich durch Abhebung der Cuticula und der Cuticularschichten von der restlichen Außenwand bildet.

Wegen der leichten Verletzbarkeit der abgehobenen, aus Cuticula und Cuticularschichten bestehenden Wandung sind die an der Oberfläche gelegenen Exkreträume aus warenkundlicher Sicht keineswegs ideale Ablagerungsräume für ätherisches Öl. Durch mikroskopische Untersuchung z. B. der Oberfläche von Lamiaceen-Blättern (Auszählung intakter und geplatzter Drüsenschuppen) kann man sich ein Bild von der Qualität einer Droge machen, ehe eine quantitative Ölbestimmung durchgeführt wird.

In der vorangegangenen Übersicht (s. S. 36, 37) über die systematische Verbreitung der verschiedenen Exkretbehältertypen sind als Drogenlieferanten wichtige Familien sowie einige Drogen aufgeführt.

Die durch auffälligen Milchsaft gekennzeichneten **Milchröhren** sind langgestreckte, vielkernige, lebende Zellen, deren Inhalt (der Vakuole?) nur bedingt als Exkret im engeren Sinne bezeichnet werden kann. Er enthält eine Vielzahl verschiedener Substanzen in gelöster, suspendierter oder emulgierter Form und stellt eine milchige, manchmal gelborange gefärbte Flüssigkeit dar. Der Inhalt von Milchröhren kann aber auch wasserklar sein wie z. B. bei *Nerium oleander.*

Weitere Angaben über die Zusammensetzung der Milchsäfte sind auf Seite 131 zu finden. Erwähnt werden sollte noch, daß nicht alle Milchsäfte Inhalt von Milchröhren im engeren Sinne sind. Nicht selten kann auch der Inhalt von Exkretgängen eine milchig-trübe Suspension sein; so kommen etwa bei den *Anacardiaceae* neben balsamführenden Exkretgängen auch solche vor, deren Inhalt als Milchsaft bezeichnet werden kann und die bei manchen *Toxicodendron*-Arten die bekannten, stark hautreizenden phenolischen Körper vom Typ des Urushiols enthalten.

Ihrer Entstehung nach werden zwei Gruppen von Milchröhren, ungegliederte und gegliederte, unterschieden.

Ungegliederte Milchröhren. Das die Pflanze durchziehende Röhrensystem entsteht aus wenigen, schon in der Keimpflanze erkennbaren, schlauchförmigen Einzelzellen. Durch ständiges Spitzenwachstum halten sie mit der Entwicklung der Pflanze Schritt, sie können sich dabei verzweigen, treten aber nicht miteinander in Verbindung. Ungegliederte Milchröhren finden wir bei Vertretern der *Asclepiadaceae, Apocynaceae, Moraceae, Euphorbiaceae,* auch bei *Urtica* oder *Cannabis* (hier unverzweigt).

Gegliederte Milchröhren. Entstehung durch Zellfusion vieler gestreckter Zellen, deren aneinandergrenzende Wände mehr oder weniger vollständig aufgelöst werden (vergleichbar der Bildung von Siebröhren oder Gefäßen). Gegliederte Milchröhren können durch Anastomosen miteinander in Verbindung treten und so ein zusammenhängendes Röhrensystem bilden. In anderen Fällen bleibt jede Röhre ein eigenes

System. Gegliederte Milchröhren (u. zwar anastomosierende) finden wir bei Vertretern der *Papaveraceae, Euphorbiaceae* (z. B. *Hevea, Manihot), Lobeliaceae, Campanulaceae, Cichoriaceae* und *Caricaceae.* Bei einigen Convolvulaceen, Sapotaceen, Araceen, bei *Allium* und *Musa,* aber auch bei *Chelidonium (Papaveraceae)* sind es Röhren ohne Anastomosen.

Die Anordnung der Milchröhren im Gewebe kann verschieden sein. Nicht selten begleiten sie das Leitgewebe und finden sich bevorzugt in Nachbarschaft des Phloems oder auch innerhalb desselben. In den folgenden Drogen sind Milchröhren vorhanden:

Cichorii radix
Condurango cortex (vgl. Abb. 22)
Cascarillae cortex
Cinchonae succirubrae cortex (auch als „Exkretschläuche“ bezeichnet)
Jalapae tuber (hier handelt es sich um Milchsaftzellen)
Lobeliae herba
Chelidonii herba

Abschließend sei noch auf die Möglichkeiten zur Ausscheidung von Wasser (meist mit gelösten Stoffen) bei Laubblättern hingewiesen. Die Ausscheidungseinrichtungen **(Hydathoden)** können rein epidermalen Ursprungs sein, also Drüsenhaaren entsprechen: Trichomhydathoden. Es gibt aber, besonders an Blattrand, -spitzen oder -zähnchen auch

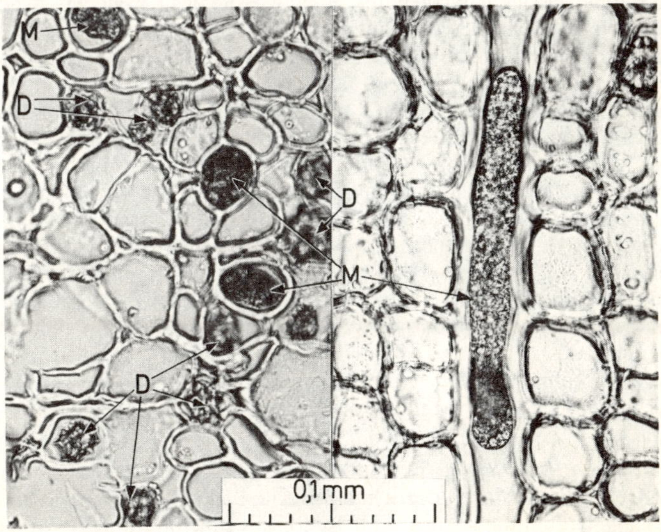

Abb. 22 Milchröhren von Condurango cortex im Quer- und Längsschnitt. M = koagulierter Milchsaft, D = Drusen

schon makroskopisch erkennbare Emergenzen (vgl. dazu S. 60), die sog. Epithemhydathoden (Drogenbeispiel: Lobeliae herba). Es sind Zellkomplexe, bei denen ein lockeres Parenchym (Epithem) mit den Endigungen wasserleitenden Gewebes in Verbindung steht und das Wasser durch „Wasserspalten" austreten kann. Den Epithemhydathoden ähnlich in ihrem Bau sind auch manche sekretabscheidenden Drüsen carnivorer Pflanzen. Sie sind z. B. für die Identifizierung der Blätter von *Drosera*-Arten (Droge: Droserae herba) wichtige Merkmale.

2.3. Festigungsgewebe

Während lebende Parenchymzellen, wie erwähnt, nur durch ihren Turgordruck zur Festigung des Pflanzenkörpers beitragen (Nachlassen des Turgors bedeutet welken!), dienen andere Zellen vorwiegend der mechanischen Festigung. Ein Teil von ihnen könnte prinzipiell zum Grundgewebe gezählt werden, ihre Spezialisierung rechtfertigt jedoch die Abtrennung als ein besonderes Gewebe. Der fließende Übergang wird bei der Besprechung des Kollenchyms deutlich.

Kollenchym besteht aus lebenden Zellen mit ungleichmäßig, meist stärker verdickten Zellwänden und ist ein Gewebe, dem insbesondere in jungen, wachsenden Organen Stütz- und Festigungsfunktionen zukommen. Kollenchymzellen können wie die des Parenchyms isodiametrisch sein, vielfach sind sie jedoch prosenchymatisch. Ihre unverholzte Zellwand ist aus stark gequollenem Protopektin und einem geringen Anteil an Cellulose aufgebaut, entspricht also in ihrer Zusammensetzung weitgehend einer Primärwand. Offenbar können Schichten mit unterschiedlich hohem Gehalt an der einen oder anderen Wandsubstanz abwechseln; der Wassergehalt der Zellwände ist hoch. Die charakteristische ungleichmäßige Wandverdickung ist entweder an den Kanten, wo mehrere Zellen zusammentreffen, zu finden [Kanten-(Ecken-)Kollenchym], sie kann aber auch vor allem die Tangentialwände erfassen (Plattenkollenchym). Wenn im Bereich der kollenchymatisch verdickten Kanten (bzw. Ecken) Interzellularen deutlich vorhanden sind, sprechen wir auch von Lückenkollenchym. Zwischen allen Formen gibt es Übergänge (s. Abb. 23); in älteren Organen können Kollenchymzellen auch absterben und durch Lignifizierung zu Sklerenchymzellen werden.

Charakteristisch für das Kollenchym ist sein Vorkommen in den peripheren, d. h. meist subepidermalen Bereichen von Blattstiel und Stengel, wobei es in zylindrischen Schichten oder in besonderen Strängen angetroffen wird. Für die Drogendiagnostik von Interesse ist seine Lokalisation in den Kanten vieler Lamiaceen-Sproßachsen.

Im Gegensatz zum Kollenchym besteht das **Sklerenchym** nach

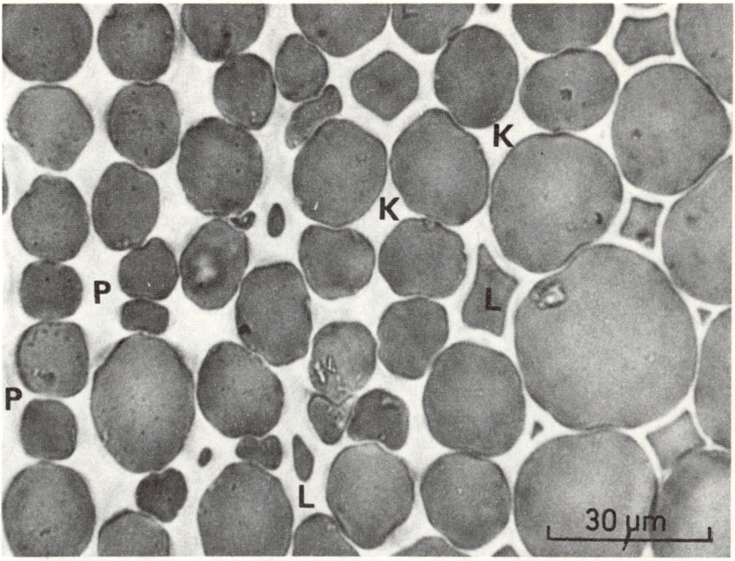

Abb. 23 Kollenchym aus dem Stengel von *Helianthus annuus*, Querschnitt. P = Plattenkollenchym; K = Kantenkollenchym; L = Lückenkollenchym

Abschluß seiner Entwicklung aus toten, abgestorbenen Zellen. Nur in wenigen Fällen bleibt der lebende Protoplast erhalten (manche Fasern). Sklerenchymzellen entstehen entweder durch nachträgliche Zellwandverdickung von Parenchym- (oder Kollenchym-)Zellen (dies gilt z. B. vielfach für Steinzellen) oder aus bereits in ihrer Jugend dazu determinierten Zellen (gilt weitgehend für Sklerenchymfasern). Die Wände der Sklerenchymzellen sind immer durch Anlagerung sekundärer Celluloseschichten verdickt; eine ausgeprägte Schichtung ist im Querschnitt meist gut zu erkennen. Inkrustierung von Lignin in das Cellulosegerüst der Wände von Sklerenchymzellen ist häufig, aber nicht obligat. Der unterschiedliche Ausfall der Reaktionen, die zum histochemischen Nachweis des Lignins dienen (s. auch S. 147), kann diagnostisch von Interesse sein: so sind etwa unverholzte Sklerenchymfasern im Pulver der Rinde von *Marsdenia cundurango* (Condurango cortex) oder der Wurzel von *Althaea officinalis* (Althaeae radix) charakteristische Merkmale.

Zu unterscheiden sind zwei Typen von Sklerenchymzellen:

- Meist isodiametrische **Steinzellen (Sklereiden)** und
- langgestreckte, mit spitzen Enden auslaufende Zellen: **Sklerenchymfasern.**

Eine strenge Abgrenzung zwischen diesen beiden Elementen des Sklerenchyms ist allerdings nicht möglich. Längliche – dann aber nicht spitz zulaufende – Steinzellen oder relativ kurze, oftmals infolge von Zellteilungen gekammerte Sklerenchymfasern stellen Übergangsformen dar, die selbst innerhalb eines Gewebes neben „echten" Steinzellen oder Fasern beobachtet werden können. Das Ausmaß der Wandverdickung kann sehr variieren, bei Steinzellen häufig auch innerhalb einer Zelle (z. B. Steinzellen von Colombo radix; s. auch Abb. 75, S. 120). Tüpfel sind – insbesondere bei den Steinzellen – meist gut zu erkennen und erscheinen, wenn die Wand einer Sklerenchymzelle in

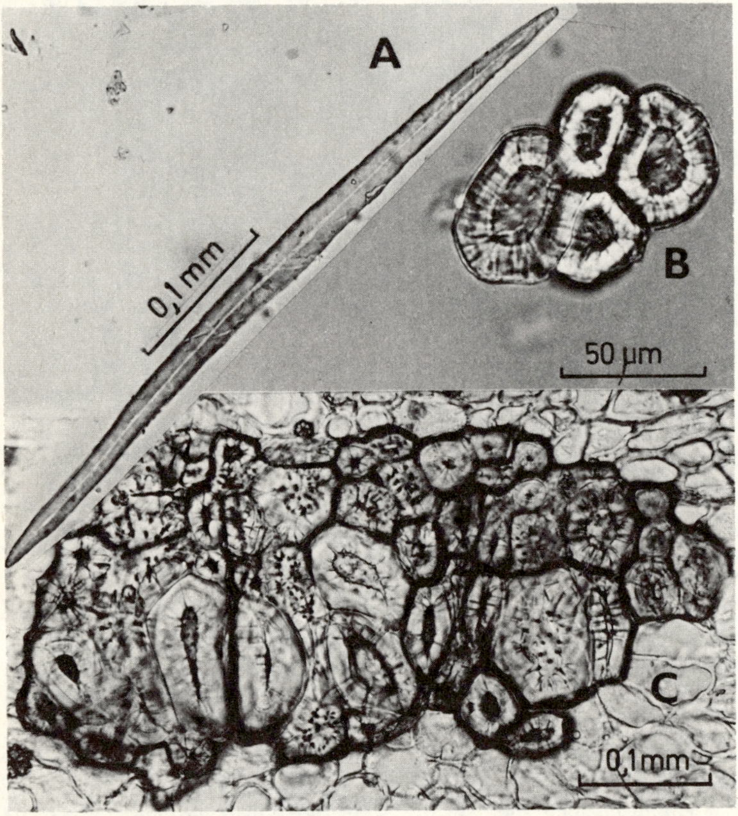

Abb. 24 Sklerenchym; A = Faser der Zimtrinde; B = Steinzellen (gemahlene Haselnußschalen); C = Steinzellnest aus der Rinde von *Marsdenia cundurango* (Condurango cortex)

der Aufsicht zu sehen ist, als Punkte oder schmale Längsstriche. Ihre Lage kann bei Sklerenchymfasern Hinweise auf die Anordnung der Fibrillen in der Wandung geben (s. auch S. 29). Pflanzliche Fasern erreichen mitunter erhebliche Längen; diejenigen von *Linum usitatissimum* z. B. eine Länge von 40–60 mm oder von *Urtica dioica* 50–70 mm. Diese Fasern sind nur schwach lignifiziert und können versponnen werden, während die stärker verholzten und daher weniger elastischen Fasern von Blättern monokotyler Pflanzen (z. B. von *Agave sisalana*: Sisalhanf) geringer bewertet und nur zu Tauen, Bürsten etc. verarbeitet werden. In Drogenpulvern sind Steinzellen und Fasern eindeutig zu unterscheiden und stellen diagnostisch wichtige Merkmale dar: vgl. die typischen „baumstammartigen" Fasern der Chinarinde oder die unverholzten, an den Enden gegabelten Fasern der Eibischwurzel; ferner die charakteristischen Fasern der Zingiberaceen-Drogen, deren Erkennung z. B. im Kardamompulver auf die Mitvermahlung der Fruchtwand hinweist; wichtig auch der Nachweis von Steinzellen zur Abgrenzung von Carvi fructus gegenüber anderen

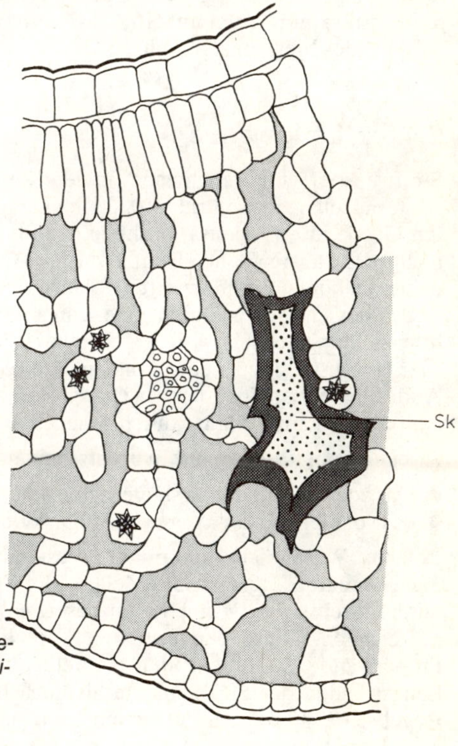

Abb. 25 Idioblast (Sk = Sklereide) im Blatt von *Camellia sinensis* (Theae nigrae folium) (nach *Karsten,* schematisch)

(Umbelliferen-) Apiaceenfruchtpulvern oder zur Unterscheidung verschiedener *Rhamnus*-Rindendrogen. Der Nachweis von Steinzellen kann auch auf mögliche Streckung eines Gewürz- oder Drogenpulvers mit vermahlenen Nußschalen (s. auch S. 107) hindeuten. Abb. 24 zeigt einige der erwähnten sklerenchymatischen Elemente.

In Querschnittspräparaten sind Fasern und Steinzellen einander ähnlich (Längsschnitt zur eindeutigen Unterscheidung!), können bei einiger Übung jedoch unterschieden werden, da Steinzellen meist unregelmäßige Formen zeigen, während Fasern einen mehr gleichmäßig runden Querschnitt haben und insgesamt von geringerer Dicke sind. Auffällig bei Fasern des Phloems sind oftmals die zusammengedrückten und voneinander gelösten Sekundärwände. Erwähnt seien hier nochmals (vgl. S. 35) die charakteristisch verzweigten Sklereiden der Teeblätter (**Astrosklereiden;** ähnliche Gebilde z. B. auch im Fruchtfleisch der Olive), die nicht nur für die mikroskopische Identifizierung ein wichtiges Merkmal darstellen, sondern gleichzeitig auch einen Hinweis auf das Alter der Blätter (und damit in gewissem Umfange auf die Qualität des Tees) geben. Während man die Idioblasten in jüngeren Blättern nur selten antrifft, sind sie in älteren Blättern ein sofort auffallendes Merkmal (s. Abb. 25).

2.4. Leitgewebe

Stofftransport in Parenchymen (in den Kapillarräumen der Zellwände – intermizellar, interfibrillär –) ist möglich, jedoch von einer bestimmten Größe und Organisationshöhe der Pflanze für den Ferntransport nicht mehr ausreichend. Dem Transport über längere Strecken dient daher in höher differenzierten Pflanzen ein besonderes Leitungsgewebe, dessen Zellen durch eine Längserstreckung in der Hauptleitungsrichtung charakterisiert sind. Durch Hintereinanderreihung solcher langgestreckten Zellen können unter vollständiger oder teilweiser Auflösung der aneinandergrenzenden Zellwände lange Röhren entstehen, die die ganze Pflanze durchziehen.

Zwei Gewebesysteme sind zu unterscheiden:

- Das vorwiegend der Assimilatleitung dienende **Phloem** und
- das vorwiegend der Wasser- und Salzleitung dienende **Xylem.**

Phloem. Wesentliche funktionelle Bestandteile des Phloems sind die **Siebelemente,** langgestreckte Zellen oder Zellfusionen, die sich anatomisch durch siebartig mit Poren besetzte Wandbereiche (Siebfelder) auszeichnen. Diese den primären Tüpfelfeldern parenchymatischer Primärwände entsprechenden Siebfelder finden sich sowohl an den Längswänden der Siebelemente als auch besonders an den – in der Regel schräggestellten – Querwänden aneinandergrenzender Siebelemente. Ist die Anordnung der Siebporen an dieser Stelle nicht besonders auffällig, so daß jedes Siebelement noch als Individuum aufzufassen ist, so sprechen wir von **Siebzellen.** Diese primitivere Form der assimilatleitenden Zellen ist für Pteridophyta und Gymnospermae charakteristisch. Bei der Mehrzahl der Angiospermen (Magnoliophytina) dagegen ist die Verbindung der einzelnen Siebelemente untereinander durch eine Häufung von Siebporen (und durch die dort verlaufenden Plasmodesmen) an den Endwänden viel stärker ausgeprägt. Wir bezeichnen das auf diese Weise entstandene Röhrensystem als **Siebröhre.** Die durch Siebfelder mit auffällig großen Poren gekennzeichneten Endwände werden auch **Siebplatten** genannt. Bei kletternden Pflanzen sind die Poren oft besonders groß, so daß die Siebplatten hier sehr auffällig sind (z. B. bei *Cucurbitaceae).* Die Wände der Siebelemente sind von unterschiedlicher Dicke, aber stets unverholzt. Ihre Funktion als assimilatleitendes Röhrensystem erfüllen Siebröhren (bzw. -zellen) nur für begrenzte Zeit, meist nur während einer Vegetationsperiode. Ein auch in funktionstüchtigen Siebelementen offenbar vorhandenes Polysaccharid, die Kallose (s. S. 129) läßt sich später in größerer Menge als Auflagerung der Siebplatten nachweisen. Nicht mehr funktionsfähige Siebelemente kollabieren und finden sich zusammengedrückt als **Keratenchym** („Hornbast", z. B. bei Liquiritiae radix, den Wurzeln und Rhizomen von *Glycyrrhiza glabra* zu beobachten). Bei mehrjährigen Pflanzen treten an die Stelle der vom Prokambium gebildeten primären neue, aus Kambiumderivaten differenzierte sekundäre Siebelemente (s. S. 87).

Die Siebröhren der Angiospermae werden in der Regel von langgestreckten Parenchymzellen begleitet, die in enger plasmatischer Verbindung mit ihnen stehen und als **Geleitzellen** bezeichnet werden. Sie sind durch inäquale Teilung der meristematischen Siebröhrenmutterzellen hervorgegangen, aus denen sich auch die entsprechenden Siebelemente differenziert haben. Geleitzellen besitzen im Gegensatz zu den Siebröhren einen Zellkern und sind infolge nachträglicher Zellteilungen oftmals kürzer als die Siebelemente.

Als weiterer Bestandteil des Phloems können Parenchymzellen vorhanden sein (Phloemparenchym; nicht bei Monokotylen), gelegentlich auch Fasern, die in der Regel unverholzt und sehr lang sind. Auf die Tatsache, daß Milchröhren häufig in unmittelbarer Nachbarschaft oder innerhalb des Phloems anzutreffen sind, wurde bereits hingewiesen (S. 39). Für die mikroskopische Drogenanalyse sind – bis auf die Fasern – die wenig widerstandsfähigen Elemente des Phloems von geringer Bedeutung (vgl. aber Keratenchym und Kallose).

Xylem. Im Gegensatz zu den Leitelementen des Phloems besteht das wasserleitende Röhrensystem des Xylems nach seiner Ausdifferenzierung aus widerstandsfähigen, toten, mit verholzten Wänden ausgestatteten Zellen. In ähnlicher Weise wie wir im Phloem Siebzellen und Siebröhren unterscheiden, können auch im Xylem zwei verschiedene Typen wasserleitender Elemente festgestellt werden: **Tracheiden** und **Tracheen.**

Tracheiden sind langgestreckte, wasserleitende, zugleich auch [manchmal nur noch (Fasertracheiden, vgl. Gymnospermenholz)] der Festigung dienende Zellen, die mit spitz auslaufenden Wänden aneinandergrenzen. Nur die etwas stärkere Tüpfelung dieser Wände (durch Tüpfelpaare) deutet auf die Funktion dieser Zellen als Leitungselemente hin. Als Wandverdickung treten Schraubenleisten (Schraubentracheiden, z. B. häufig in Blättern als Nervenendigungen) auf, oder die im Ganzen stärker verdickte Wand ist getüpfelt (Tüpfeltracheiden, z. B. im Gymnospermenholz). Treppentracheiden finden wir bei der Droge Filicis rhizoma (s. Abb. 26). Tracheiden als der ursprünglichere Typus der Leitelemente sind für die meisten Vertreter der Pterido-

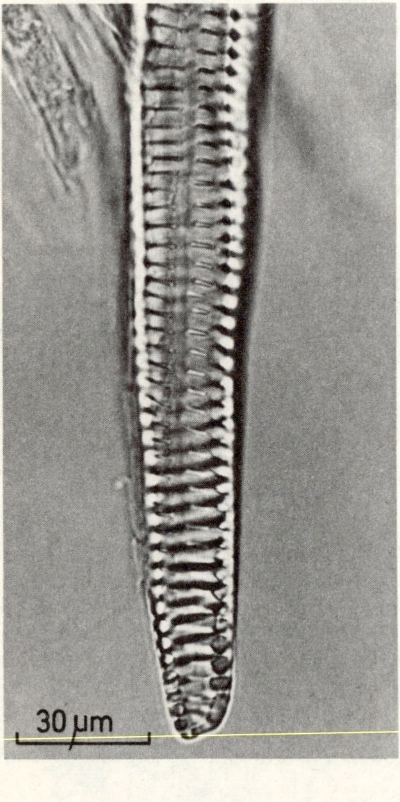

Abb. 26 Ende einer Treppentracheide aus dem Rhizom von *Dryopteris filix mas* (Filicis rhizoma); Mazerationspräparat

phyta und Gymnospermae charakteristisch, finden sich als vorherrschende Leitungselemente aber auch bei einigen dikotylen Pflanzenfamilien mit ursprünglichen Merkmalen, z. B. aus dem Bereich der Magnolianae oder der *Nymphaeaceae*.

Alleiniges Vorkommen von Tracheiden deutet auf die erwähnten Pflanzengruppen hin (z. B. Juniperi lignum als Droge), neben Tracheen sind Tracheiden jedoch auch bei dikotylen Pflanzen zu finden, hier allerdings meist als Fasertracheiden, also mit überwiegender Festigungsfunktion und entsprechend stärker verdickten Wänden.

Die Leitungsfunktion kann von den **Tracheen** (den „Gefäßen") besser erfüllt werden. Tracheen sind als Leitungselemente fast ausschließlich bei den Angiospermae anzutreffen, bei den Pteridophyta und Gymnospermae nur als Ausnahme [z. B. beim Adlerfarn, *Pteridium aquilinum* oder bei den Gymnospermengattungen *Gnetum* und *Ephedra* (Ephedrae herba)]. Sie entstehen aus Reihen übereinanderliegender Zellen, die aus dem Prokambium (beim sekundären Dickenwachstum aus dem Kambium) hervorgehen und deren aneinandergrenzende Wände mehr oder weniger vollständig aufgelöst werden. Bei noch unvollständiger Perforation können die Durchbrechungen der Zellwand verschiedenartig ausgebildet sein. Leiterförmige (scalariforme), d. h. breite Perforationsflächen bei meist schräg gestellten Wänden mit

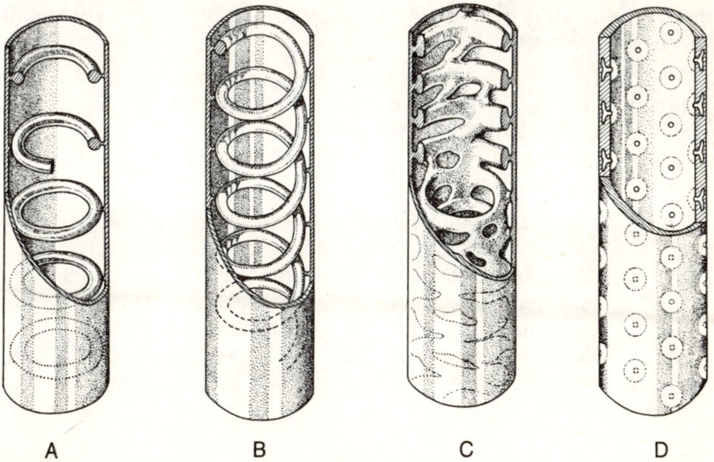

Abb. 27 Gefäßtypen, schematisch.
A = Ring-, B = Schrauben-, C = Netz-, D = Tüpfelgefäß. Alle Gefäße sind im oberen Teil der Länge nach aufgeschnitten (aus *Nultsch,* Allgemeine Botanik)

schmalen, dazwischenliegenden Wandstegen sind ebenso auffällige anatomische Merkmale wie die annähernd kreisrunden Durchbrechungen, die wir z. B. bei den Gefäßen von Senegae radix beobachten können. Bei vollständiger Auflösung der Querwände ist meist noch ein Ringwulst zu erkennen. Die Wände der Tracheen sind durch charakteristische Wandverdickungen ausgesteift und in der Regel lignifiziert. Das Ausmaß und die Anordnung der sekundären Wandverdickungen kann stark variieren. In jungen Organen sind die Gefäßwände nur durch ringförmige oder schraubenförmige Verdickungsleisten verstärkt: wir sprechen von Ringgefäßen (A) und Schraubengefäßen (B). Bei den Netzgefäßen (C) bilden die Verdickungsleisten schon ein dichteres Netz, während bei den Tüpfelgefäßen (D) die gesamte Zellwand bis auf kleine unverdickte Stellen – eben die Tüpfel – verdickt ist (s. Abb. 27).

Tracheiden und Tracheenbruchstücke können wichtige anatomische Merkmale bei der Identifizierung unbekannter Drogen sein, insbesondere im gepulverten Zustand. Überwiegendes Vorkommen von Ring- oder Schraubengefäßen deutet auf Organe ohne wesentliches sekundäres Dickenwachstum hin (Blüten oder Blätter), während in den sekundär verdickten Anteilen von Wurzeln und Sprossen Tüpfel- oder Netzgefäße meist den Hauptanteil des Leitgewebes stellen.

Außer Tracheen und/oder Tracheiden, also den wasserleitenden Elementen, finden wir als weitere Bestandteile des Xylems Parenchymzellen (Xylemparenchym) sowie nicht selten Fasern, die meist lignifizierte Wände besitzen.

Stränge von Xylem und Phloem bilden in der Regel gemeinsame Verbände, die als **Leitbündel** bezeichnet werden (unvollständige Bündel sind isoliert verlaufende Xylem- oder Phloemstränge). Nach der gegenseitigen Zuordnung von Xylem und Phloem werden verschiedene Bündeltypen unterschieden:

Beim **konzentrischen Bündel** umschließt der eine Strang des Leitgewebes den anderen vollständig; Bündel mit innenliegendem Xylem werden als hadrozentrisch, solche mit Innenphloem und umschließendem Xylem als leptozentrisch bezeichnet*. Leptozentrische Bündel sind bei Angiospermen, häufig bei Liliatae (Monocotyledoneae) anzutreffen (z. B. bei Calami rhizoma, Abb. 28), während hadrozentrische Bündel bei den Pteridophyta nicht selten sind (z. B. bei der Droge Filicis rhizoma (Abb. 28).

---

* Hadrom und Leptom sind ältere Bezeichnungen für das primäre wasserleitende bzw. assimilatleitende Gewebe unter Ausschluß der Fasern; sie werden vielfach auch synonym für Xylem und Phloem gebraucht.
gr. ἁδρός (hadros) = kräftig; λεπτός (leptos) = zart

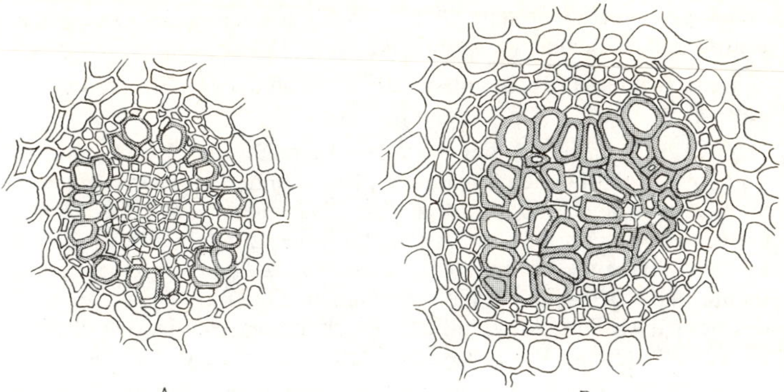

A B

Abb. 28 Konzentrische Leitbündel.
A = Leptozentrisches Bündel von Calami rhizoma
B = Hadrozentrisches Bündel von Filicis rhizoma (nach *Wasicky*)

Liegen je ein Xylem- und Phloemstrang nebeneinander, so wird das Bündel als **kollaterales Bündel** bezeichnet, und zwar als geschlossen kollaterales Bündel, wenn sich zwischen den Strängen des Leitgewebes kein meristematisches Gewebe mehr findet; beim offen kollateralen Bündel bleiben dagegen nach der Ausdifferenzierung von Phloem und Xylem meristematische Schichten des Prokambiums übrig, die später zu Zellteilungen und damit zur Bildung sekundären Leitgewebes übergehen können (s. auch Bildungsgewebe). Das als Folge dieser Kambiumtätigkeit einsetzende sekundäre Dickenwachstum wird bei den Organen Wurzel und Sproßachse besprochen.

Beim **bikollateralen** Bündel liegen einem Xylemstrang zwei Phloemstränge an (und zwar innen und außen, bezogen auf den Stengelquerschnitt). Eine zwischen innerem Phloem und Xylem liegende meristematische Schicht hat – wenn überhaupt – nur eine geringe Teilungsaktivität. Das Vorkommen derartiger Bündel ist für eine Reihe von Familien charakteristisch; genannt seien als Beispiele die *Solanaceae, Cucurbitaceae* oder *Apocynaceae*. Das innere Phloem kann auch durch Parenchym vom Xylem getrennt im Mark (dort meist peripher gelegen) verlaufen, so daß keine echten bikollateralen Bündel vorliegen (intraxyläres Phloem). Gelegentlich werden sogar innerhalb des (sekundären) Xylems kleine Phloembereiche ausdifferenziert; ein derartiges interxyläres Phloem kann man z. B. im Holzkörper der Enzianwurzel, Gentianae radix, beobachten.

Im Zentralzylinder primärer Wurzeln sind mehrere Xylem- und Phloemstränge nebeneinander und durch Parenchymstränge voneinander getrennt zu finden. Diese Anordnung wird auch als radiales Leitbündel bezeichnet (s. Kap. 3, Abschn. 1).

Schematische Übersicht über die verschiedenen Bündeltypen s. Abb. 29.

Die Ausdifferenzierung der einzelnen Elemente des Xylems und des Phloems erfolgt bei den kollateralen Bündeln der Sproßachsen jeweils vom Außenrand des Bündels aus. Die zuerst ausdifferenzierten Gewebe liegen also am äußersten Rand des Bündels. Sie werden als Protoxylem bzw. Protophloem bezeichnet, dessen einzelne Leitelemente als Xylem- bzw. Phloemprimanen. Der übrige, erst während des oder nach dem Abschluß des Streckungswachstums sich differenzierende Anteil des Bündels ist das Metaxylem bzw. Metaphloem.

Während die Siebröhrenprimanen meist schon während der Ausdifferenzierung des Metaphloems wieder kollabieren, bleibt ein Teil der Xylemprimanen häufig erhalten und kann neben den Tracheen des Metaxylems in Längsschnitten aufgrund ihres meist geringeren Durchmessers und geringerer (damit elastischerer) Wandversteifungen (vorwiegend Ring- oder Schraubengefäße) erkannt werden.

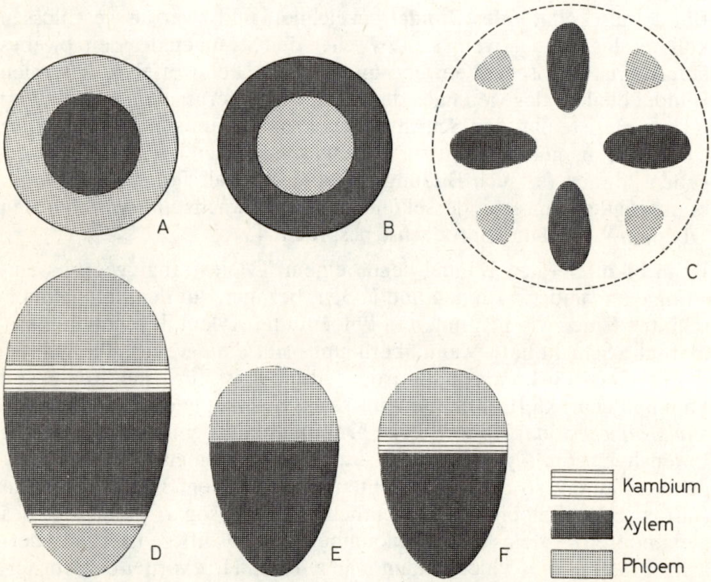

Abb. 29 Bündeltypen, schematisch. A und B = konzentrische Bündel, C = radiales (tetrarches) Bündel, D = bikollaterales Bündel, E = geschlossen kollaterales, F = offen kollaterales Bündel

Konzentrische und kollaterale (einschl. bikollaterale) Bündel sind durch parenchymatische, interzellularenfreie **Bündelscheiden** gegen das übrige Gewebe abgegrenzt. Diese Bündelscheiden können ganz oder teilweise (bei kollateralen Bündeln dann bevorzugt an den äußeren Rändern) auch aus sklerenchymatischen Zellen bestehen.

Auf die Anordnung der Leitbündel in den einzelnen Organen und auf das sekundär gebildete Leitgewebe wird im Kap. 3 eingegangen.

2.5. Abschlußgewebe

Das aus dem Protoderm (s. S. 68f.) hervorgehende primäre Abschlußgewebe (Hautgewebe) ist die **Epidermis.** Sie überzieht Sproßachsen, Rhizome und Blätter (auch metamorphosierte!) ebenso wie die Samen als äußerste Schicht. Auch die Epidermiszellen der Wurzeln können zum Abschlußgewebe gezählt werden, obwohl sie ihrer Entstehung und Funktion nach nicht mit der Epidermis oberirdischer Organe vergleichbar sind (s. auch S. 71).

Die Epidermis ist in der Regel einschichtig (es gibt aber auch mehrschichtige Epidermen) und bildet, nur von Spaltöffnungen unterbrochen, einen interzellularenfreien Verband. Die einzelne Epidermiszelle ist häufig tangential gestreckt und relativ flach (bezogen auf die Oberfläche). Isodiametrische oder sogar senkrecht zur Oberfläche gestreckte Zellen kommen jedoch auch vor, letztere manchmal bei Samenschalenepidermen. In der Oberflächenansicht lassen sich häufig wellige Ausbuchtungen der einzelnen Epidermiszellen erkennen,

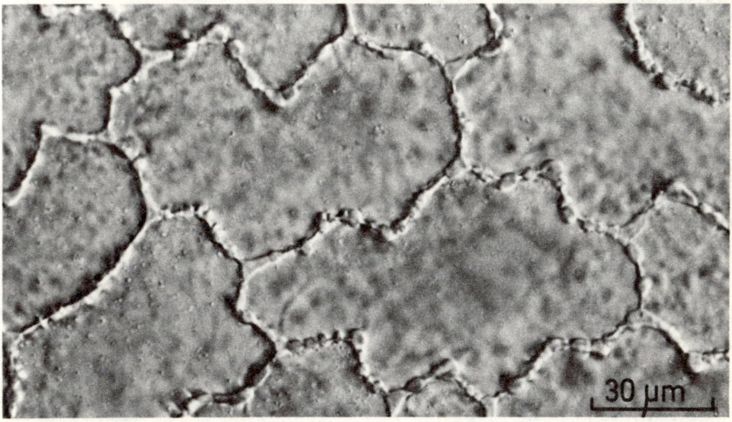

Abb. 30 Epidermiszellen von *Digitalis lanata*, Blatt (Aufsicht; Zellwände mit knotigen Verdickungen)

durch die die aneinandergrenzenden Zellen miteinander verzahnt sind (Beispiel aus der Drogenanalytik: viele Lamiaceen-Blattdrogen). Charakteristische Oberflächenansichten zeigen auch die Epidermen der Gräser. Neben langgestreckten Zellen mit schwach welliger Ausbuchtung kommen kurze Zellen mit Verkieselungen, sog. Kieselkurzzellen vor. Dieses typische Bild bietet analytisch den Hinweis auf mitvermahlenes Stroh in Drogenpulvern und ist auch für die Getreideanalyse von Interesse. Häufig ist zu beobachten, daß Epidermiszellen über subepidermal liegendem Stranggewebe ebenfalls gestreckte Zellformen aufweisen.

Die Wände der Epidermiszellen können von sehr unterschiedlicher Dicke sein. In der Regel ist die Außenwand stärker verdickt, häufig gilt dies auch für die Radialwände (knotige Verdickungen in der Flächenansicht, ein diagnostisches Merkmal z. B. bei den Blättern von *Digitalis lanata,* dem wolligen Fingerhut, Abb. 30). Epidermen mit allseitig verdickten Wänden kommen gelegentlich vor, z. B. bei den Coniferennadeln oder bei manchen Samenschalenepidermen.

Den äußeren Abschluß der Epidermiszellen bildet die **Cuticula,** eine Cutinschicht, die der Epidermisaußenwand *auf*gelagert ist. Cutin (zum Nachweis s. S. 130; im übrigen vgl. auch S. 27) ist in der Regel jedoch auch noch darunter in einem Teil der Außenwand *ein*gelagert; wir sprechen von Cutinisierung oder von einer Cuticularschicht. Nach einer lichtmikroskopisch nicht sichtbaren Pektinschicht schließt sich die restliche Cellulose-Wandschicht an. Auf die Cuticula können verschiedenartige Substanzen zusätzlich abgelagert werden. Von Interesse ist die Abscheidung von Wachssubstanzen, die meist in kristalliner Form auftreten und durch REM-Aufnahmen sehr eindrucksvoll dargestellt werden können. Dickere Wachsschichten ergeben bereifte Oberflächen (manche Früchte wie z. B. Pflaumen; Blätter von Kohlarten), bei noch stärkerer Ablagerung ist sogar eine technische Nutzung derartigen Oberflächenwachses möglich. Carnaubawachs z. B. stammt von den Blättern der Wachspalme *Copernicia prunifera.* Eine Wachsabscheidung ist häufig auch subcuticular nachweisbar.

Die Dicke der Cuticula kann sehr variieren; in der Aufsicht erweist sie sich oftmals als gefältelt, gestreift oder gewellt. Im Oberflächenschnitt läßt sich dieses charakteristische Aussehen der Cuticula feststellen und kann als diagnostisches Merkmal herangezogen werden.

Neben Cutin als akkrustiertem oder inkrustiertem Bestandteil der Epidermiszellwand tritt Lignin bei den höheren Pflanzen nur vereinzelt auf. Bei einigen Farnen und monokotylen Familien sind verholzte Epidermiszellwände jedoch nicht selten. Über den Zellinhalt von Epidermiszellen sei hier noch soviel gesagt, daß Chloroplasten und Stärke – abgesehen von den Schließzellen der Stomata – normaler-

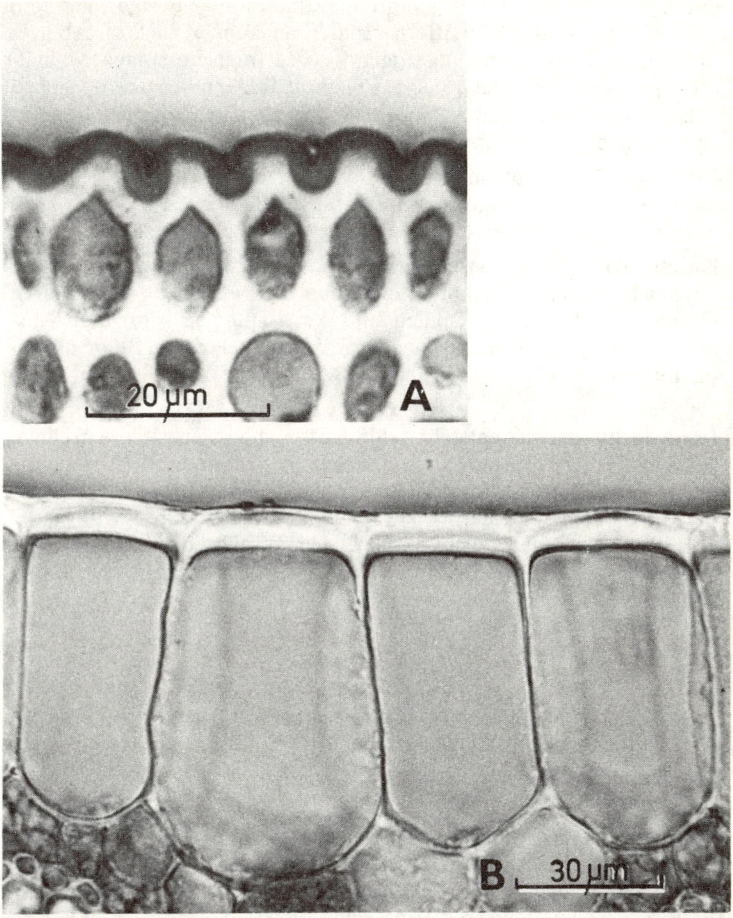

Abb. 31 Epidermiszellen im Querschnitt. A = mit allseitig verdickten Wänden und dicker Auflagerung einer Cuticula + Cuticularschichten (*Aristolochia clematitis,* Sproßachse); B = nur Außenwand verdickt, mit dünner Cuticula (Blatt von *Cyperus esculentus*)

weise fehlen (Ausnahmen: verschiedene Pteridophyta; Schatten- oder Wasserpflanzen). Anthocyanfarbstoffe in den Epidermiszellen bedingen die Färbung vieler Blätter, Blüten oder Stengel. Die sog. „rubescens“-Formen z. B. der Pfefferminze, *Mentha* × *piperita* (Mitcham-Minze), unterscheiden sich durch ihre rötlich überlaufenen Stengel und Blätter von den anthocyanfreien „pallescens"-Formen mit rein grünen Blattstielen und Blättern. Epidermen können auch zur Ablagerung von Alkaloiden herangezogen werden (manche Solanaceenblätter), ein Ablagerungsort, der bei starken Regenfällen zu deutlichen Alkaloidverlusten durch Auswaschung führen kann. Über Kieselsäureablagerungen in der Epidermis s. S. 123.

Nicht selten tritt Schleim in Epidermiszellen auf. Es handelt sich meist um verschleimende Wandschichten, die ganz oder teilweise das Zelllumen ausfüllen können (Sennesblätter; Samenepidermen).

Durch lokales Auswachsen der Außenwand bestimmter Zellen der jungen Epidermis (Trichoblasten) kann es zur Bildung von **Haaren (Trichomen)** kommen. Papillen sind Ausstülpungen geringeren Ausmaßes; wir finden sie häufig bei den Epidermiszellen von Blumenkronblättern, aber z. B. auch bei den unteren Epidermiszellen der *Coca*-Blätter.

Im einfachsten Falle entstehen durch Streckungswachstum einzellige, schlauchförmige Haare. Durch Zellteilungen kann es zur Ausbildung mehrzelliger (einreihiger) oder auch verzweigter Haarformen kommen. Der in der Epidermis steckende Fuß des Haares wird häufig durch eine Zellteilung als sog. Fußzelle abgetrennt; dieser „Fuß" kann im Vergleich zu den übrigen Epidermiszellen erweitert (z. B. die sog. Retortenhaare von *Cannabis*) oder auch verengt sein (Beispiel: Haare der Sennesblätter). Als Epidermiszellen sind auch Haare von einer Cuticula bedeckt.

Die Zellwand kann neben Cellulose Lignin oder auch anorganische Inkrusten (Kieselsäure, Calciumcarbonat) zur Versteifung enthalten (Borstenhaare der Boraginaceen; auch die Haare der Cucurbitaceen).

Nach ihrer Ausdifferenzierung sterben Haare vielfach ab. Als tote, lufterfüllte Gebilde bedecken sie dann die Oberfläche von Blättern, Sproßachsen oder Samen und bilden einen makroskopisch sichtbaren weißlichen Filz. Als Baumwolle bekannt sind die bis 6 cm lang werdenden Samenhaare von *Gossypium*-Arten, die auch pharmazeutisch – zur Herstellung von Watte – von Interesse sind. Ihr mikroskopischer Nachweis neben pflanzlichen oder synthetischen Fasern ist möglich. Für die Verwendung als Verbandwatte müssen sie „entfettet" werden, d. h. die Cuticula muß entfernt werden, damit das Material saugfähig wird.

Für die Drogenanalyse sind Haare ein wichtiges diagnostisches Merkmal; das gilt vor allem für Blätter, Blüten und Kräuter, aber auch für Samen und Früchte. Hier sei erinnert an die charakteristischen Unterschiede in der Behaarung der Samen verschiedener *Strophanthus*-Arten. Gleichzeitiges Vorkommen verschiedener Haarformen kann für eine Droge charakteristisch sein und ihre Erkennung erleichtern [z. B. Lavandulae flos: Neben Labiatendrüsenschuppen und einzelligen Köpfchenhaaren finden wir bei den Lavendelblüten auch Sternhaare und lange, einzellige, warzige Haare (mit oder ohne Köpfchen)]. Selbst bei Drogen, die sich normalerweise durch das Fehlen von Haaren auszeichnen, können als unbeabsichtigte Verunreinigung im Drogenpulver gefundene Haare wichtige Hinweise geben. So fehlen, um ein Beispiel anzuführen, in Rindenpulvern Haare, da nach der Ausbildung des Periderms die ursprüngliche Epidermis mit eventuell vorhandenen Haaren abgestoßen wird. Im Pulver der Rinde von *Croton eluteria* (Cascarillae cortex) findet man jedoch gelegentlich, dann aber als typische Verunreinigung, die charakteristischen Schuppenhaare des jungen Sprosses (s. Abb. 36). Manche Haartypen können als taxonomisches Merkmal Hinweise auf bestimmte Familien oder Ordnungen geben.

Neben vollständig unbehaarten Pflanzenorganen (z. B. Mate folium, Aurantii folium) finden wir solche mit sehr starker Behaarung, bei Blättern oftmals mit Bevorzugung der Unterseite (Drogenbeispiel: Huflattichblätter, Farfarae folium). In vielen Fällen ist der Grad der Behaarung wechselnd, abhängig vor allem auch vom Alter des betreffenden Organs. Während junge Blätter oftmals deutlich behaart sind, ist die Behaarung – jedenfalls im Verhältnis zur vergrößerten Blattoberfläche – später geringer. Daher ist in den Bestimmungsschlüsseln für Drogenpulver das Merkmal behaart – unbehaart nur mit Einschränkung brauchbar.

Über die Abgrenzung verschiedener Haarformen gegeneinander und die Nomenklatur herrschen mancherlei Unklarheiten. Bei pharmakognostischen Drogenbeschreibungen weisen Begriffe wie „Wollhaare", „Peitschenhaare", „Etagenhaare", „Borstenhaare" u. ä. auf das mikroskopisch oder auch makroskopisch auffällige Bild dieser Haarformen hin. In der folgenden Übersicht wird versucht, auch die unterschiedliche Entstehung der verschiedenen Haarbildungen mit zu

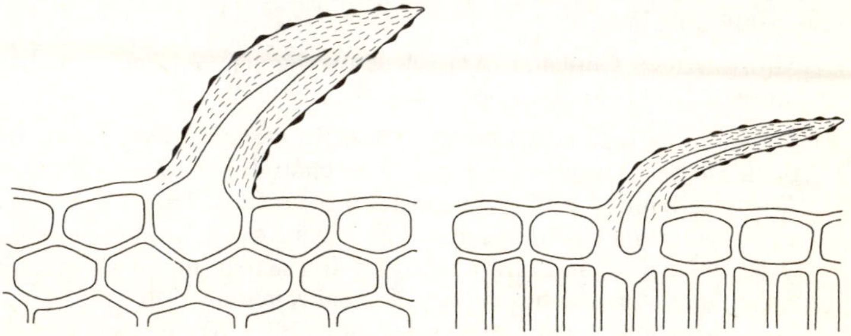

Abb. 32 Haar von Anisi fructus (links) und Sennae folium (rechts)

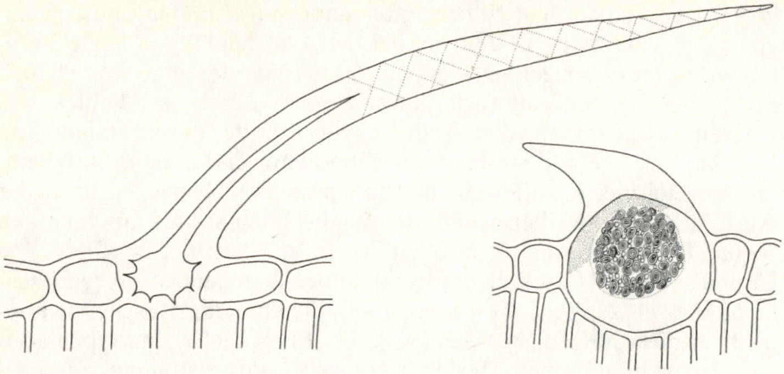

Abb. 33 Borstenhaar von Rubi fruticosi folium (links), „Retortenhaar“ von Cannabis herba (rechts)

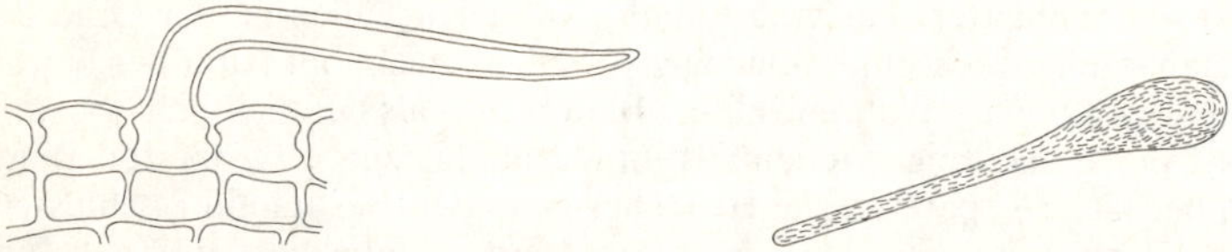

Abb. 34 Haar von Strophanti kombé semen (links) und Verbasci flos = „Keulenhaar“ (rechts)

berücksichtigen, da Haare ähnlichen Aussehens auf verschiedenen Wegen entstanden sein können.

Einzellige Haare. Für sie wird häufig der Begriff „Borstenhaar“ gebraucht, wenn die Haarzelle unverzweigt ist, mehr oder weniger in eine Spitze ausläuft und infolge ausreichender Zellwandverdickung (unter Umständen auch Lignifizierung) wie eine „Borste“ sich von der Epidermis abhebt.

a) Mit warziger Cuticula: Anisi fructus, Sennae folium, Lobeliae herba, auch Lavandulae flos;

b) dickwandig: Juglandis folium (mit z. T. verholzter Wand), Rubi fruticosi herba (mit spiraliger Cuticularstreifung; dieser Typ bei *Rosaceae* häufig): z. B. Agrimoniae herba, Cynosbati fructus oder Crataegi folium cum flore; ferner auch bei Koso flos, Theae folium, Vitis idaeae folium, Malvae flos, Strychni semen (mit abgerundeter Spitze und Verdickungsleisten), Cannabis herba („Retortenhaare“ und „Borstenhaare“). Hier seien auch die „Tonnenzellen“ der Amygdalae erwähnt (s. Abb. 70, S. 112);

c) dünnwandig: Melissae folium (zwei Typen), Strophanti kombé und hispidi semen, Tiliae flos, Cinae flos, Verbasci flos („Keulenhaare" der Antheren).

Mehrzellige Haare. Auch hier finden wir (s. o.)

a) „Borstenhaare": Melissae folium, Menthae pip. und crisp. folium, Salviae folium (mit verbreiterter Basalzelle), Digitalis purp. folium (Zellen z. T. kollabiert), Solanaceenblätter (selten), Cardui benedicti herba, Galeopsidis herba, Thymi herba, Serpylli herba, Arnicae flos, Orthosiphonis folium, Farfarae folium (mit streifiger Cuticula und verlängerter Endzelle = „Peitschenhaar", bei *Asteraceae* häufig!), Meliloti herba (2–3 kurze Zellen und längere Endzellen mit gewarzter Cuticula, bei *Fabaceae* häufig vorkommend!).

b) Schuppenhaare: Cascarillae cortex (als Verunreinigung, s. S. 55); auch bei *Elaeagnaceae* (z. B. Früchte des Sanddorns, *Hippophaë*) vorkommend.

c) T-Haare: Absinthii herba, Artemisiae herba, Pyrethri flos, Cinae flos (selten).

d) Zwillingshaare: Arnicae flos.

e) Pappushaare: Arnicae flos, Cardui benedicti herba, u. a. *Asteraceae.*

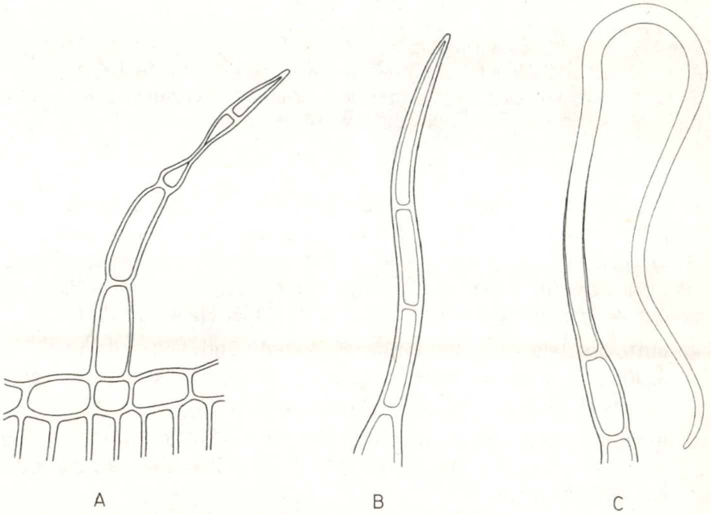

Abb. 35 Dünnwandige mehrzellige Haare.
A = Digitalis purpurae folium (mit kollabierter Zelle),
B = Salviae folium (mit verbreiterter Fußzelle),
C = Farfarae folium (mit verlängerter Endzelle)

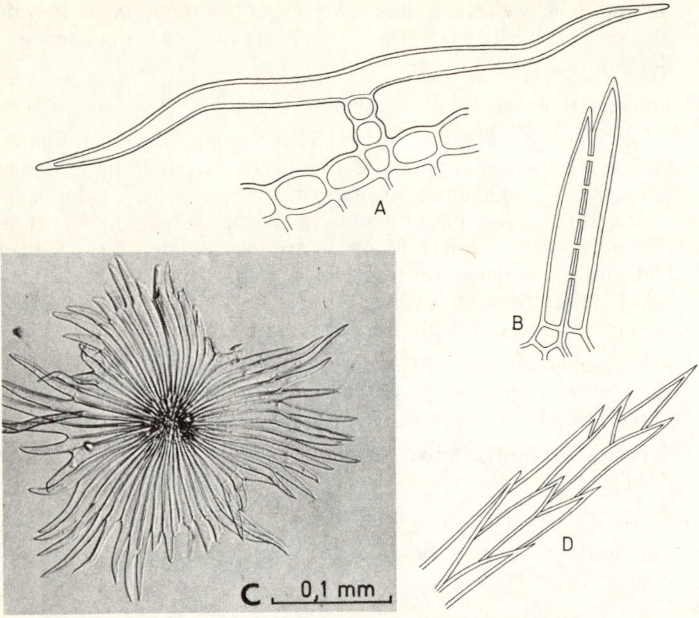

Abb. 36 Verschiedene Haartypen:
A = T-Haar von Absinthii herba, B = Zwillingshaar von Arnicae flos, C = Schuppenhaar von Cascarillae cortex in der Aufsicht (Spitzen im Drogenpulver meist abgebrochen), D = Pappushaar von Arnicae flos

f) Büschelhaare und Sternhaare sind an dieser Stelle zusammengefaßt, obwohl es sich z. T. um einzellige Haare handelt (die in Büscheln zusammenstehen!). Für den diagnostischen Zweck erscheint eine Zusammenfassung berechtigt, da auch die „Büschel" einzelliger Haare den Eindruck mehrzelliger Haare machen.

einzellig: Malvae und Althaeae folium und flos, allgemein für *Malvaceae* charakteristisch, Kamala, Rubi fruticosi herba (gelegentlich), Hamamelidis folium (vereinzelt);

mehrzellig: Rosmarini folium (z. T. mit verholzten Wänden), Lavandulae flos (z. T. mit violettem Inhalt), Tiliae flos, Verbasci flos („Etagenhaare").

g) Köpfchenhaare: immer mehrzellig, mindestens aus einer Stielzelle und einer Köpfchenzelle bestehend. Oft sind aber Stiel und/oder Köpfchen mehrzellig. Meist handelt es sich um Drüsenhaare (s. auch S. 36), jedoch kommen auch Köpfchenhaare ohne Exkretbil-

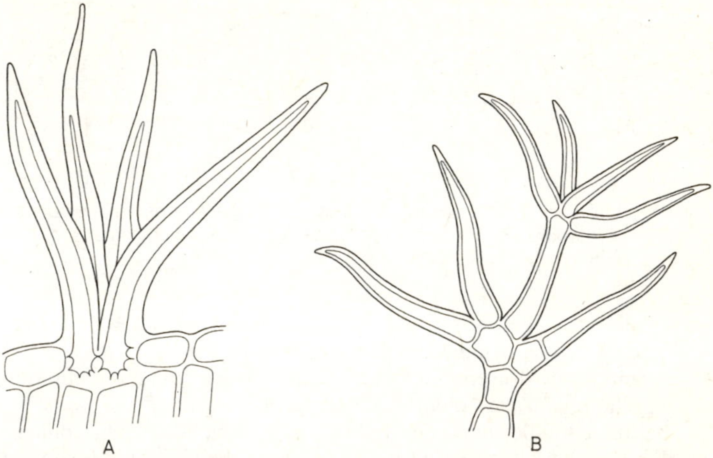

Abb. 37 Büschelhaare, A = Althaeae folium, B = Verbasci flos („Etagenhaare")

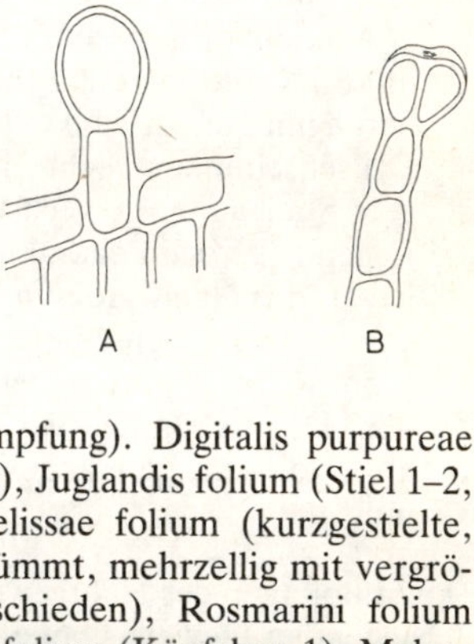

Abb. 38 Köpfchenhaare.
A = Melissae folium
B = Juglandis folium

dung vor (dienen der Wasserverdampfung). Digitalis purpureae folium (1stielig, 1–2zelliges Köpfchen), Juglandis folium (Stiel 1–2, Köpfchen 2–4). Labiatenblätter: Melissae folium (kurzgestielte, langgestielte), Menthae folium (gekrümmt, mehrzellig mit vergrößerter Spitze), Salviae folium (verschieden), Rosmarini folium (Stiel 2, Köpfchen 1), Orthosiphonis folium (Köpfchen 1); Malvaceenblätter und Blüten (mehrzellige Köpfchen), Rubi fruticosi folium, Vitis idaeae folium (2reihiger Stiel, mehrzellige Köpfchen), Solanaceenblätter (verschiedene Typen!), Galeopsidis herba (vielzellige Köpfchen auf mehrzelligen Stielen, Meliloti herba, Lavandulae flos (2 verschiedene), Koso flos (Köpfchen 1, Stiel mehrzellig), Filicis rhizoma (interzelluläre Drüsenhaare).

h) Drüsenschuppen: bestehen aus Drüsenzellen, die in Vielzahl kugelig angeordnet sind oder flach auf einem mehrzelligen oder auch einzelligen (so z. B. bei den Lamiaceen) Stiel sitzen und ihr Exkret

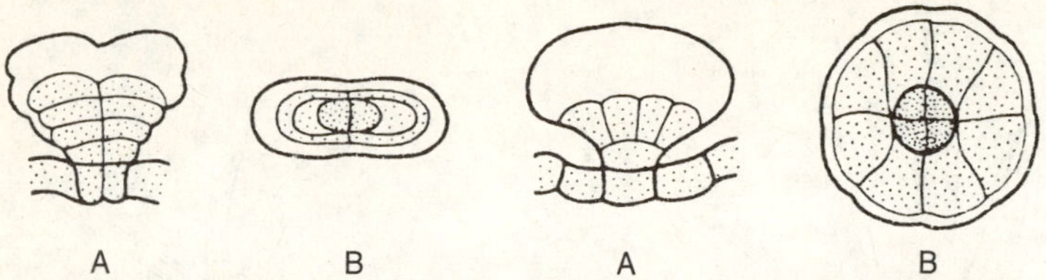

Abb. 39 Links: „Compositendrüsenschuppe" (Typ A des Arzneibuchs); rechts: „Labiatendrüsenschuppe" (Typ B des Arzneibuchs), schematisch. A = Seitenansicht, B = in der Aufsicht

gemeinsam in den Raum zwischen Epidermisaußenwand und abgehobener Cuticula- und Cuticularschichten abgeben.

„Compositen"drüsenschuppen: Wenn wir von obiger Definition ausgehen, sind die epidermalen Exkretionsorgane der Asteraceen (bei denen außerdem noch Exkretgänge ausgebildet sein können) eher als zweireihige Drüsenhaare anzusprechen (s. Abb. 39 links); die Bezeichnung Drüsenschuppe hat sich aber eingebürgert. Drogen: Arnicae flos, Absinthii herba, Cardui benedicti herba, Cinae flos, Matricariae flos, Millefolii herba.

„Labiaten"drüsenschuppen: bei Lamiaceen-Drogen in der Regel mit 8 Exkretionszellen (bei Orthosiphonis folium mit 4, bei Thymi herba mit 12!), s. Abb. 39 rechts.

Drüsenschuppen recht unterschiedlicher Art (z. T. auf mehrzelligem Stiel) und mit wechselnder Zahl von Exkretionszellen sind für folgende Drogen charakteristische diagnostische Merkmale: Betulae- und Juglandis folium, Cannabis- und Grindeliae herba; Kamala ist ein aus Drüsenschuppen und Büschelhaaren bestehendes Pulver (von *Mallotus philippinensis),* während Glandulae Lupuli die von den Deckschuppen der Hopfen-Fruchtstände (Strobuli Lupuli) abgeklopften oder abgesiebten Drüsen sind („Hopfenmehl", Lupulin).

Ausstülpungen des Hautgewebes, bei denen auch Schichten des darunterliegenden Gewebes beteiligt sind, heißen **Emergenzen.** Der Sockel der Brennhaare von *Urtica,* die Stacheln von *Rosa-* und *Rubus-*Arten oder die Tentakeln von *Drosera* sind Emergenzen.

Ein weiteres Merkmal des primären Abschlußgewebes, das für die Drogenanalytik von Bedeutung ist, sind die **Spaltöffnungen (Stomata).** Sie bestehen aus einer Spalte (Pore), d. h. also einer Öffnung in der Epidermis, und 2 meist bohnenförmigen, den Spalt umgebenden Zellen. Diese sog. **Schließzellen** entstehen durch inäquale Teilungen im Protoderm und sind durch ungleichmäßige Wandverdickungen charakterisiert, die für die – sehr verschiedenartig funktionierenden – Öff-

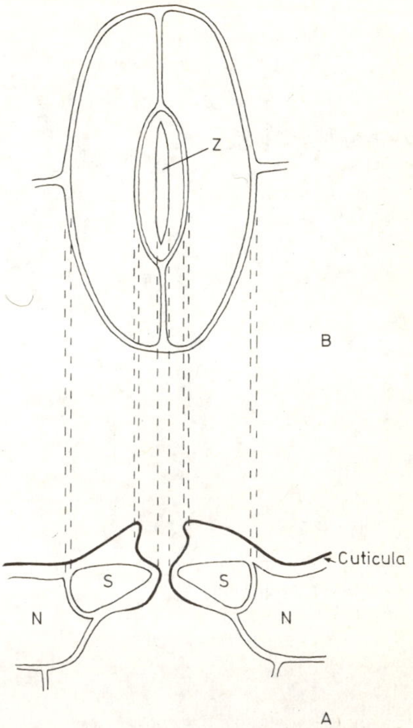

Abb. 40 Spaltöffnung, *Helleborus*-Typ (schematisch). A = quer; B = in der Aufsicht; S = Lumen der Schließzellen; Z = Zentralspalt; N = Nebenzellen, Spalt geöffnet

nungs- und Schließmechanismen von Bedeutung sind. Abb. 40 zeigt schematisch den *Helleborus*-Typ mit unverdickter Rückenwand. Dieser und der ähnliche Amaryllideen-Typ kommen bei mono- und dikotylen Pflanzen verbreitet vor (s. auch Abb. 41). Hantelförmige Schließzellen mit stark verdicktem Mittelteil und dünnwandigen Enden (die sich bei steigendem Turgor ausdehnen und die starren Mittelteile auseinanderziehen, so daß auf diese Weise eine Öffnung der Spalte erfolgt) finden sich bei Gräsern verbreitet (Gramineen-Typ).

Unterhalb der Schließzellen liegt in der Regel ein größerer Interzellularraum (früher als Atemhöhle bezeichnet), der mit den übrigen Interzellularen in Verbindung steht. Die Cuticula zieht sich an den Schließzellen über den Spalt hinweg meist bis in den Interzellularraum hinein.

Von diagnostischem Interesse ist die Lage der Schließzellen gegenüber den übrigen Epidermiszellen (emporgehoben oder eingesenkt; letzteres oftmals bei Xerophyten – manchmal auch in besonderen Einbuchtungen, Beispiel: Blätter von *Nerium oleander)*. Von Bedeutung kann

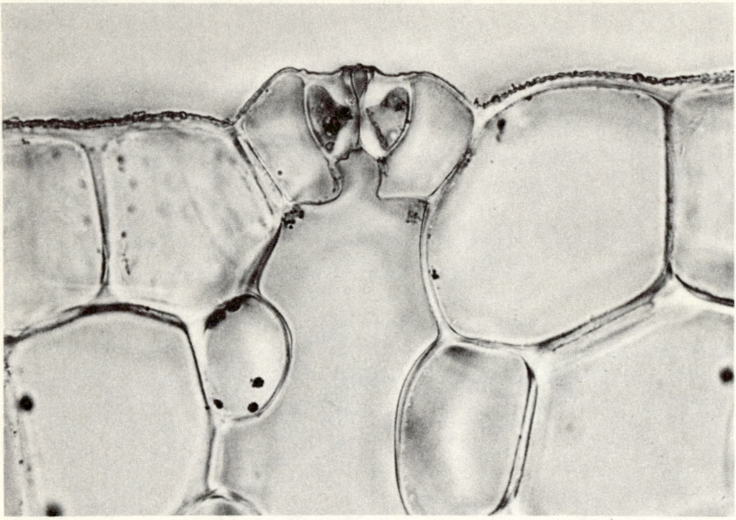

Abb. 41 Spaltöffnung quer, mit angrenzenden Nebenzellen und großer Interzellulare („Atemhöhle“)

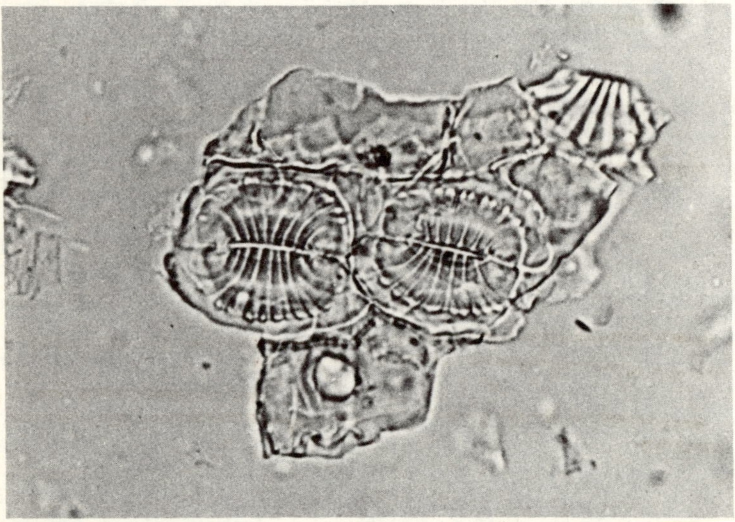

Abb. 42 Spaltöffnungen von *Equisetum arvense* (Flächenansicht); Fragment der Pulverdroge

auch die Lignifizierung der Schließzellwände sein (bei vielen Farnen, Gymnospermen, aber auch bei Gräsern), die Ausbildung besonderer „Haken" oder „Hörnchen", z. B. bei den Summitates Sabinae bzw. Coniferen vielfach, oder die Inkrustierung mit SiO_2. Bei den „Kieselleisten" von *Equisetum arvense* handelt es sich dabei um Wandsepten der Nebenzellen, die die Schließzellen überwölben. Dadurch entsteht das Bild einer senkrecht zum Spalt verlaufenden Streifung. Abb. 42 zeigt dieses für die Identitätsprüfung von Schachtelhalmkraut, Equiseti herba, so charakteristische Merkmal.

Wenn die den Schließzellen benachbarten Zellen sich von den übrigen Epidermiszellen morphologisch unterscheiden und auch an der Funktion der Spaltöffnungen Anteil haben, bezeichnen wir sie als Nebenzellen und ordnen sie den Stomata zu: Schließzellen (+ Spalt) + Nebenzellen = Spaltöffnungsapparat. Zahl und Anordnung der Nebenzellen können sehr verschieden, aber für bestimmte Taxa charakteristisch sein. Bei den Blättern dikotyler Pflanzen werden eine Reihe von Spaltöffnungsapparaten aufgrund der Anordnung der Nebenzellen unterschieden. Die für die Drogenanalytik wichtigsten Typen sind (s. Abb. 43):

(1) diacytisch: Die Schließzellen sind stets von 2 Nebenzellen in der Weise umgeben, daß deren gemeinsame Wand senkrecht zum Spalt liegt. Diese Anordnung ist bei den Blättern von Lamiaceendrogen zu beobachten (D; Caryophyllaceen-Typ).

(2) paracytisch: 2 Nebenzellen liegen in der Regel den Schließzellen seitlich an. Beispiel: Sennesblätter (C; Rubiaceen-Typ).

(3) anisocytisch: Mehrere Nebenzellen, von denen eine auffällig kleiner als die übrigen ist. Beispiel: *Belladonna*-Blätter; auch bei vielen Brassicaceen vorkommend (B; Brassicaceen-Typ).

(4) anomocytisch: Unregelmäßige Anordnung der Nebenzellen. Allein vom morphologischen Bild her könnte man auch von fehlenden

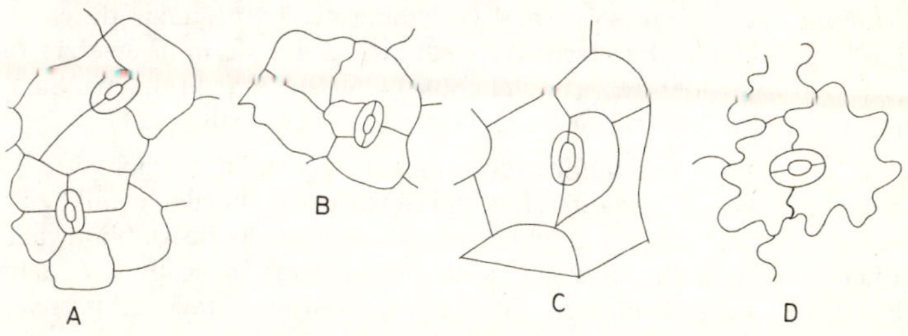

Abb. 43 Spaltöffnungsapparate; Anordnung der Nebenzellen (s. Text).
A = Digitalis purp. folium, B = Belladonnae-, Stramonii folium, C = Sennae folium, D = Menthae piperitae folium

Nebenzellen sprechen, da die die Schließzellen umgebenden Epidermiszellen keine besonderen Beziehungen zu den Schließzellen erkennen lassen. Beispiele: Blätter von *Digitalis purpurea,* Huflattichblätter und viele andere Blattdrogen (A; Ranunculaceen-Typ).

Neben diesen, für die Drogenanalyse wichtigen Typen der Spaltöffnungsapparate interessiert auch die Zahl der Spaltöffnungen im Verhältnis zur Zahl der Epidermiszellen (sog. Spaltöffnungsindex, s. S. 92).

Im Zusammenhang mit der Epidermis wird des öfteren auch der Begriff Hypodermis gebraucht. Jede Zellschicht, die direkt an eine einschichtige Epidermis anschließt und sich in irgendeiner Weise von dem dann folgenden Gewebe unterscheidet, kann als **Hypodermis** [gr. *ὑπό* (hypo) = unter] bezeichnet werden. Beispiele: Die ölführende Schicht von Valerianae radix, die Hypodermis der Boldoblätter, Boldo folium, die dort, wo oberseits sternförmige Büschelhaare sitzen, bis zu sechs Zellreihen dick ist und die bei Lupenbetrachtung erkennbaren Höcker verursacht. Auch die zur Exodermis (s. u.) werdenden Zellschichten der primären Wurzelrinde sind zunächst „Hypodermis"! Während also eine Hypodermis kein Teil des Hautgewebes ist, sind bei einer mehrschichtigen Epidermis die auf die äußerste Zellschicht folgenden Zellen durch perikline* Teilungen aus dem Dermatogen hervorgegangen, liegen daher meist in einer Reihe mit den äußeren Zellen (s. Abb. 44).

Durch mehrfache perikline Teilungen des Dermatogens ist auch das Velamen radicum entstanden, das wir als auffälliges mehrschichtiges Gewebe bei einigen Luftwurzeln finden können.

Das primäre Abschlußgewebe bleibt nur in Ausnahmefällen auch an älteren Organen erhalten (z. B. bei der Mistel, *Viscum album).* Nach dem Absterben der Epidermis können Zellen des Grundgewebes oder Zellen eines besonderen, neu gebildeten Abschlußgewebes ihre Funktion übernehmen. Der erste Fall kann häufig bei Wurzeln beobachtet werden: die Wurzelepidermis (Rhizodermis) wird dann durch die darunterliegende **Exodermis** (Synonym: „Metaderm") ersetzt, die z. B. bei folgenden Drogen zu beobachten ist: Veratri rhizoma, Sarsaparillae radix, Valerianae radix (s. auch Kap. 3, Abschn. 1).

Das sekundäre Abschlußgewebe, das als **Periderm** bezeichnet wird, besteht im Gegensatz zur Exodermis aus Zellen, die als Produkt einer Kambiumtätigkeit neu gebildet werden. Dieses **Korkkambium,** auch **Phellogen** genannt, ist ein sekundäres Meristem (s. Kap. 2, Abschn. 6), das beim Stengel meist in den äußeren Schichten der primären

---

* periklin = parallel zur Organoberfläche; Gegensatz: antiklin = senkrecht zur Organoberfläche.

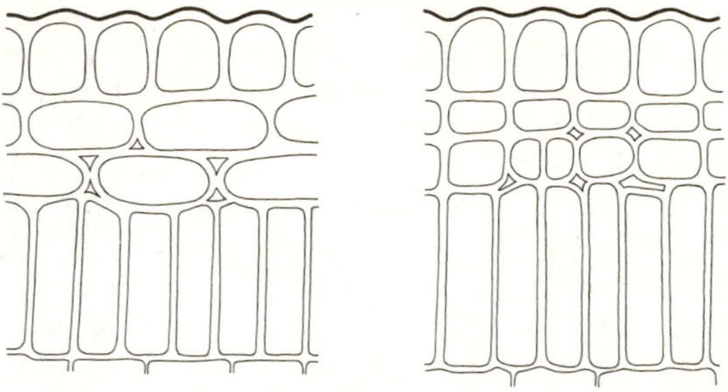

Abb. 44 Hypodermis (links), mehrschichtige Epidermis (rechts), schematisch

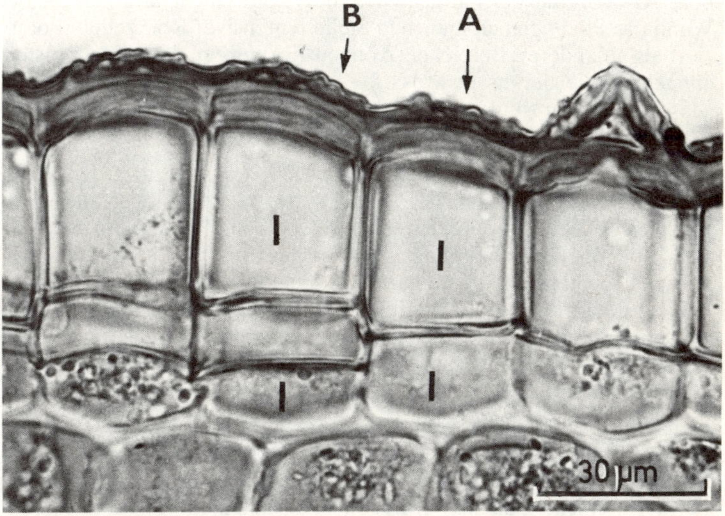

Abb. 45 Phellogenentstehung epidermal *(Solanum dulcamara)*.
A = 1. Zellteilung in der Epidermis; B = Bereits 2 Zellteilungen; I = Die Hälften der Epidermis-Zellen

Rinde angelegt wird. Die Anlage eines Phellogens kann jedoch auch in Epidermiszellen (*Solanum dulcamara*, Abb. 45) ebenso wie in tieferen Schichten der Rinde, sogar im Bereich des Perizykels beobachtet werden (s. auch S. 75).

Erste perikline Zellteilungen, die auf das Einsetzen einer meristematischen Tätigkeit entsprechender Epidermis-, Rinden- oder Perizykelzellen hinweisen, können vielfach zunächst nur an einigen Stellen des primären Gewebes beobachtet werden. Von hier aus setzt sich die Entstehung des Phellogens zu den Seiten hin fort, bis ein geschlossener Ring eines sekundären Meristems entstanden ist. Diejenigen Zellen, aus denen das Phellogen entsteht, unterscheiden sich nicht auffällig von den benachbarten Zellen; evtl. vorhandene Stärkekörner, Gerbstoffe oder andere Inhaltsstoffe verschwinden jedoch beim Einsetzen der Zellteilungstätigkeit.

Das Periderm kann in ringsum gleichmäßig dicken Schichten ausgebildet werden, wobei die Dicke des Periderms variabel sein kann. Nur wenige Zellreihen starke Peridermschichten bilden „Korkhäute" (Beispiel: Kartoffel). Wenn ein Phellogen über mehrere Jahre tätig bleibt (Produktion einer Phellogenzelle innerhalb einer Vegetationsperiode bis zu 20 Korkzellen), werden die älteren, äußeren Schichten abgestoßen, so daß eine bestimmte Dicke der Korkschicht erhalten bleibt. Wenn das Phellogen an manchen Stellen intensiver Korkzellen produziert als an anderen Bereichen, können Korkleisten oder Korkkrusten entstehen, die bereits makroskopisch an der Oberfläche der Sproßachse erkennbar sind (z. B. bei *Liquidambar styraciflua* oder *Acer campestre)*.

Alle vom Phellogen nach außen abgeschiedenen Zellen werden **Korkzellen** (Phellem) genannt. Bisweilen können vom Phellogen auch nach innen neue Zellen gebildet werden, die wir als **Phelloderm** bezeichnen. Die Phellodermbildung ist meist geringer als die Bildung von Korkzellen, häufig fehlt sie ganz (das Phellogen ist dann die innerste Schicht des Periderms). Die Gesamtheit des sekundären Abschlußgewebes ist das Periderm, das also aus Korkzellen (Phellem) und den Zellen des Phellogens besteht, außerdem auch Phellodermzellen enthalten kann (über Lentizellen s. S. 68).

Den Primärwänden neu gebildeter Korkzellen wird in der Regel eine Sekundärwand aus Suberin- und dünnen Wachsschichten akkrustiert: **Verkorkung;** vgl. auch S. 30. Sie kann allerdings innerhalb einer Peridermschicht manchen Korkzellen auch fehlen (Phelloid). Während vielfach nach Auflagerung der Suberinschicht eine weitergehende Wandverdickung ausbleibt, die Korkzellen also eine verhältnismäßig dünne Wand besitzen, werden in anderen Fällen weitere sekundäre Cellulosewandschichten angelagert, in die auch noch Lignin eingelagert werden kann. Derartige Korkschichten werden Steinkork genannt, wobei die Wandverdickung oftmals nur den Bereich der Tangentialwände erfaßt. Beispiele für Steinkork, der auch bei der Drogenanalyse als diagnostisches Merkmal herangezogen werden kann: die Rinde von *Punica granatum* mit Korkzellen, deren Innenwand stark verdickt ist, oder die Rinde von *Croton eluteria* (Cascarillae cortex), deren Korkzellen stark verdickte Außenwände zeigen und außerdem Calciumoxalatkriställchen enthalten. Auch das Periderm des Chinesischen Zimts, Cinnamomi cassiae cortex, das bei dieser meist nur unvollständig geschälten Droge noch vorhanden ist, läßt in seinen inneren Schichten Steinkork erkennen. Im Drogenpulver können diese Steinkorkzellen mit ihren verdickten, getüpfelten und meist auch verholzten Wänden als Steinzellen angesprochen werden, unterscheiden sich jedoch von diesen durch die gleichzeitige Möglichkeit der Anfärbung mit Sudan III (Suberinnachweis).

Steinkorkzellen neben normalen Phellemzellen zeigt die Abb. 46 (= Schichtkork).

Phellodermzellen als Produkte der Phellogentätigkeit sind – wie die Korkzellen – in gleicher Weise in radiären Reihen angeordnet. Dadurch lassen sie sich von den Zellen des primären Rindenparenchyms unterscheiden, denen sie im übrigen weitgehend ähneln. Es handelt sich meist um rundliche bis ovale Parenchymzellen mit Cellulosewänden ohne Suberinisierung, die wie Rindenzellen Chloroplasten oder verschiedene Zellinhaltsstoffe enthalten können.

Korkzellen sterben bald nach ihrer Entstehung ab und sind dann mit Luft gefüllt (Isolierfunktion). Ihre Wände sind häufig – unabhängig von der Suberinisierung oder möglichen Lignifizierung – durch Gerbstoffe imprägniert, wodurch zusätzlich die Widerstandsfähigkeit erhöht wird.

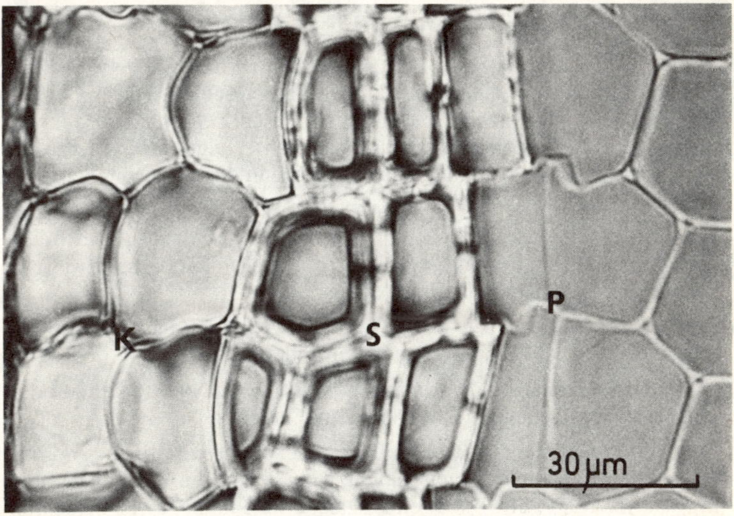

Abb. 46 Schichtkork (Luftwurzel von *Monstera deliciosa*).
P = Phellogen; S = Steinkorkzellen; K = „normale“ Phellemzellen

Als besondere Strukturierung des Periderms, die auch diagnostisch auswertbar ist, sind schließlich noch die **Lentizellen** zu erwähnen, ein bis mehrere Millimeter große Bereiche eines lockeren Parenchyms, das wie das Periderm sekundär gebildet wird. Nicht selten entsteht eine Lentizelle bei subepidermaler Anlage des Phellogens unterhalb einer Spaltöffnung. Es dürfte dabei in gleicher Weise wie die Spaltöffnung innerhalb des primären Abschlußgewebes eine für den Gasaustausch durchlässige Stelle im Bereich des Periderms sein. Die Bildung des lockeren Füllgewebes, dessen Zellwände verkorkt oder unverkorkt sein können (oftmals im Wechsel innerhalb des Lentizellenbereichs) erfolgt durch zunächst ungeordnete Zellteilungen, schließlich durch ein Meristem, das dem Phellogen entspricht. Da die Zellproduktion häufig die des eigentlichen Phellogens übertrifft – auch nach innen wird oftmals beachtlich viel Gewebe produziert – kann das Lentizellengewebe die Peridermoberfläche überragen. Die Anordnung dieser, meist bereits makroskopisch oder bei Lupenbetrachtung erkennbaren, „linsenförmigen" Bereiche („Lentizellen": lens = Linse) kann für manche Pflanzen charakteristisch sein. Beispiel aus der Drogenanalyse: die unterschiedliche Form und Anordnung der Lentizellen bei den verschiedenen *Rhamnus*-Rinden.

Die Borke – ein „tertiäres" Abschlußgewebe – wird in Kap. 3, Abschn. 7 beschrieben.

2.6. Bildungsgewebe oder Meristeme*

Während im embryonalen Zustand alle Zellen einer Pflanze Zellteilungen durchführen, bleibt die ständige Teilungsbereitschaft im weiteren Verlaufe der Entwicklung nur bestimmten Zellen bzw. Zellkomplexen vorbehalten. Bei den übrigen Zellen erfolgt eine Differenzierung in die verschiedenen Dauergewebe, die in diesem Kapitel besprochen worden sind.

Gewebe teilungsbereiter Zellen, die sich entwicklungsgeschichtlich direkt von den embryonalen Zellen ableiten lassen, nennen wir **Ur-** oder **Promeristeme** und unterscheiden

(a) Apikalmeristeme (die an den Spitzen von Haupt- und Seitensprossen und Wurzeln liegenden Urmeristemzellen) von

(b) Restmeristemen, die inmitten ausdifferenzierter Zellen des Dauergewebes liegenden Reste des Urmeristems.

Die Apikalmeristeme sind Gewebekomplexe, deren Initialen – darunter verstehen wir diejenigen Zellen, von denen die eigentliche Teilungsaktivität ausgeht – bei den Angiospermae in mehreren Schichten

* gr. μερίζειν (merizein) = sich teilen

mit voneinander unabhängiger Teilungsaktivität angeordnet sind. Beim Sproßscheitel umgibt ein äußerer, bei den dikotylen Pflanzen vielfach zweischichtiger Bereich, die Tunica, den inneren Bereich des Apikalmeristems, der Corpus genannt wird. Eine Schichtung in mehrere Gruppen von Initialzellen zeigt meist auch das Apikalmeristem der Wurzelspitze, das im Gegensatz zum Sproß von einer schützenden Gewebeschicht, der Kalyptra oder Wurzelhaube bedeckt ist. Sie entsteht aus einem besonderen Bildungsgewebe, dem Kalyptrogen oder aus der gleichen äußeren Zellschicht des Apikalmeristems, aus dem die Rhizodermis hervorgeht. Beim Sproß geht das Protoderm als Derivat eines Apikalmeristems aus der äußersten Tunicaschicht hervor, sofern diese mehrschichtig ist. Von den übrigen Schichten der Apikalmeristeme leiten sich das Grundmeristem und das Prokambium ab. Es differenzieren sich dann

aus dem	Protoderm	⟶	die Epidermis,
aus dem	Grundmeristem	⟶	das primäre Grundgewebe (der Rinde und des Marks; letzteres bei Wurzeln oft fehlend)
aus dem	Prokambium (mit bereits gestreckten Zellen)	⟶	das Leitungsgewebe.

Die Restmeristeme sind diejenigen Teile des Urmeristems, die nach der Differenzierung der Dauergewebe in diesen ihre embryonale Beschaffenheit und Bereitschaft zu Zellteilungen beibehalten haben (was nicht besagt, daß sie auch ständig Zellteilungen durchführen!). Zu den Restmeristemen gehören außer den interkalaren Meristemen (Wachstumszonen in den Internodien der Sproßachse, insbesondere vieler monokotyler Pflanzen) die zwischen Xylem und Phloem liegenden Reste des Prokambiums in den offen-kollateralen Leitbündeln (faszikuläre Kambien, wenn Zellteilungen einsetzen).

Die sog. **Folgemeristeme** entstehen, wenn ausdifferenzierte Zellen der Dauergewebe, vorwiegend des Grundparenchyms, wieder zu Zellteilungen übergehen (die Fähigkeit dazu ist latent vorhanden). Zu den Folgemeristemen zählen die interfaszikulären Kambien der Sproßachse (s. Kap. 3, Abschn. 5) und die bereits besprochenen Korkkambien (Phellogene). Auch das beim sekundären Dickenwachstum der Wurzel sich bildende Kambium kann als ein Folgemeristem angesehen werden.

Kleinere Gruppen teilungsfähiger Zellen, die etwa bei der Ausdifferenzierung von Spaltöffnungen oder mehrzelligen Haaren beobachtet werden, bezeichnet man als **Meristemoide.**

Für die Drogenanalytik sind die zarten, dünnwandigen Zellen der Meristeme ohne diagnostischen Wert.

3. Pflanzliche Organe als Drogen

In diesem Kapitel wird der Bau der einzelnen pflanzlichen Organe, die als Drogen benutzt werden, kurz erläutert, wobei die bisher besprochenen Begriffe der Anatomie und Histologie als bekannt vorausgesetzt werden.

3.1. Wurzel (Radix, Radices)

Wurzeln sind unterirdische Organe der Kormophyten (Ausnahme: Luftwurzeln), die der Verankerung der Pflanze im Boden, der Aufnahme von Wasser und Nährsalzen sowie häufig auch der Speicherung von Reservestoffen oder anderen Inhaltsstoffen dienen. Das Wurzelsystem besteht aus der bei der Keimung sich entwickelnden **Primärwurzel** und den **Seitenwurzeln.** Während die Primärwurzel bei den dikotylen Pflanzen meist erhalten bleibt und (durch sekundäres Dickenwachstum) zur Pfahlwurzel werden kann, stirbt sie bei den monokotylen Pflanzen frühzeitig ab und wird durch sproßbürtige Wurzeln ersetzt (sekundär homorrhizes Wurzelsystem, Beispiel: die Wurzeldroge von *Veratrum album;* das aus verdickter Primärwurzel + Seitenwurzeln bestehende Wurzelsystem wird dagegen allorrhiz genannt).

Die Bezeichnung Radix wird für alle Drogen benutzt, die vorwiegend aus den Wurzeln einer Pflanze bestehen. In einigen der so bezeichneten Drogen können aber in gewissem Umfange auch Teile unterirdischer Sprosse (Rhizome) enthalten sein, so z. B. bei der Primelwurzel (Primulae radix) oder der Baldrianwurzel (Valerianae radix). Die als Drogen verwendeten Wurzeln können sich noch weitgehend im Primärstadium befinden (dünne Seitenwurzeln; z. B. Primelwurzel oder Baldrianwurzel; für die sproßbürtigen Wurzeln monokotyler Pflanzen gilt dies von vornherein); sie können auch bereits durch sekundäres Dickenwachstum an Umfang zugenommen haben (ältere Seitenwurzeln oder Primärwurzeln; als Beispiele seien erwähnt die Wurzeldrogen von *Atropa bella-donna,* Belladonnae radix; von *Krameria triandra,* Ratanhiae radix oder von *Rauvolfia serpentina,* Rauwolfiae radix). Für die Untersuchung von Wurzeldrogen sind daher Kenntnisse sowohl des primären Baues der Wurzel als auch der sekundären Veränderungen Voraussetzung. Da als Drogen nur die Wurzeln dikotyler oder monokotyler Angiospermen in Frage kommen, beschränken sich die folgenden Ausführungen auf diese beiden Gruppen.

Primärer Bau der Wurzel. Nach Abschluß des Differenzierungswachstums lassen Schnitte durch die Wurzeln angiospermer Pflanzen folgen-

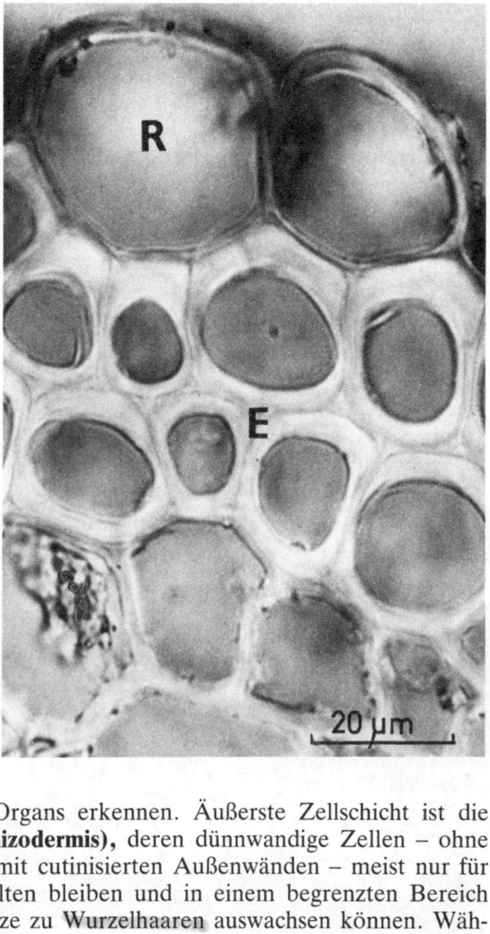

Abb. 47 Exodermis der Wurzel von *Smilax* spec. (Sarsaparillae radix). R = Rhizodermis; E = Exodermis (Querschnitt)

den Aufbau dieses Organs erkennen. Äußerste Zellschicht ist die Wurzelepidermis **(Rhizodermis),** deren dünnwandige Zellen – ohne Cuticula, z. T. aber mit cutinisierten Außenwänden – meist nur für eine kurze Zeit erhalten bleiben und in einem begrenzten Bereich hinter der Wurzelspitze zu Wurzelhaaren auswachsen können. Während den Rhizodermiszellen, insbesondere den Wurzelhaaren, Absorptionsfunktionen zukommen, stellen die folgenden subepidermalen Zellschichten bei der Wurzel in der Regel das Abschlußgewebe dar. Diese – topographisch gesehen – Hypodermis ist ein- oder mehrschichtig und wird **Exodermis** genannt*. Sie besteht aus ursprünglich parenchymatischen Zellen, die den Primärwänden Suberinlamellen anlagern, später auch Cellulose-Sekundärwände ausbilden, die von Lignin und/oder Gerbstoffen inkrustiert werden können. Einzelne

* ältere Bezeichnung auch: Metaderm

Zellen der Exodermis können wie bei der Endodermis unverdickt bleiben (Durchlaßzellen). Vgl. Abb. 47.

Es folgt das Parenchym der primären Rinde, das im äußeren Bereich meist aus eng und unregelmäßig aneinanderliegenden Zellen besteht, während der innere Teil der Rinde sich oftmals durch Zellreihen in radialer Ausrichtung mit dazwischenliegenden, z. T. großen Interzellularräumen auszeichnet. Sklerenchymatisches Gewebe findet sich manchmal im Innenbereich der Rinde vor der letzten Rindenschicht, der **Endodermis.** Die Zellwände dieser einschichtigen Scheide, deren Zellen lückenlos aneinander grenzen, zeigen einen charakteristischen Bau und sind – sofern die Endodermis erhalten bleibt – auch für die Drogenanalyse von Bedeutung.

Im primären Stadium (primäre Endodermis) sind Teile der Horizontal- und Radialwände (u. zwar Mittellamelle + Primärwände) mit einer lipoiden, suberinähnlichen Substanz imprägniert und auch inkrustiert, die bei lichtmikroskopischer Betrachtung im Querschnittspräparat häufig als lokale Wandverdickung zu beobachten ist: **Casparyscher Streifen,** s. Abb. 48. Meist ist hier auch der Ligninnachweis positiv.

Die Zellen der Sekundärendodermis zeichnen sich durch die allseitige Anlagerung einer Suberinlamelle aus, auf die im tertiären Stadium (Tertiärendodermis) noch Cellulosewandschichten aufgelagert werden, die in der Regel mit Lignin inkrustiert sind. Diese Auflagerung kann alle Wände gleichmäßig bedecken, ist oftmals aber auf der inneren Wand und den Radialwänden besonders ausgeprägt (im Querschnittsbild U-förmige Endodermiszellen). Die Entwicklung einer

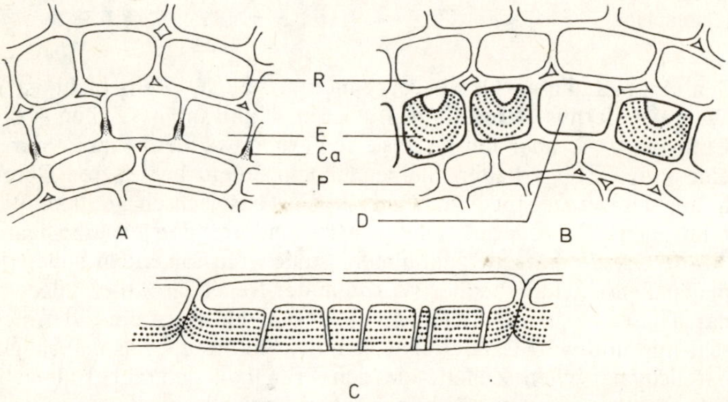

Abb. 48 Endodermis, schematisch: A = primäre, B = tertiäre Endodermis (monokotyle Wurzel), quer; C = Zelle der Tertiärendodermis, längs; R = Parenchym der Rinde, E = Endodermis, D = Durchlaßzelle, P = Perizykel, Ca = *Caspary*scher Streifen

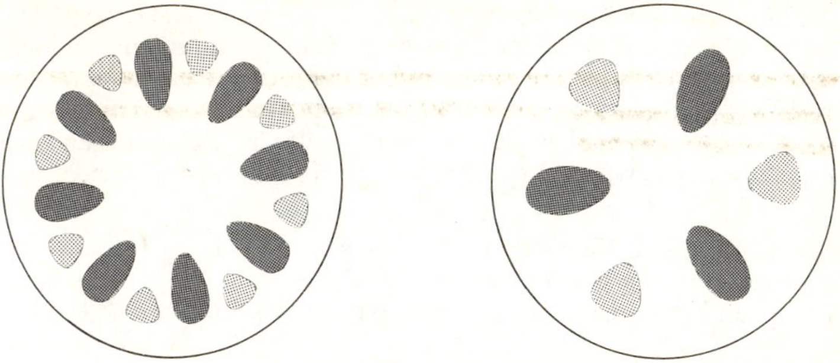

Abb. 49 Radiale Anordnung des Leitgewebesystems in der Wurzel; polyarch (links), triarch (rechts) = „radiales Leitbündel“

Tertiärendodermis ist für Wurzeln monokotyler Pflanzen typisch, manche Endodermiszellen, insbesondere solche vor den Xylemsträngen verbleiben dabei im Primärstadium (Durchlaßzellen).

Zentralzylinder. Der an die Endodermis anschließende äußere Bereich des Zentralzylinders ist der **Perizykel.** Bei dikotylen Pflanzen ist er meist einschichtig, parenchymatisch und wird, da die Entstehung von Seitenwurzeln, oft auch die Peridermbildung von hier ihren Anfang nimmt, und da er auch am Kambiumring beteiligt ist, auch Perikambium genannt. Wurzeln monokotyler Pflanzen zeigen oft einen mehrschichtigen, aus sklerenchymatischen Zellen bestehenden Perizykel. Das restliche Gewebe des Zentralzylinders umfaßt das Leitsystem sowie parenchymatisches, oft auch sklerenchymatisches Gewebe.

Das Leitgewebe ist in einzelnen, isolierten Phloem- und Xylemsträngen radial angeordnet: sog. **radiales Leitbündel,** s. Abb. 49. Die Ausdifferenzierung der Leitelemente erfolgt bei Phloem und Xylem in zentripetaler Richtung, so daß Protophloem und Protoxylem jeweils zum Perizykel hin, also nach außen liegen. Beim Xylem kann die Ausbildung des Metaxylems bis zur Mitte des Zentralzylinders fortschreiten, wo wir dann weitlumige Tracheen finden. Unterbleibt eine so weitgehende Differenzierung, so wird das Innere des Zentralzylinders von markähnlichem Parenchym oder auch Sklerenchym ausgefüllt. Während bei den Wurzeln dikotyler Pflanzen das Leitgewebe in der Regel wenige Strahlen umfaßt (oligarch: diarch, triarch, tetrarch usw. bis heptarch), finden wir bei den Liliatae polyarche Wurzeln, d. h. mit einer größeren Zahl von Xylem- und Phloemsträngen.

Sekundäres Dickenwachstum der Wurzeln. Bei Wurzeln monokotyler Pflanzen wird sekundäres Dickenwachstum nur in seltenen Fällen beobachtet. Auch bei den Magnoliatae bleiben jüngere Seitenwurzeln, insbesondere von krautigen Pflanzen, häufig im primären Stadium. Ausgangspunkt für das sekundäre Dickenwachstum bei Pfahlwurzeln und älteren Seitenwurzeln ist das zwischen den Leitgewebesträngen liegende Parenchym. Der Beginn meristematischer Zellteilungen kann zuerst in Parenchymzellen am Innenrand der Phloemstränge beobachtet werden (Abb. 50, I.).

Dann treten Zellteilungen im Parenchym zwischen den Phloem- und Xylemsträngen, schließlich auch in den außerhalb der Xylemstränge liegenden Zellen des Perizykels auf, so daß rein sekundär ein geschlos-

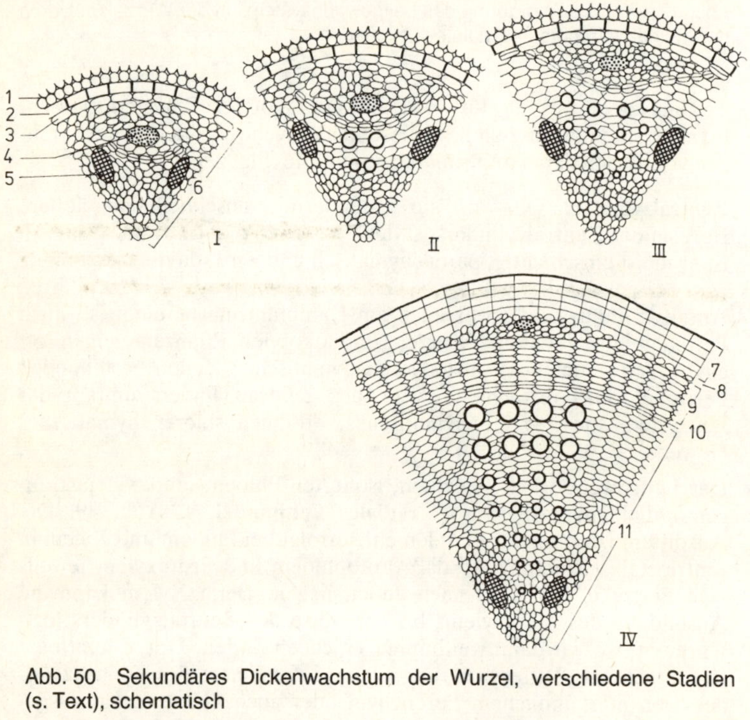

Abb. 50 Sekundäres Dickenwachstum der Wurzel, verschiedene Stadien (s. Text), schematisch

1 = Teil des primären Rindenparenchyms
2 = Endodermis
3 = Perizykel
4 = Phloem
5 = Xylem
6 = Zentralzylinder
7 = Periderm
8 = Reste des Zentralzylinderparenchyms
9 = sekundäre Rinde
10 = Kambium
11 = Holzkörper, mit z. T. primärem Gewebe im Zentrum

sener, ausgebuchteter Ring eines Kambiums entsteht (Abb. 50, II). Da im Bereich innerhalb des Phloems zunächst vorwiegend nach innen Zellen abgegeben werden, gleichen sich die Ausbuchtungen des Kambiumringes allmählich aus und die Kambiumzone wird an diesen Stellen nach außen verlagert (Abb. 50, III). Der auf diese Weise entstandene, kreisförmige Kambiumring kann nun nach außen und innen neues Gewebe produzieren (Abb. 50, IV). Das vom Kambium nach innen gebildete Gewebe wird zum sekundären Xylem **(Holz),** alles nach außen abgegebene Gewebe zum sekundären Phloem (= sekundäre Rinde; **Bast**).

Der kompakte Holzkörper sekundär verdickter Wurzeln enthält in der Regel kein Mark; im Zentrum liegen die primären Leitstränge des Xylems, meist nur noch schwer zu erkennen. Nur selten finden wir hier auch parenchymatisches Gewebe. Im übrigen enthält das Holz die Elemente des Xylems (sekundäres Xylem), d. h. Gefäße und Parenchym, häufiger auch als im Xylem Sklerenchymfasern (topographische Bezeichnung: Holzfasern). Von den über den Xylemsträngen liegenden Kambiumzellen werden vielfach nur Parenchymzellen neu gebildet. Diese radialen Parenchymstränge werden in Analogie zum Stengel Markstrahlen genannt. Allgemein ist bei den Wurzeln krautiger Pflanzen der Anteil parenchymatischen Gewebes größer, die entsprechenden Drogen in ihrer Konsistenz weniger hart (Althaeae radix; Umbelliferenwurzeln). Das Wurzelholz kann, ebenso wie die übrigen Teile der Wurzel, zur Speicherung von Reservestoffen dienen, Beispiel: das stärkehaltige Wurzelholz von *Sassafras officinale,* Sassafras lignum.

Die vom Kambium nach außen gebildete sekundäre Rinde (sekundäres Phloem) ersetzt funktionell das Phloem, dessen Reste kollabiert am Außenrand dieses Gewebes liegen. Sie enthält Siebröhren, Parenchym (sekundäres Rindenparenchym), oft auch Sklerenchymfasern (Bastfasern) und wird wie das Holz von Markstrahlen durchzogen. Der Umfang der sekundären Rinde ist bei Wurzeln oftmals nur gering, manchmal kann sie aber auch unter reichlicher Parenchymbildung zur Stoffspeicherung dienen.

Im Verlaufe des sekundären Dickenwachstums nimmt auch ein zweites sekundäres Meristem seine Tätigkeit auf: das Phellogen oder Korkkambium. In der Wurzel geht, wie schon erwähnt, das Phellogen häufig aus dem Perizykel hervor, und zwar aus Schichten, die an der Bildung des eigentlichen Kambiums nicht beteiligt waren. Das im Bereich des Perizykels entstehende Periderm schneidet das primäre Rindengewebe von der Nährstoffzufuhr ab, so daß Rhizodermis (bzw. Exodermis), primäres Rindenparenchym und Endodermis zugrunde gehen und abgestoßen werden. Nach perizyklischer Peridermbildung bleibt kein primäres Rindengewebe, also auch keine Endodermis mehr erhalten. Das Fehlen oder Vorhandensein einer Endodermis (deren Zellen sich im Sudanpräparat nachweisen lassen, s. S. 130) läßt also Schlüsse zu, ob bei einer Wurzel perizyklische oder subepidermale Peridermbildung erfolgt ist.

3.2. Knolle (Tuber, Tubera)

Von den verschiedenartigen Wurzelmetamorphosen (Luft-, Atem-, Haft- und Stelzwurzeln, Wurzelranken u. a.) seien hier als besondere Formen der Speicherwurzeln Wurzelknolle und Rübe genannt.

Wurzelknollen sind begrenzt wachstumsfähige, sproßbürtige Nebenwurzeln, die infolge starker Vermehrung des Speicherparenchyms hauptsächlich an der Basis verdickt sind. Von den äußerlich ähnlichen unterirdischen Sproßknollen (Kartoffel!) sind sie auf Grund ihres anatomischen Baues und des Vorhandenseins einer Wurzelhaube zu unterscheiden. Als Drogen sind metamorphosierte Wurzeln monokotyler (Salep tuber) oder dikotyler Pflanzen (Jalapae-, Aconiti tuber) zu nennen. Anatomisch sind diese Drogen durch das Überwiegen stärkeführenden Parenchyms (bei den Salepknollen ist die Stärke infolge des „Brühens" der Knollen verkleistert) ausgezeichnet. Bei Jalapae tuber verläuft das sekundäre Dickenwachstum infolge des Auftretens mehrerer Kambiumringe anomal.

Unter **Rüben** verstehen wir stark verdickte Hauptwurzeln (Pfahlwurzeln), wobei in unterschiedlichem Umfange auch das Hypokotyl an der Rübenbildung beteiligt ist. Die Verdickung erfolgt durch intensive Kambiumtätigkeit; das neugebildete, überwiegend parenchymatische Gewebe kann dabei bevorzugt entweder nach innen oder aber nach außen abgegeben werden. Im ersten Falle entsteht ein stark verdickter Holzkörper mit schmaler Rinde (Beispiel: Rettich), während im zweiten Fall der Dickenzuwachs der Rinde überwiegt (Beispiel: Wurzel von *Daucus carota,* der Mohrrübe); Abb. 51. Bei perennierenden Rübenpflanzen – auch Rübengeophyten genannt – kann die Verdikkung der Wurzel über mehrere Vegetationsperioden hinweg fort-

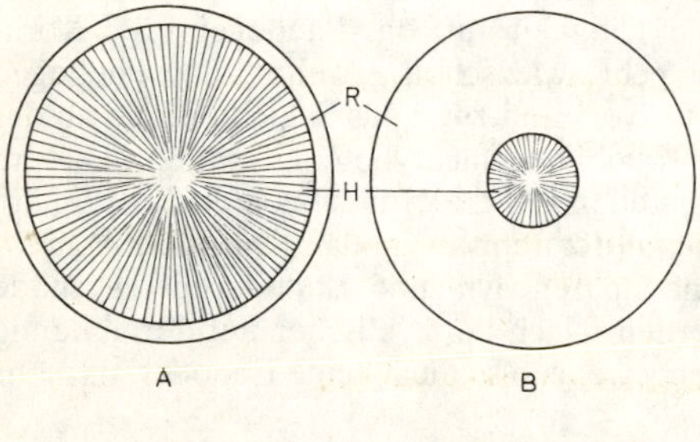

Abb. 51 Rüben, schematisch.
A = Rettich *(Raphanus sativus)*, B = Mohrrübe *(Daucus carota)*, R = Rinde, H = Holzkörper (nach *Baumeister* und *Reichart*)

schreiten. Bekannteste, von einem Rübengeophyten stammende Droge ist Rhei radix (Rhabarber), die aus der Rübe (an deren Bildung auch das Hypokotyl beteiligt ist) und den ebenfalls verdickten Seitenwurzeln von *Rheum palmatum* und *Rheum officinale* bestehen soll.

Die auffälligen „Masern", welche die charakteristische Marmorierung der Droge bedingen, sind anomal gebaute, innerhalb des Kambiumringes im mächtigen Mark liegende Leitbündel. Sie bestehen aus zentralem Phloem, einem ringförmigen Kambium und außerhalb von diesem liegenden Gefäßen. Vom Zentrum eines jeden dieser kleinen Leitbündel verlaufen sternförmig Markstrahlen nach außen. Diese Maserung ist nur bei der Rübe, nicht jedoch bei den Seitenwurzeln zu beobachten. Auch Gentianae radix, die Enzianwurzel, besteht aus der stark verdickten Pfahlwurzel von *Gentiana lutea,* oftmals mit dem sich oberhalb anschließenden Rhizom (das an seiner Oberfläche eine Querrunzelung erkennen läßt, während die Wurzel längsgerunzelt ist).

3.3. Wurzelstock (Rhizoma, Rhizomata)

Rhizomdrogen bestehen aus unterirdischen Sproßorganen, können in gewissem Umfange aber auch Teile von Wurzeln, insbesondere von sproßbürtigen Wurzeln, enthalten (z. B. Veratri rhizoma, das Rhizom und die Wurzeln von *Veratrum album,* dem weißen Germer). Daß umgekehrt Wurzeldrogen auch Rhizomanteile einschließen können, wurde bereits erwähnt.

Rhizome. Die anatomischen Verhältnisse der Rhizome gleichen im Prinzip denen der oberirdischen Sproßorgane, brauchen daher an dieser Stelle nicht näher besprochen zu werden (s. Kap. 3, Abschn. 5). Auf einige Besonderheiten, durch die sie sich von den oberirdischen Sprossen unterscheiden, sei jedoch hingewiesen:

(a) Als Abschluß nach außen tritt wie bei Wurzeln gelegentlich eine Exodermis auf.

(b) Als unterirdische Organe werden Rhizome in stärkerem Maße zur Speicherung von Reservestoffen herangezogen. Speicherparenchym, insbesondere solches der Rinde, ist daher meist reichlich vorhanden.

(c) Chloroplastenführendes Assimilationsparenchym fehlt.

(d) Das sekundäre Dickenwachstum ist meist begrenzt.

(e) Da unterirdische Organe nicht auf Biegung beansprucht werden, ist sklerenchymatisches Gewebe in den peripheren Rindenbezirken nur schwach entwickelt oder fehlt ganz. Die Leitbündel sind oftmals mehr zum Innern hin verlagert.

(f) Die Ausbildung einer Endodermis ist die Regel.

Gegenüber Wurzeln, denen sie, wie aus dieser Übersicht erkennbar ist, in mancher Hinsicht mehr ähneln als oberirdischen Sprossen, sind Rhizome jedoch durch den Besitz von Niederblättern, die Ausbildung von Knospen, durch das Fehlen der Kalyptra sowie durch die andersartige Anordnung des Leitgewebes abzugrenzen.

3.4. Zur Analytik unterirdischer Organe

Als Merkmale zur Identifizierung von Ganz- und Schnittdrogen können herangezogen werden: Dicke der Drogenstücke, auch Einheitlichkeit des Materials (dünne Wurzel – dickere Rhizomstücke z. B. bei der Primelwurzel), Beschaffenheit der Oberfläche (runzlig – glatt; mit Periderm oder Borke), evtl. auch, da die Vorschriften der Pharmakopöen unterschiedlich sind, Feststellung, ob geschälte oder ungeschälte Droge vorliegt. Farbe und Konsistenz (gelbe Drogen wie Liquiritiae radix oder Curcumae rhizoma oder „schwammige" mit reichlich vorhandenem Rindenparenchym – Umbelliferenwurzeln) können ebenso zur Beurteilung dienen wie das Querschnittsbild von Bruch- oder Schnittflächen (z. B. Ononidis radix mit den auffälligen hellen Markstrahlen im Holzkörper; auch das Verhältnis von Holzkörper zu Rinde kann sehr unterschiedlich sein). Die sensorische Analyse gibt Hinweise auf süß-, bitter- oder auch schleimig schmeckende Drogen. Der Ausfall einfacher mikrochemischer Reaktionen kann bereits makroskopisch an Drogenstückchen beobachtet werden: Betupfen mit Iodlösung gibt Auskunft über das Vorhandensein oder Fehlen von Stärke, Farbveränderungen nach Laugenzugabe weisen auf flavonoid- oder anthrachinonhaltige Drogen hin, usw. Exkretbehälter oder Exkretgänge (Apiaceen-Wurzeln) sind bereits bei Lupenbetrachtung erkennbar. Die Prüfung unter UV-Licht macht fluoreszierende Drogen erkenntlich (Belladonnae radix; Rhapontikrhabarber).

Zelluläre Elemente, die bei der Pulveranalyse von Interesse sind, können von der Exodermis stammen, von der Endodermis, soweit vorhanden (Wurzel monokotyler Pflanzen; z. B. Unterscheidung verschiedener Sarsaparille-Wurzeln) oder aus dem Holzkörper (charakteristische Gefäße). Das Rindenparenchym (manchmal Aerenchym, z. B. bei Calami rhizoma!) interessiert mehr wegen seiner Inhaltsstoffe: vor allem Vorhandensein bzw. Größe und Erhaltungszustand der Stärkekörner, aber auch unterschiedliche Formen von Calciumoxalatkristallen, Gerbstoffzellen usw. Haare fehlen in der Regel, wenn vorhanden, von Rhizomanteilen stammend. Für eine Qualitätsbeurteilung unterirdischer Organe wichtig ist auch der Grad der Verunreinigung, der makroskopisch, mikroskopisch (Beobachtung von Quarzkristallen) oder auch durch Bestimmung des Veraschungsrückstands ermittelt werden kann.

3.5. Sproßachse (Stipes, Stipites)

Den oberirdischen Sproß einer Pflanze bilden die in Knoten und Internodien gegliederte Sproßachse (= Stengel) und deren Blätter. Für die Drogenanalyse sind Kenntnisse sowohl des primären Baues der Sproßachse als auch der sekundären Veränderungen erforderlich: Dünnere, noch weitgehend im Primärzustand befindliche Stengel sind Bestandteile der Krautdrogen (Kap. 3, Abschn. 11), Teile stärker verdickter Sproßachsen (= Stämme) sind als Holz- oder Rindendrogen im Gebrauch. Die Rhizome als unterirdische Sproßorgane wurden bereits erwähnt. Eine – obsolete – Droge, die nur aus Stengelteilen besteht, sind die Stipites Dulcamarae (von *Solanum dulcamara*).

Primärer Bau der Sproßachse. Da die niederen Gefäßpflanzen nur wenige, auch weniger bedeutsame Drogen liefern *(Equisetum, Lycopodium, Dryopteris)* und bei den Gymnospermen schon frühzeitig sekundäres Dickenwachstum einsetzt (ausschließlich Bäume!), kann sich die Besprechung des primären Baues auf die Sproßachsen der angiospermen Pflanzen beschränken. Zwischen monokotylen und dikotylen Pflanzen bestehen hierbei deutlichere Unterschiede als im Bau der entsprechenden Wurzeln.

Wenn nach Ablauf des Hauptstreckenwachstums sowie des primären Dickenwachstums (Erstarkungswachstums) das Gewebe der Sproßachse im wesentlichen ausdifferenziert ist, zeigen Querschnitte durch die **Sproßachse monokotyler Pflanzen** (im Bereich der Internodien) folgenden Bau: In einem parenchymatischen, teilweise auch sklerenchymatischen Grundgewebe lassen sich – unregelmäßig über den Querschnitt verstreut – eine Vielzahl konzentrischer oder geschlossen-kollateraler Leitbündel erkennen. Eine deutliche Trennung in Rinde und Zentralzylinder (wie bei der Wurzel) ist oftmals nicht möglich. Lediglich eine schmale, direkt unterhalb der Epidermis liegende Parenchymschicht ist meist leitbündelfrei und kann dann als (primäre) Rinde bezeichnet werden. Erwähnt sei noch das häufige Vorkommen von Blattscheiden bei monokotylen Pflanzen, die den Internodialbereich umgeben.

Die **Sproßachse dikotyler Pflanzen** zeigt folgenden Aufbau: Auf das Abschlußgewebe, die Epidermis, folgt die primäre Rinde, deren innerste Zellschicht wie bei der Wurzel eine innere Scheide darstellt. Wenn in den Zellen dieser Scheide in größerer Zahl Stärkekörner angehäuft sind, was häufig der Fall ist, sprechen wir von einer Stärkescheide. Sie kann in selteneren Fällen auch als eine Endodermis (im Primär- oder Sekundärstadium) in Erscheinung treten, besonders wenn der Sproß künstlich der Verdunklung ausgesetzt wird. Wenn Pflanzen statt Stärke Inulin speichern (z. B. *Asteraceae*), so kann im Alkoholpräparat unter Umständen auch eine Inulinscheide nachgewiesen werden.

Es muß aber nochmals betont werden, daß bei vielen Pflanzen jede mikroskopisch erkennbare Scheide fehlt, so daß eine genaue Abgrenzung Rinde – Zentralzylinder nicht möglich ist. Das primäre Rindenparenchym, dessen Umfang sehr variieren kann, ist in den äußeren Rindenbereichen oftmals als Assimilationsparenchym ausgebildet. Häufig finden wir in den subepidermalen Bereichen auch Kollenchym in Form von Strängen oder Schichten. Bei älteren Organen wird die Festigungsfunktion des Kollenchyms oft von Sklerenchym (Fasern, seltener auch Steinzellgruppen) übernommen.

Das gesamte von den Rindenschichten umschlossene Gewebe bildet den **Zentralzylinder,** dessen äußerste Schicht als Perizykel bezeichnet werden kann, sofern es sich nicht der Entstehung nach um Außenschichten des Phloems handelt. Da diese Frage nach Abschluß der Differenzierung kaum mehr zu beantworten ist, beschränken wir uns hier auf die Aussage, daß diese äußere Schicht des Zentralzylinders aus parenchymatischem, manchmal auch sklerenchymatischem Gewebe bestehen und unterschiedlich breit sein kann. Im übrigen ist im Gegensatz zur Wurzel, wo so wichtige Prozesse wie Seitenwurzelentstehung oder Peridermbildung vom Perizykel ihren Ausgang nehmen, diese Zone hier von geringerem Interesse. Nach innen schließt sich jetzt die **Leitbündelzone** an, in der die offen kollateralen Leitbündel in der Regel gleichmäßig auf einem Kreis angeordnet sind (Phloem nach außen, Xylem zum Zentrum hin liegend, bei bikollateralen Bündeln nach innen der zweite Phloemteil anschließend). Bei einigen Familien (z. B. *Piperaceae, Nymphaeaceae*) wird auch die Anordnung der Bündel in zwei Kreisen, gelegentlich sogar auch zerstreute Anordnung beobachtet. Als Teil der Bündelscheide können am Außenrand des Phloems Sklerenchymfasern (primäre Phloemfasern) auftreten und Sklerenchymkappen bilden. Wenn das zwischen ihnen liegende Markstrahlparenchym sklerotisiert, entsteht auf diese Weise ein durchgehender, aus Steinzellen und Fasern bestehender Sklerenchymring.

Das im Zentrum liegende Grundgewebe des Stengels ist das **Mark,** das bei älteren Objekten nach Auflösung oder Zerreißen des Parenchyms auch fehlen kann; es kommt zur Bildung einer Markhöhle. Wenn partiell Stege von Markparenchym unversehrt bleiben, nennen wir das Mark gekammert. Bei erhaltenem Mark sind die im Zentrum liegenden Zellen meist großlumiger als die an das Leitungsgewebe (das Protoxylem) angrenzenden; die Zellwände sind vielfach lignifiziert. Das Mark kann der Stoffspeicherung dienen, manchmal werden auch besondere Differenzierungen beobachtet: Gerbstoffidioblasten, Milchröhren, Exkretgänge oder isolierte Phloemstränge können für manche Pflanzen oder Pflanzengruppen charakteristisch sein.

Die vom Mark zwischen den Leitbündelsträngen hindurch zur Rinde verlaufenden Stränge von Grundgewebe, die also Mark und primäre

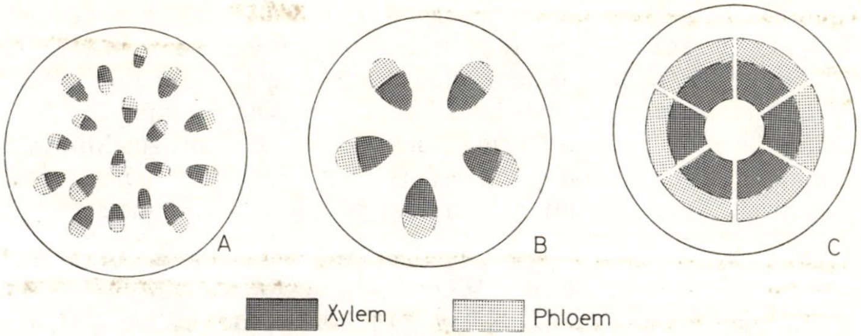

Abb. 52 Anordnung der Leitbündel in der Sproßachse (primär), schematisch. A = monokotyle Pflanzen, B und C = dikotyle Pflanzen, C = *Tilia*-Typ

Rinde verbinden, sind die **primären Markstrahlen.** Das Gewebe dieser Stränge kann parenchymatisch, in manchen Fällen auch ganz oder teilweise sklerenchymatisch sein. Bei Stengeln ausdauernder Pflanzen können, abweichend vom bisher beschriebenen Typ, Xylem und Phloem in Form eines vollständigen Leitbündelringes(-zylinders) angeordnet sein, durch den nur ganz schmale Markstrahlen verlaufen *Tilia*-Typ); s. Abb. 52.

Sekundäre Veränderungen der Sproßachse. Wie schon erwähnt, liegen nach der Ausdifferenzierung des Leitgewebes zwischen den Xylem- und Phloemsträngen der offen-kollateralen Bündel Reste des Prokambiums (Restmeristem!), die später zu Zellteilungen übergehen können: wir bezeichnen diese Bereiche als **faszikuläre Kambien.** Sie werden durch interfaszikuläre Kambien miteinander verbunden, so daß ein geschlossener Kambiumring entsteht. Die **interfaszikulären**

Abb. 53 Interfaszikularkambium, schematisch
iKb = Beginn der Zellteilungen des Interfaszikularkambiums;
fKb = Faszikularkambium;
pr M = primärer Markstrahl;
Xy = Xylem

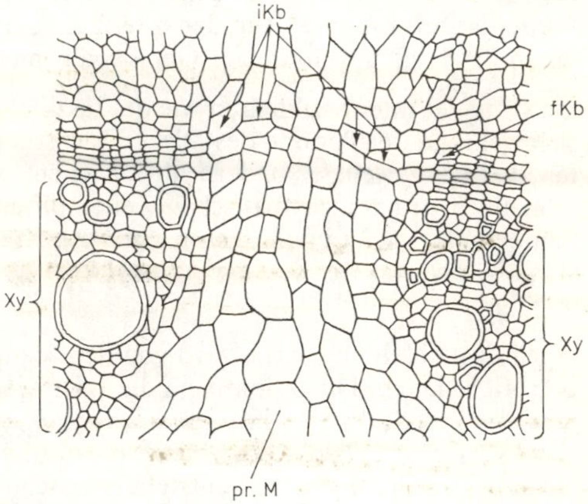

Kambien sind sekundäre Meristeme, d. h. Zellen des zwischen den Bündeln liegenden Markstrahlparenchyms werden wieder teilungsfähig. Erste Zellteilungen kann man in der Regel an der Grenze von Markstrahlparenchym und Bündelscheide (in Verlängerung des faszikulären Kambiums) beobachten, die sich von dort aus zur Mitte der primären Markstrahlen fortsetzen (s. Abb. 53). Beim *Tilia*-Typ ist primär ein Ring nichtdifferenzierten Prokambiums vorhanden!

Vom Kambium können nach beiden Seiten neue Zellen abgegeben werden. Genau wie bei der Wurzel wird alles vom Kambium nach innen abgegebene Gewebe **Holz** (sekundäres Xylem) genannt, das nach außen gebildete Gewebe ist die **sekundäre Rinde** (Bast, sekundäres Phloem). Es entstehen geschlossene Holz- und Bastkörper, deren Bau auf den Seiten 84ff. näher beschrieben wird. Die breiten primären Markstrahlen können erhalten bleiben, wenn das interfaszikuläre Kambium nur Parenchymzellen produziert. Die Markstrahlen werden dann nur in dem Maße verlängert, wie die Bündel durch die Tätigkeit des faszikulären Kambiums wachsen. Wir sprechen in diesem Falle vom sog. *Aristolochia*-Typ des sekundären Dickenwachstums (s. auch Abb. 54).

Vielfach beginnt das interfaszikuläre Kambium im Verlaufe seiner Tätigkeit auch Leitgewebe nach innen und außen zu produzieren, so daß zwischen den ursprünglichen Bündeln neue entstehen. Auf diese Weise kann schließlich ein nur von schmalen Markstrahlen unterbrochener Ring sekundären Leitgewebes entstehen (*Ricinus*- oder *Helianthus*-Typ, vgl. Abb. 54). Von einer sekundär verdickten Sproßachse des *Tilia*-Typs läßt sich ein derartiger Stengel später nur noch schwer unterscheiden. Allerdings ragen beim *Ricinus*-Typ meist die primären Xylemanteile bogenförmig ins Mark hinein, während beim *Tilia*-Typ das Xylem gleichmäßig auf dem gesamten Kreisbogen zu finden ist. Ferner ist beim *Ricinus*-Typ der Interfaszikularbereich des Holzes oft durch das Fehlen weitlumiger Gefäße gekennzeichnet.

Derivate des interfaszikulären wie des faszikulären Kambiums können sich während der Periode des Dickenwachstums nicht nur zu Elementen des Leitgewebes, sondern an manchen Stellen später auch ausschließlich zu parenchymatischen Zellen differenzieren. Es entstehen dann radiale, nicht vom Mark bis zur primären Rinde durchgehende Parenchymstränge, die als **sekundäre Markstrahlen** bezeichnet werden.

Auch das Abschlußgewebe wird von den sekundären Veränderungen betroffen. Durch Dilatation kann die Epidermis der Umfangserweiterung der Sproßachse nur in begrenztem Umfange folgen. An die Stelle des primären Abschlußgewebes tritt daher in der Regel das sekundäre Gewebe des Periderms. Es entsteht, wie schon erwähnt, beim Sproß bevorzugt in subepidermalen Schichten. Das Phellogen kann aber auch in tieferen Rindenschichten oder in der Epidermis selbst angelegt werden. Das außerhalb des Periderms liegende Gewebe stirbt ab. An jüngeren Objekten kann es noch beobachtet werden, später wird es abgestoßen, so daß das Periderm die äußere Begrenzung des Stengels darstellt. Über Borkenbildung s. Kap. 3, Abschn. 7.

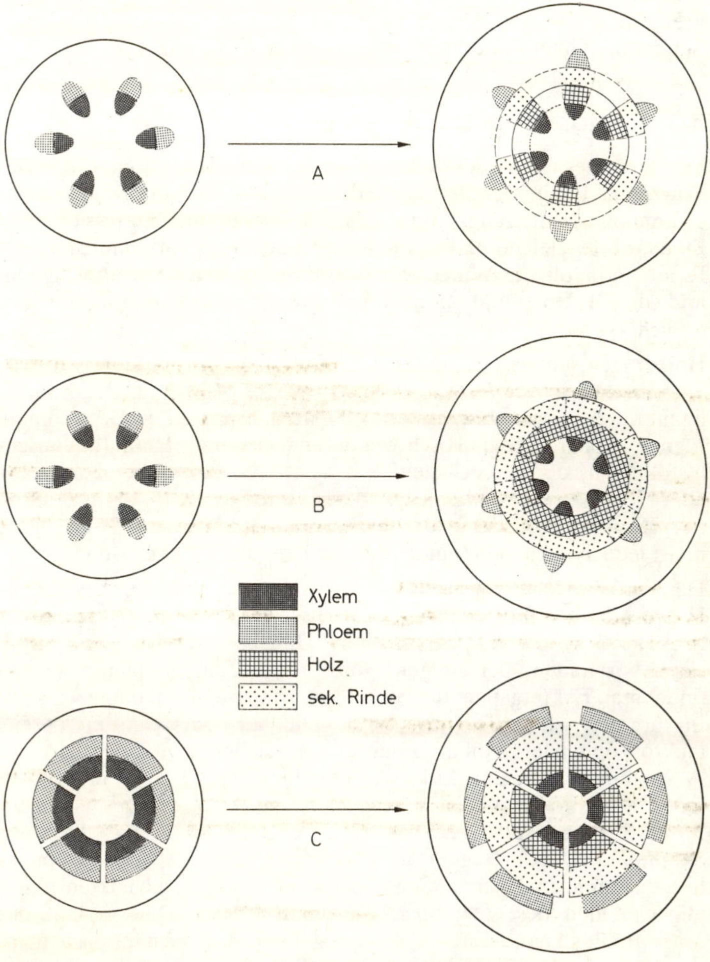

Abb. 54 Sekundäres Dickenwachstum der Sproßachse.
A = *Aristolochia*-Typ, B = *Ricinus-(Helianthus-)*Typ, C = *Tilia*-Typ

Sproßachsen monokotyler Pflanzen können durch primäres Dickenwachstum (Erstarkungswachstum) an Umfang zunehmen. Sekundäres Dickenwachstum kommt als Ausnahme nur bei einigen *Liliaceae* s. l. bzw. *Agavaceae* vor (z. B. *Dracaena, Yucca, Aloe*). Bei diesen Pflanzen wird in subepidermalen Rindenschichten ein Kambium angelegt, das vorwiegend nach innen neue Zellen abgibt. Dieses neu gebildete Gewebe erfährt eine Differenzierung in Leit- und Grundgewebe (auch Sklerenchym). Die primären konzentrischen Bündel liegen dann verstreut im Innern des Stengels, während die neu gebildeten sekundären Bündel das Innere in einer ringförmigen Zone umgeben.

3.6. Holz (Lignum, Ligna)

Von einer gewissen Dicke ab werden nur Teile des Stammes oder der Wurzel als Droge benutzt, entweder das Holz oder die Rinde. Diese Trennung ist allerdings wenig sinnvoll, wenn die interessierenden Inhaltsstoffe gleichermaßen in Rinde und Holz vorkommen (z. B. Rinde und Holz der Wurzel von *Sassafras officinale:* Sassafras lignum und cortex). Holz- und Rindendrogen von monokotylen Pflanzen gibt es nicht (s. oben)!

Holzdrogen umfassen denjenigen Teil eines sekundär verdickten Stammes, dickeren Zweiges oder auch einer Wurzel (z. B. Sassafras lignum, s. o.), der innerhalb des Kambiums liegt. Die Bezeichnung **Lignum** (pharmakognostisch-warenkundlich) und **Holz** (botanisch-histologisch) decken sich demnach nicht. Ein Lignum enthält außer dem Holz (dem sekundären Xylem) noch das Mark sowie die (primären) Xylemstränge, die an der Grenze zwischen Mark und Holz liegen, meist jedoch nicht mehr eindeutig vom Holz abzugrenzen sind.

Das **Holz der Gymnospermae** ist relativ einfach gebaut. Es besteht zur Hauptsache aus **Tracheiden** mit Hoftüpfeln, die sowohl Leitungs- als auch Festigungsfunktionen erfüllen. Daneben ist Markstrahlparenchym vorhanden; bei einigen Hölzern (bei Juniperi lignum nicht!) findet man Exkretgänge, die von Exkretionsparenchym umgeben sind. Im übrigen ist Parenchym selten. Die auf Querschnitten bereits makroskopisch erkennbaren Jahresringe stellen den Zuwachs einer Wachstumsperiode dar. Mikroskopisch betrachtet erkennt man innerhalb eines Jahresringes den Übergang von weitlumigen Tracheiden des Frühholzes zu den – relativ – immer englumigeren Tracheiden des Spätholzes. Die zu Beginn der nächsten Wachstumsperiode gebildeten, weitlumigen Tracheiden grenzen dann direkt an die letzten englumigen Zellen des Vorjahres (Jahresringgrenze). Der Verlauf der Markstrahlen kann – Entsprechendes gilt natürlich auch für das Angiospermenholz – nur richtig erkannt werden, wenn Schnitte in allen drei Schnittebenen vergleichend betrachtet werden. Im Querschnitt werden die Breite der Markstrahlen (einreihig, zweireihig) und ihr radialer Verlauf (gradlinig, geschlängelt, blind endend) sichtbar; der Radialschnitt zeigt gleichzeitig Höhe und Länge der Markstrahlzellen (senkrecht oder waagerecht gestreckt). Beim Sekantal-(Tangential-) Schnitt werden die Markstrahlen selbst quer geschnitten, so daß Breite und Höhe sowie die Lage der einzelnen Markstrahlen zueinander festgestellt werden können.

Im **Holz der Angiospermae** ist eine weitergehende Differenzierung zwischen Leit-, Festigungs- und evtl. Speichergewebe eingetreten (s. Abb. 55). Die bevorzugten Elemente des Leitgewebes sind weitlumige, meist dickwandige und stark getüpfelte **Tracheen,** neben denen allerdings auch Tracheiden vorkommen können. Durch geringere Tüpfelung zeichnen sich die Holzfasern aus, deren Wanddicke sehr unterschiedlich sein kann. Dünnwandige Fasern werden auch als „Ersatzfasern“ bezeichnet. Die Markstrahlen – radiale Parenchymstränge – und das Holzparenchym (verstreut oder in tangentialen Bändern angeordnet) sind weitere Bestandteile des Holzkörpers, die auch zur Speicherung von Reservestoffen (Lipidtröpfchen, Stärkekörner) dienen können. Das Verhältnis von Holzfasern zu Holzparenchym kann stark variieren. Neben Hölzern, die vorwiegend Holzfasern enthalten (z. B. Guajaci lignum) kommen Hölzer mit überwiegendem

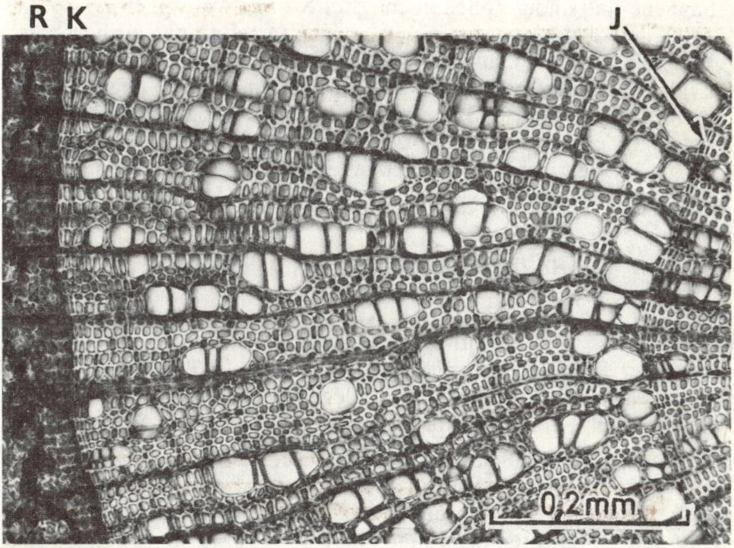

Abb. 55 Zerstreutporiges Holz (*Betula* spec.), Querschnitt. K = Kambium; J = Jahresringgrenze; R = sekundäre Rinde

Anteil an Holzparenchym vor. Die Feststellung des Anteils von Parenchym und Fasern in einem Holz kann von diagnostischem Wert sein. Die Tracheen können einzeln oder in Gruppen – oft mehrere in radialer Richtung hintereinander – im Holz verstreut sein. Bei den **ringporigen** Hölzern findet man weitlumige Tracheen nur im Frühholz der Jahresringe, während sie bei den **zerstreutporigen** Hölzern über den ganzen Bereich eines Jahresringes zu finden sind. Das übrige Gewebe des Spätholzes ist jedoch auch bei den zerstreutporigen Hölzern englumig und dickwandig! Wenig ausgeprägt sind Jahresringe bei Hölzern solcher Pflanzen, die in einem gleichmäßigen Klima wachsen (z. B. tropische Gebiete). Durch nicht ständig gleichmäßige Kambiumtätigkeit kann es aber auch hier (unabhängig von einem Jahresrhythmus) zur Ausbildung „unechter Jahresringe" kommen.

Bei dickeren Stämmen ist nur das Leitgewebe der äußeren Jahresringschichten noch funktionsfähig. Dieser, meist auch bei makroskopischer Betrachtung erkennbare hellere Bereich wird **Splintholz** genannt. Die weiter innen liegenden Gefäße können durch **Thyllen** (Ausstülpungen von Parenchymzellen, die den Gefäßen benachbart sind) verstopft werden. Darüber hinaus stirbt auch das im Innern liegende Holz- und Markstrahlparenchym ab. Dieses tote Gewebe, makroskopisch meist an seiner dunkleren Färbung zu erkennen, ist das **Kernholz.** Die Substanzen, die diese „Verkernung" bewirken – Phlobaphene und andere phenolische Stoffe – sind fungizid wirksam und schützen das Kernholz vor dem Zerfall (es gibt aber auch „hohle" Bäume!). Guajaci lignum, das Holz von *Guajacum officinale (Zygophyllaceae),* zeigt besonders deutlich den Unterschied zwischen dem dunkelgrünen, die Hauptmenge des Guajakharzes enthaltenden Kernholz und dem hellen Splintholz, das den geringeren Anteil der Droge ausmacht. Bei manchen Bäumen unterscheiden sich Splint- und Kernholz farblich nicht, so z. B. bei *Tilia* (über „Lindensplint" s. S. 197).

3.7. Rinde (Cortex, Cortices)

Dort, wo die zarten Zellen des Kambiums wenig Widerstand leisten, läßt sich die Rinde relativ leicht vom Holz ablösen. Wenn die Trennung der Rinde nicht sorgfältig erfolgte, können ihr noch Reste des Holzes anhaften (dies erklärt das gelegentliche Vorkommen von Gefäßen in gepulverten Rindendrogen!).

Rindendrogen bestehen also aus dem außerhalb des Kambiums liegenden Rindengewebe sekundär verdickter Sproßachsen oder Wurzeln: der sekundären Rinde, der primären Rinde und dem Periderm. Bestimmte Schichten der Rinde können zur Borke umgewandelt sein (s. S. 88). Bei „geschälten" Rinden sind Teile der äußeren Rindenschichten, insbesondere das Periderm oder die Borke, entfernt worden

(z. B. bei Cinnamomi ceylanici cortex, dem Ceylonzimt, oder bei Quillajae cortex, der Seifenrinde).

Die **sekundäre Rinde** (syn. Bast, sekundäres Phloem) ist der vom Kambium nach außen neu gebildete, innere Teil der Rinde. Das Gewebe ist durch die Anordnung der Zellen in radialen Reihen meist gut von der primären Rinde zu unterscheiden. Als funktionell wichtigste Elemente enthält es Siebröhren, deren diagnostischer Wert allerdings gering ist. Nur in der Nähe des Kambiums sind sie funktionsfähig, weiter außen sind sie kollabiert und nur als hornartige Masse (Hornbast, Keratenchym) zu finden. Neben sekundärem Rindenparenchym (Bastparenchym) können Sklerenchymfasern (Bastfasern) und/oder Steinzellen vorkommen. Diese sklerenchymatischen Zellen sind innerhalb der sekundären Rinde verstreut oder in regelmäßiger Anordnung zu finden. Oft wechseln in tangentialer Schichtung Reihen von Sklerenchymzellen (Hartbast) mit Parenchymzellen und Siebröhren ab (Weichbast). Die Rinde von *Tilia*-Arten bietet hierfür ein gutes Beispiel. Als eine Folge des Dickenwachstums nimmt der Umfang der Rinde ständig zu; das außerhalb des Kambiums liegende Gewebe kann sich der tangentialen Dehnung durch Zellteilungen in tangentialer Richtung anpassen (neu gebildete Trennwände in radialer Richtung; diesen Vorgang bezeichnen wir als **Dilatation**).

Markstrahlen der sekundären Rinde, in denen solches Dilatationswachstum bevorzugt stattfindet, sind dann nach außen trichterförmig erweitert (z. B. bei Tiliae cortex), während andere, nicht dilatierte Markstrahlen sich unregelmäßig durch die Rinde schlängeln.

Die Abgrenzung der sekundären Rinde gegenüber der **primären Rinde** ist schon auf Grund der Zellform möglich (vor allem im Radialschnitt gut sichtbar!). Die Zellen der primären Rinde sind mehr rundlich oder oval und nicht in radialen Reihen angeordnet, enthalten manchmal noch Chloroplasten und sind in den äußeren Bereichen oft kollenchy-

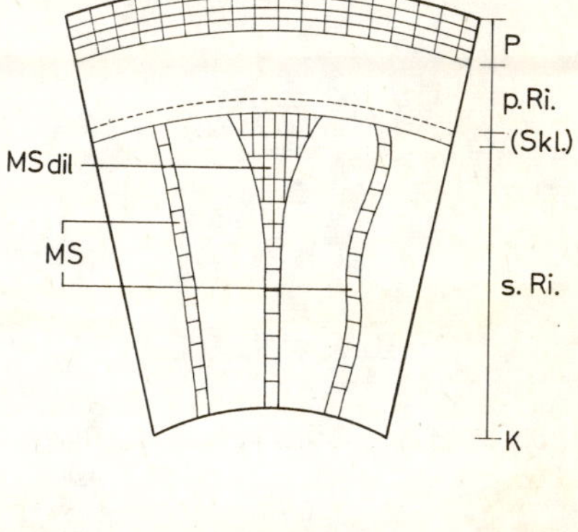

Abb. 56 Cortex, quer, schematisch.
P = Periderm, pRi = primäre Rinde, (Skl) = möglicher Sklerenchymring an der Grenze zwischen primärer und sekundärer Rinde, sRi = sekundäre Rinde (Bast), K = Kambium, MS = Markstrahlen, MSdil = Markstrahl, dilatiert

matisch verdickt. Gelegentlich kann man Radialteilungen einzelner Parenchymzellen (Dilatation) beobachten. Steinzellgruppen und Faserbündel können vorkommen. Die Grenze zwischen primärer und sekundärer Rinde wird bei vielen Objekten durch einen Sklerenchymring gebildet, der sich im Gegensatz zu möglichen Sklerenchymringen in der sekundären Rinde meist durch das gleichzeitige Vorkommen von Sklerenchymfasern und Steinzellen auszeichnet. Die Fasern können dem ehemaligen Perizykel bzw. dem Außenbereich des ehemaligen Phloems entstammen, während die dazwischenliegenden Steinzellen durch nachträgliche Sklerotisierung von Parenchymzellen entstanden sind. Dieser gemischte Sklerenchymring gehört demnach weder zur primären Rinde (die Zellen lagen ursprünglich im Zentralzylinder!) noch zur sekundären Rinde (das Gewebe ist nicht vom Kambium sekundär gebildet worden!).

Nach der Ausbildung von Periderm als sekundärem Abschlußgewebe können in tieferliegenden Schichten der primären, ja sogar der sekundären Rinde neue Korkkambien entstehen und Peridermschichten bilden. Alles außerhalb des zuletzt entstandenen Periderms liegende Gewebe stirbt ab und wird als **Borke** bezeichnet. Die Borke ist also ein totes Gewebe, das sich aus mehreren (mindestens zwei!) Peridermschichten mit dazwischenliegendem Rindengewebe zusammensetzt. Werden die inneren Peridermschichten ohne Verbindung mit den äußeren angelegt, entsteht Ringelborke. Bei der Schuppenborke schließen die inneren Peridermschichten an bestimmten Stellen an die äußeren an (vgl. Abb. 57 u. 58).

Die Borke ist nicht zu verwechseln mit sogenanntem **Schichtkork,** bei dem ein Periderm durch unterschiedliche Ausbildung der Korkzellen (Wechsel zwischen weitlumigen und englumigen Korkzellen) eine Schichtung aufweist. Das Periderm der Birkenrinde zeigt sehr schön die Ausbildung eines solchen Schichtkorks (s. auch Abb. 46).

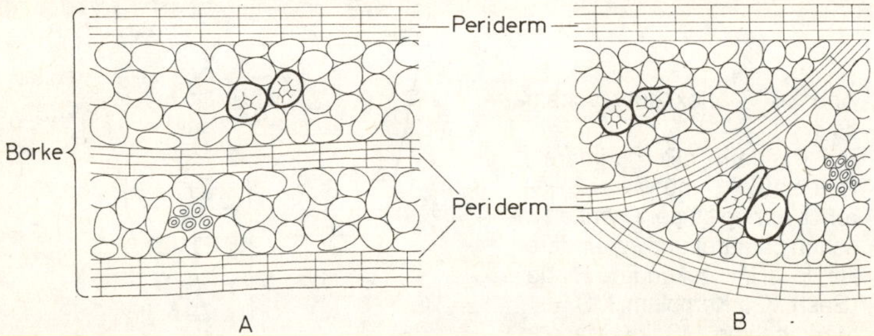

Abb. 57 Borke, schematisch. A = Ringelborke, B = Schuppenborke

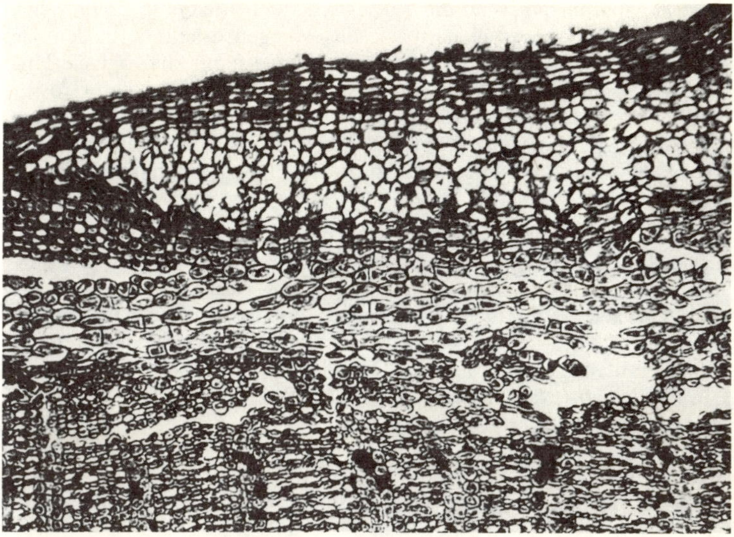

Abb. 58 Schuppenborke, quer

3.8. Zur Analytik von Holz- und Rindendrogen

Während Holzdrogen heute in der Mehrzahl obsolet sind, hat eine Reihe von Rinden als Gewürz- und Arzneidrogen ihre Bedeutung. Für die Beurteilung von Rinden sind Dicke und Farbe, die Beschaffenheit von Außen- und Innenseite und von Schnitt- oder Bruchkanten von Interesse. An der Außenseite kann auf Vorhandensein von Periderm oder Borke und deren Aussehen, auf Anordnung und Form der Lentizellen und auf das Ausmaß eventuellen Flechtenbewuchses geprüft werden, während an der Innenseite und an den Schnitt- bzw. Bruchflächen glatte, rauhe oder faserige Beschaffenheit diagnostische Hinweise geben kann (z. B. Unterschiede zwischen den verschiedenen *Rhamnus*-Rinden, s. auch Kap. 9). Manche Rinden sind geschält, d. h. von den äußeren Rindenschichten, insbesondere des Periderms oder der Borke befreit – oder sollten es jedenfalls sein. Bei der Zimtrinde z. B. ist das Schälen mehr oder weniger sorgfältig je nach geographischer Herkunft.

Untersuchung gepulverter Drogen. Die Untersuchung eines Holzpulvers kann sich als analytische Aufgabe stellen, wenn z. B. Sägemehl als Streckungsmittel oder „Holzstaub“ als Bestandteil von Niespulvern zu identifizieren ist. Gefäße, Tracheiden, Sklerenchymfasern und Holzparenchym sind die vorherrschenden Elemente, deren Aussehen ebenso festzustellen ist wie das Mengenverhältnis, in dem sie vorkommen. Das gesamte Pulver färbt sich meist mit Phloroglucin/HCl rot. Eine gute Identifizierungshilfe ist dabei der Holzatlas von Grosser (1977). Auch beim Verbandzellstoff, Cellulosum ligni depuratum DAB 8, kann die mikroskopische Analyse Auskunft darüber geben, ob Nadel- oder Laubholz, evtl. auch Stroh Ausgangsmaterial für die Herstellung gewesen ist.

Zur Identifizierung eines Rindenpulvers können die sklerenchymatischen Elemente – Steinzellen, Bastfasern (samt den sie häufig begleitenden Kristallzellreihen) – ebenso wie das Abschlußgewebe (Form der Korkzellen) herangezogen werden. Gefäße sollten ganz fehlen. Oftmals sind in größeren Gewebefetzen auch Tangentialansichten der Markstrahlen zu erkennen, die analytische Hinweise geben können (Frangulae cortex: meist einreihig, *fallax*-Rinde: in der Regel mehrere Zellen breit).

3.9. Blatt (Folium, Folia)

Blätter sind seitliche Anhangsorgane der Sproßachse mit begrenztem Wachstum. Es gibt verschiedene Formen, die sich nach Bau und Funktion sowie ihrer Folge am Stengel unterscheiden: Keimblätter (Kotyledonen), Niederblätter (Schuppenblätter an Knospen oder auch an Rhizomen), Hochblätter (Brakteen) im Bereich der Blütenregion, die mehr oder weniger stark metamorphosierten Blätter der Blüte selbst (s. S. 97ff.), sowie als eigentliche Blattorgane die Laubblätter. Da nur sie **Blattdrogen** liefern, beziehen sich die folgenden Aussagen nur auf Laubblätter. Diese aus den Blattanlagen unterhalb des Sproßvegetationspunktes hervorgehenden Organe sind in die normalerweise flächig ausgebreitete **Blattspreite** (Lamina), den **Blattstiel** (Petiolus) und den **Blattgrund** (als dem Verbindungsstück zur Sproßachse) gegliedert. Bei den sog. sitzenden Blättern fehlt der Blattstiel. Der Blattgrund kann zu **Nebenblättern** (Stipeln) oder stengelumfassenden Blattscheiden ausgebildet sein, Merkmale, die auch für die Drogenanalyse von Interesse sind. Ein aus Nebenblättern durch Verwachsung entstandenes, tütenförmiges Gebilde ist die **Ochrea,** die für Polygonaceen charakteristisch ist (Droge: Polygoni herba). Von diagnostischem Wert sind auch die morphologischen, makroskopisch oder mit Hilfe von Lupe oder binokularem Stereomikroskop erkennbaren Merkmale der Laubblätter (gefiedert, gefingert, gelappt, Blattrand glatt, gesägt usw.; Nervatur, s. S. 93f.), die insbesondere bei der Untersuchung von Ganz- und Schnittdrogen wichtige Hinweise geben können. Erwähnt sei noch, daß die zuerst entstehenden Blätter (Primärblätter) sich von den späteren, den Folgeblättern morphologisch unterscheiden können. Pharmazeutisches Beispiel: Als Droge Eucalypti folium werden nur die älteren, sichelförmig gebogenen, schmallanzettlichen Folgeblätter der Eucalyptusbäume verwendet, nicht jedoch die kürzeren, breiteren Primärblätter.

Anatomie der Laubblätter. Da der Blattstiel in seinem Bau weitgehend dem der (primären) Sproßachse ähnelt, beschränken sich die folgenden Aussagen auf den Bau der Blattspreite. Sie besteht überwiegend aus parenchymatischem Gewebe, das von Leitgewebe durchzogen wird und von primärem Abschlußgewebe (Epidermis; bei Blättern mancher Familien auch mehrschichtig) bedeckt ist; Sklerenchym tritt bei den Blättern dikotyler Pflanzen – im Vergleich zum Stengel – zurück, bei einigen Familien der Liliatae sind jedoch Sklerenchymfasern oft in solcher Menge im Blatt vorhanden, daß eine technische Nutzung möglich ist *(Phormium tenax, Agave sisalana).*

Bei manchen monokotylen Pflanzen wie z. B. *Allium* oder *Iris* geht die Blattspreite nur aus der Unterseite der Blattanlage hervor: **unifaziale Blätter** (zylindrische, schwertförmige Blätter), bei denen sich eine Unterscheidung von unterer und oberer Epidermis erübrigt. Bei der Mehrzahl der Blätter gehen dagegen Ober- und Unterseite der Spreite aus der entsprechenden Seite der Blattanlage hervor: **bifaziale Blätter.** Querschnitte durch die Spreite bifazialer Blätter lassen eine obere und eine untere Epidermis erkennen, die das chloroplastenführende Gewebe, das Mesophyll, einschließen. Wenn das oberseits und unterseits liegende Mesophyll eine deutliche Unterscheidung in Palisadenparenchym und Schwammparenchym zeigt, sprechen wir von **dorsi-**

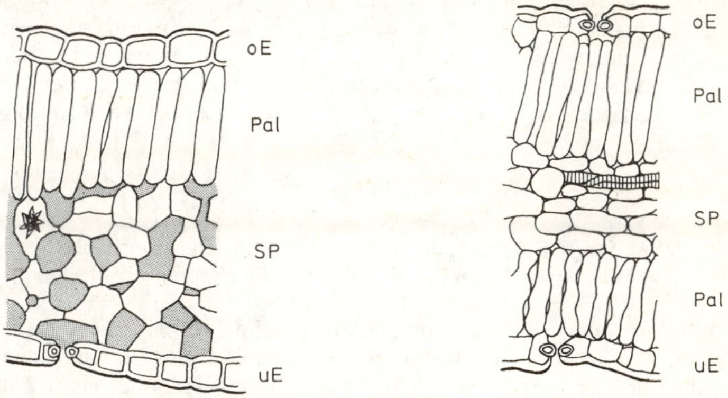

Abb. 59 Blatt, schematisch (Querschnitt).
A = dorsiventraler, B = äquifazialer Blattbau. oE = obere, uE = untere Epidermis; Pal = Palisadenparenchym; SP = Schwammparenchym

ventralen Blättern. Andere Blätter zeigen diese Differenzierung nicht oder besitzen an der Unterseite nochmals Palisadenzellen als Assimilationsparenchym (die Zellen sind jedoch meist weniger ausgeprägt „palisadenartig"). Sie werden **äquifaziale** oder auch **isolaterale Blätter** genannt; vgl. Abb. 59. Beispiele für äquifaziale Blätter: Die Blätter von *Cassia senna* und *C. angustifolia* (Sennae folium) oder die schon erwähnten Eucalyptusblätter. Die Begriffe dorsiventral – äquifazial entstammen also der beschreibenden Morphologie, während die Bezeichnungen unifazial – bifazial einen Hinweis auf die Entwicklungsgeschichte des Blattes geben. Das Mesophyll der Laubblätter kann als Chlorenchym bezeichnet werden; den Hauptanteil der Chloroplasten enthält das ein- bis mehrschichtige Palisadenparenchym, während ihre Zahl im Schwammparenchym geringer ist. Ein weiteres gemeinsames Merkmal des Mesophylls mit quantitativen Unterschieden ist der Interzellularenreichtum des Gewebes. Die größeren, auffälligen Interzellularräume finden wir im Schwammparenchym, jedoch sind auch im Bereich der Palisaden zahlreiche schmale Interzellularen vorhanden, so daß letztlich die freie Oberfläche im Palisadenparenchym größer ist als im Schwammparenchym.

Spaltöffnungen sind bei dorsiventralen Blättern vorwiegend in der unteren Epidermis, bei äquifazialen Blättern dagegen auch in der oberen Epidermis häufig zu finden. Bei Schwimmblättern trägt nur die Oberseite des Blattes Spaltöffnungen. Wir sprechen von hypostomatischen, amphistomatischen und epistomatischen* Blättern.

Nicht nur die Verteilung der Stomata über die Spreite, auch der Spaltöffnungstyp, die Lage der Schließzellen in der Epidermis (eingesenkt, emporgehoben) und die Anordnung der Nebenzellen sind diagnostisch auswertbare Merkmale (s. auch Kap. 2, Abschn. 5). Das gilt darüber hinaus auch für die Zahl der Spaltöffnungen pro Flächeneinheit. In verschiedenen Arzneibüchern, so auch im Europäischen Arzneibuch, finden sich hierzu Angaben in Form des sog. **Spaltöffnungsindex.**

$$\text{Spaltöffnungsindex} = \frac{100 \cdot S}{E + S}$$

S = Zahl der Spaltöffnungen einer bestimmten Blattoberfläche
E = Zahl der Epidermiszellen der gleichen Fläche (einschl. Trichome).

Das Auszählen der Epidermiszellen und Spaltöffnungen erfolgt an kleinen, vorsichtig in Chloralhydrat aufgehellten Blattstückchen, wobei die auszuzählende Fläche mittels Meßokular (oder einer Zählkammer zur Erythrocytenbestimmung) festgelegt wird. Die Auszäh-

* gr.: ὑπό = unter; ἀμφί = beiderseits; ἐπί = darauf.

lung muß mehrfach an verschiedenen Stellen des Blattes durchgeführt und aus den einzelnen Werten der Mittelwert gebildet werden. Blätter von *Cassia senna* mit einem Spaltöffnungsindex von ca. 12,5 lassen sich auf diese Weise gegen Blätter von *Cassia angustifolia* (Spaltöffnungsindex ca. 17,5) abgrenzen. Desgleichen können auch Solanaceenblattdrogen unterschieden werden:

Belladonnablätter:	Blattoberseite 3,9	Blattunterseite 21,7
Stechapfelblätter	Blattoberseite 18,1	Blattunterseite 24,9

Auf den besonderen Wert der epidermalen Haarbildungen für die Drogenanalyse wurde bereits hingewiesen (S. 54ff.).

Die an den Stengelknoten in den Blattstiel (soweit vorhanden) abzweigenden Leitbündel verteilen sich in der Blattspreite in verschiedener, für größere Pflanzengruppen charakteristischer Weise. Jedes größere Bündel oder jede Gruppe von dicht zusammenliegenden Leitbündeln wird als **Nerv** bezeichnet. Bei den sog. **netznervigen** Blättern, bei dikotylen Pflanzen der vorherrschende Typ, finden wir meist einen stärkeren Mittelnerven (morphologisch: die Mittelrippe). Von hier zweigen Seitennerven ab, die sich in der Spreite immer weiter verästeln, sie wie mit einem Netzwerk durchsetzen und schließlich in den

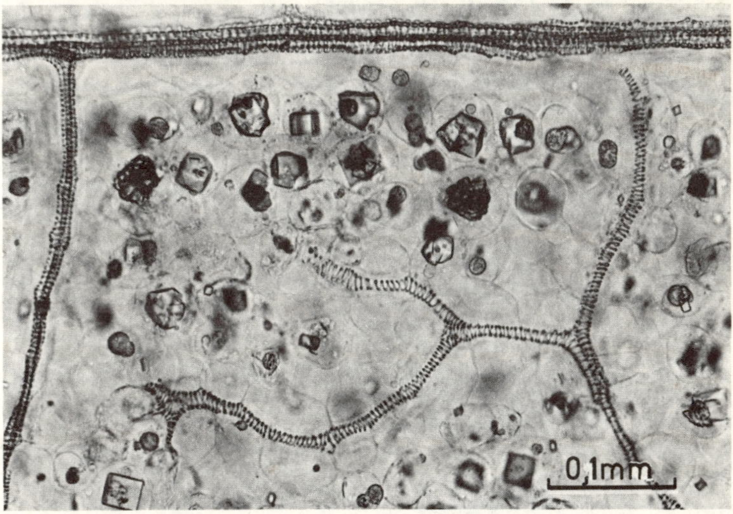

Abb. 60 Endigungen der Nerven in den Intercostalfeldern. Flächenansicht des Blattes von *Hyoscyamus niger* (mit Calciumoxalatkristallen)

Intercostalfeldern* enden (s. Abb. 60). Diese Endigungen können für manche Blätter recht charakteristisch ausgebildet und deshalb von diagnostischem Interesse sein (vgl. Unterschiede zwischen Farfarae folium und Petasitidis folium, S. 189). Während in den Hauptnerven (Mittel- und stärkere Seitennerven) vollständige, d. h. aus Phloem und Xylem bestehende Bündel anzutreffen sind, wird der Bau des Leitgewebes in den kleineren Nerven unter fortlaufender Reduktion immer einfacher, bis an den Endigungen meist nur noch Tracheiden vorhanden sind. Während die kleinen Nerven in der Regel im oberen Teil des Schwammparenchyms das Mesophyll durchziehen, sind die größeren Nerven, vor allem auch der Mittelnerv, in ein chloroplastenarmes Gewebe eingebettet, das sich nach beiden Seiten, oft auch nur zur Unterseite der Spreite hervorwölbt („Rippen"). In den Ausbuchtungen kann Kollenchym zur Festigung angelegt sein.

Bei den sog. **streifennervigen** Blättern [vorwiegend bei den Liliatae, z. B. Convallariae herba, seltener auch bei Blättern dikotyler Pflanzen, so z. B. bei den Blättern des Spitzwegerichs, *Plantago lanceolata* oder des wolligen Fingerhutes, *Digitalis lanata* (Drogen: Plantaginis herba oder folium, Digitalis lanatae folium)] gibt es keine hervorstechende Mittelrippe. Alle, parallel die Spreite durchziehenden Nerven sind annähernd gleich stark ausgebildet und nur durch sehr kleine Bündel oder einzelne Gefäße miteinander verbunden. Die Epidermiszellen sind über den Nerven im Querschnitt oft kleiner und in Richtung des Bündelverlaufs langgestreckt, d. h. prosenchymatisch (im Flächenschnitt zu beobachten).

Die kollateralen Bündel, deren Xylem in der Regel zur morphologischen Oberseite, das Phloem zur Unterseite des Blattes liegt, sind wie im Stengel von einer Bündelscheide umgeben. Sie besteht vielfach nur aus parenchymatischen Zellen, die in Art einer Stärkescheide mit Stärkekörnern angefüllt sind, manchmal aber auch Kristalle führen; in der Flächenansicht beobachten wir dann Kristallzellreihen (s. Abb. 61). Nicht selten hat die Bündelscheide auch sklerenchymatischen Charakter (Fasern). Sklerenchym findet man häufig auch am Blattrand, der bei manchen Blättern (Boldo-, Rosmarini folium, Thymi herba) eingerollt ist.

In den größeren Nerven ist das Leitgewebe oft halbmondförmig gebogen; invers liegende Bündel können den Bogen zu einem Bündelring schließen (s. Abb. 62).

Blätter bestehen überwiegend aus primärem Dauergewebe. Lediglich in den größeren Nerven der Dikotylenblätter, vor allem bei mehrjähri-

* Intercostalfelder sind die kleinsten, von Bündeln umgebenen, bis auf die Nervenendigungen leitgewebefreien Mesophyllbezirke.

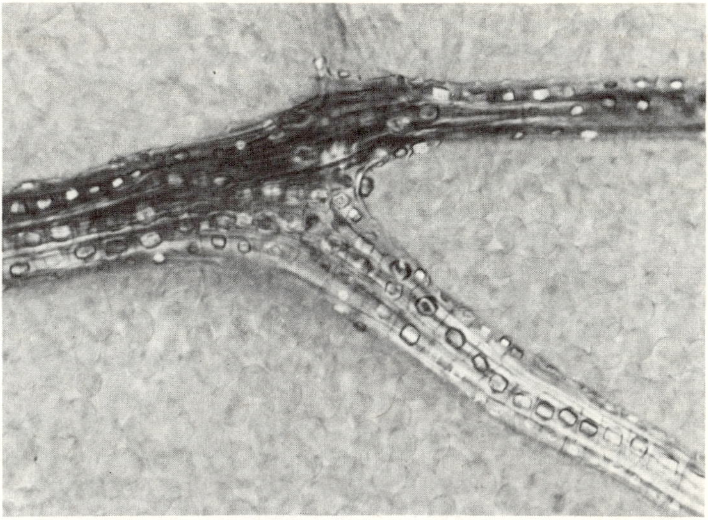

Abb. 61 Blattnerv-Verzweigung mit Kristallzellreihen

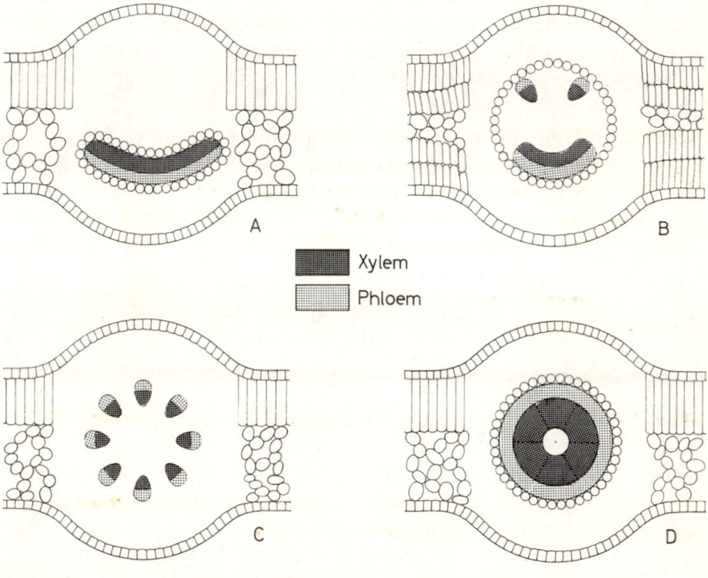

Abb. 62. Möglichkeiten der Leitbündelanordnung im Blattmittelnerv.
A = Althaeae folium (der häufigste Fall), B = Eucalypti folium, C = Jaborandi folium, Taraxaci folium, D = Hamamelidis folium

gen Blättern, kann die Anlage eines faszikulären Kambiums beobachtet werden, das jedoch nur in geringem Umfange tätig wird. Sekundäres Abschlußgewebe tritt nur nach Verletzung auf (Wundkork; „Korkwarzen“ bei Eucalypti folium).

3.10. Zwiebel (Bulbus, Bulbi)

Stark gestauchte, meist unterirdische Sprosse, die von Niederblättern (Zwiebelschuppen) umgeben sind, werden als Zwiebeln bezeichnet. Zwiebeldrogen wie Scillae bulbus, die Zwiebelschuppen der Meerzwiebel *Urginea maritima* oder Allii sativi bulbus (der Knoblauch) enthalten in der Regel chloroplastenfreies Stengel- und Blattgewebe.

3.11. Kraut (Herba, Herbae)

Krautdrogen bestehen aus der Gesamtheit der oberirdischen Teile krautiger Pflanzen, soweit nicht durch besondere Bearbeitungsmaßnahmen bestimmte Anteile nach der Ernte entfernt werden (z. B. „gerebelte“ Drogen, bei denen die Stengelanteile von den Blättern abgetrennt werden). Gelegentlich enthalten sie auch unterirdische Organe: Polygalae herba, das Kraut von *Polygala amara,* manchmal mit den Wurzeln; ferner auch: Taraxaci radix cum herba, das vor dem Aufblühen gesammelte Kraut von *Taraxacum officinale,* das neben der im Herbst gesammelten reinen Wurzeldroge Taraxaci radix im Handel ist.

In Krautdrogen findet man die bereits im einzelnen besprochenen Organe der Pflanze: Stengel (dickere sollten fehlen) und Blätter; meist auch Blüten, Blütenknospen, Früchte und Samen, deren Anteil an der Gesamtdroge je nach der Erntezeit unterschiedlich hoch ist.

Eine Krautdroge ohne Blüten, Früchte und Samen ist Equiseti herba, die grünen, sterilen Sommersprosse von *Equisetum arvense* (Schachtelhalmkraut DAB 8). Nur aus den Sproßspitzen weiblicher Pflanzen besteht die Droge Cannabis herba (von *Cannabis sativa*; Näheres s. S. 185).

3.12. Zur Analytik von Blatt- und Krautdrogen

Ganz- und Schnittdroge. Während bei reinen Blattdrogen überwiegend Teile der Blattspreite und nur in geringem Umfange Stengelanteile vorhanden sein sollen, finden wir bei Krautdrogen neben Blatt- und Stengelanteilen auch Bestandteile von Blüten, Früchten und Samen, wie schon erwähnt, je nach Erntezeitpunkt der Droge in unterschiedlichem Ausmaß. Makroskopisch oder mit Hilfe der Lupe sind eine Reihe diagnostisch interessierender Merkmale festzustellen:

Größe und Form des Blattes, Gestaltung des Blattrandes (gesägt, gezackt, glattrandig usw.), Verlauf der Nervatur, Dicke des Blattes (lederig, dünn), Farbe und Oberflächenbeschaffenheit, die im wesentlichen vom Grad der Behaarung abhängt. Haarformen sind bereits unter dem binokularen Stereomikroskop zu erkennen; im übrigen ist zu berücksichtigen, daß der Grad der Behaarung sehr vom Alter der Blätter abhängt (junge Blätter meist stärker behaart als ältere). Die meisten Merkmale der Ganzdroge sind auch im geschnittenen Zustand zu erkennen. Stengelteile können analytisch Hinweise geben (vierkantige Lamiaceen-Stengel) ebenso wie evtl. vorhandene Blüten-, Samen- oder Fruchtanteile.

Da äußere Einflüsse – Licht, lange Lagerung, Art der Aufbereitung nach der Ernte – das Aussehen verändern und die makroskopische Beurteilung erschweren können, ist die mikroskopische, mikrochemische, insbesondere dünnschichtchromatographische Analyse meist unerläßlich. Dünnere Blätter können nach dem Aufhellen in Chloralhydrat bereits in der Flächenansicht mikroskopisch untersucht werden. In anderen Fällen empfiehlt sich die Untersuchung der **gepulverten Droge.** Wichtige Merkmale bieten hier vor allem die verschiedenen Haarformen, das unterschiedliche Vorkommen von Kristallen und die Beschaffenheit von Blattober- und -unterseite (Verteilung und Art der Spaltöffnungen, Form der Epidermiszellen u. ä.). Pollenkörner sind in Krautdrogen meist reichlich, in geringerer Zahl aber auch in Blattdrogen vorhanden. Besonders auf stärker behaarten Blattoberflächen können sie festgehalten werden und dann auch zur Identifizierung von Blattdrogen dienen (Malvaceen-Drogen mit den auffällig großen, gestachelten Pollenkörnern!). Pollen anemogamer Pflanzen kommen in geringer Menge in fast allen Blatt- und Krautdrogen vor (z. B. die mit Luftsäcken versehenen *Pinus*-Pollen; vgl. Abb. 67, S. 103).

3.13. Blüte (Flos, Flores)

Blüten sind Sprosse mit begrenztem Wachstum, die mehr oder weniger stark metamorphosierte Blätter tragen. Die an der Blütenachse (Receptaculum) sitzenden Organe können in fertile (Staubblätter, Fruchtblätter) und sterile Teile (Kelch- und Kronblätter) unterschieden werden. Auf die vielfältigen Probleme der Blütenbiologie kann in diesem Rahmen nicht näher eingegangen werden; es werden daher nur die morphologisch-anatomischen Verhältnisse besprochen, soweit sie für die Drogenanalyse von Bedeutung sind.

Blütendrogen können aus kompletten, vor oder nach dem Aufblühen geernteten Einzelblüten, aus Blütenständen oder nur aus Teilen von Blüten bestehen. Einige Beispiele:

Vollständige Einzelblüten: Malvae-, Lavandulae-, Sambuci flos.

Blütenstände (Pseudanthien): Matricariae-, Farfarae-, Pyrethri flos.

Unvollständige Blüten: Verbasci-, Lamii albi flos: Nur die Blumenkronen mit den angewachsenen Staubblättern.

Nur Teile der Gesamtblüte: Croci stigma, Crocus: Die Narbenschenkel von *Crocus sativus;* Maydis stigma, die Griffel der Blüten von *Zea mays;* Hibisci flos („Malvenblüten"; „Malventee"), die getrockneten, roten (Innen-)Kelchblätter der Blüten von *Hibiscus sabdariffa.*

Manchmal werden Blütendrogen mit oder ohne Kelch gehandelt (cum oder sine calycibus), z. B. Primulae flos.

Vor dem Aufblühen werden geerntet: Caryophylli flos, die Gewürz-Nelken; Cinae flos, die Blütenköpfchen von *Artemisia cina,* schließlich auch Aurantii flos, die Orangenblüten.

Blüten mit auffällig gefärbten Petalen finden häufig nur als „Schönungsdrogen" (Zusatz zu Teemischungen aus rein optischen Gründen, z. B. Cyani flos – Calendulae flos) Anwendung, in anderen Fällen sind in Blüten auch therapeutisch interessierende Wirkstoffe enthalten

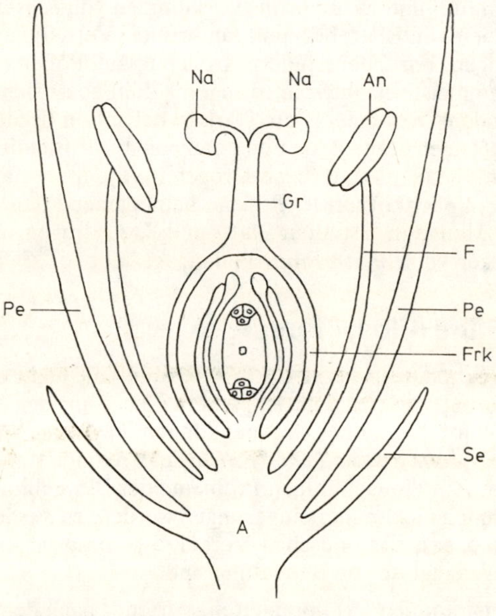

Abb. 63 Blüte, zwittrig, schematisch.
Frk = Fruchtknoten mit Gr = Griffel und Na = Narben; Staubblätter mit An = Antheren und F = Filament; Perianth mit Pe = Petalen und Se = Kelchblättern (Sepalen); A = Blütenachse (nach *Sachs*, verändert)

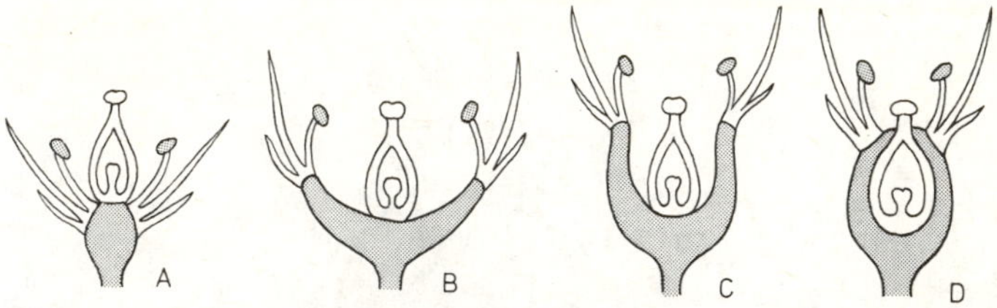

Abb. 64 Lage des Fruchtknotens, schematisch.
A = oberständig, B und C = mittelständig, D = unterständig (nach *Wasicky*)

(Blüten von *Matricaria recutita, Chrysanthemum cinerariifolium, Malva silvestris, Artemisia cina* u. a.).

Die normale zwittrige Blüte der Angiospermae setzt sich zusammen aus dem Gynoeceum (ein oder mehrere Fruchtblätter), den im Androeceum zusammengefaßten Staubblättern und dem Perianth (der Blütenhülle), die in unterschiedlicher Weise an der Blütenachse angeordnet sein können; vgl. dazu Abb. 63 und 64. Bei eingeschlechtigen Blüten fehlt entweder das Androeceum oder das Gynoeceum. Diese weiblichen oder männlichen Blüten können nebeneinander auf einem Individuum vorkommen (monözische Pflanzen; Beispiel: Birke); bei diözischen Pflanzen finden wir jeweils nur männliche oder weibliche Blüten auf einer Pflanze; so z. B. bei *Cannabis* oder *Humulus*.

Das **Perianth** besteht in der Regel aus 2 Teilen, den äußeren, meist grün gefärbten Kelchblättern (den Sepalen; Gesamtheit = Kelch = Calyx) und den häufig auffällig gefärbten Kronblättern (Blumenblätter, Petalen; ihre Gesamtheit ist die Corolla). Sind die Perianthblätter alle gleich ausgebildet, so heißen sie Tepalen und ihre Gesamtheit **Perigon;** Beispiel: Tulpe. Bei anemogamen Blüten (d. h. solchen, bei denen die Bestäubung durch den Wind erfolgt) kann das Perianth stark reduziert sein oder ganz fehlen (apetale Blüten). Der zu Haaren oder Borsten reduzierte Kelch – charakteristisches Merkmal z. B. der Valerianaceen und Asteraceen – wird **Pappus** genannt (Drogenbeispiele: Arnicae flos; Cardui benedicti herba).

In anatomischer Hinsicht sind Blütenblätter durch stark reduziertes Mesophyll gekennzeichnet; die Epidermen sind oft papillös. Bei den Kelchblättern ist das Mesophyll meist stärker entwickelt, jedoch nicht in Palisaden- und Schwammparenchym differenziert. In allen Perianthblättern sind Leitbündel zu finden, die oft unvollständig sind. Die Gefäße sind überwiegend zarte Ring- oder Schraubengefäße; s. Abb. 65 A und B.

Die **Karpelle** (Fruchtblätter) lassen einen unteren, die Samenanlagen enthaltenden Teil erkennen, der als Fruchtknoten (Ovar) bezeichnet wird. Der obere, sterile, stielartige Teil gliedert sich in den Griffel und

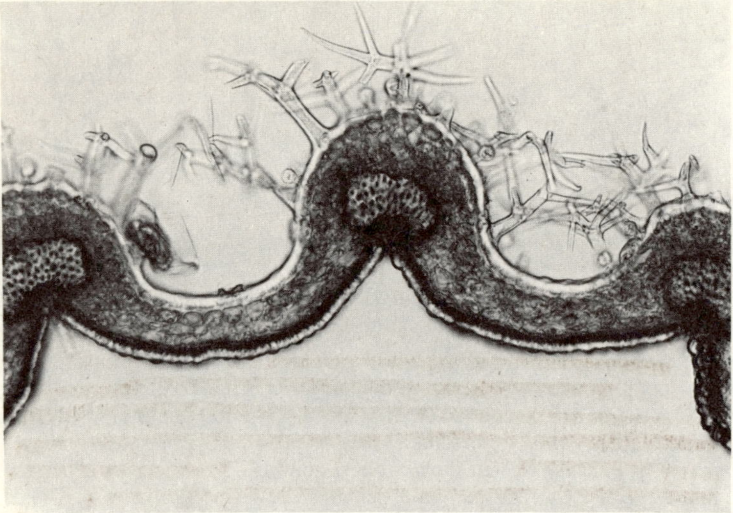

A

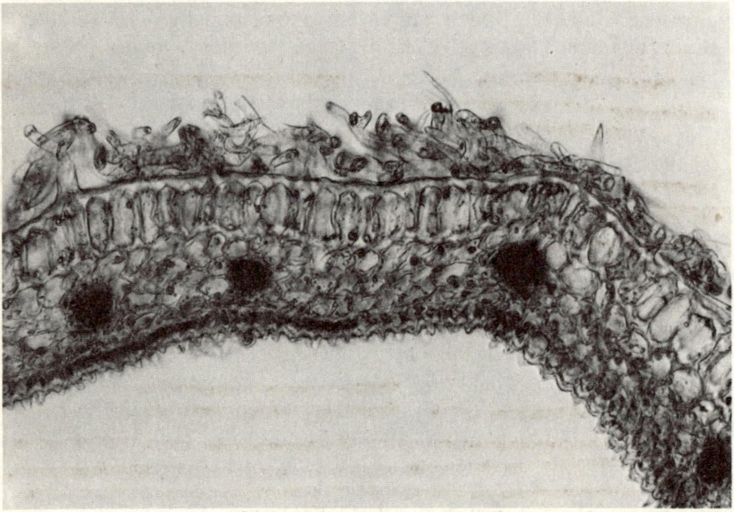

B

Abb. 65 Lavandulae flos. A = Ausschnitt aus dem Kelchblattkreis, quer, B = Ausschnitt aus dem Blumenblattkreis, quer

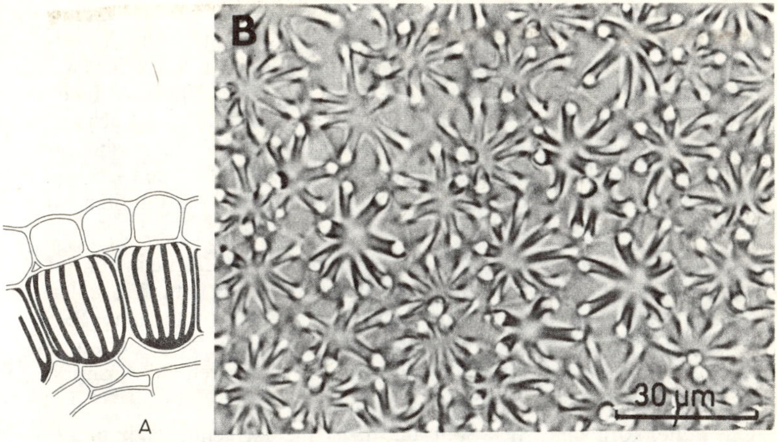

Abb. 66 Endotheciumschicht der Antherenwand.
A = quer, B = in der Aufsicht (Verbasci flos)

die der Aufnahme der Pollenkörner dienende Narbe (Stigma). Beim chorikarpen Gynoeceum stehen die Fruchtblätter einzeln, während es durch Verwachsung mehrerer Karpelle zur Bildung eines coenokarpen Gynoeceums kommt, das dann in seiner Gesamtheit als Pistill oder Stempel bezeichnet wird.

Die **Samenanlagen** entstehen vielfach an den verdickten Rändern der Fruchtblätter aus einem besonderen Bildungsgewebe, der Plazenta: marginale Plazentation. Bei der laminalen Plazentation stehen die Samenanlagen auf der „Spreite“ der Fruchtblätter, während sie bei der zentralen Plazentation auf einer zentralen Säule [innerhalb eines coenokarp-synkarpen (“arakarpen“) Fruchtknotens] stehen*. Zum Bau der Samenanlagen finden sich, wenn im Kap. 3, Abschn. 16 auf die Bildung des Samens eingegangen wird, nähere Angaben. Auf das Vorkommen sehr auffälliger Einlagerungen in der Fruchtknotenwand sei hingewiesen. So sind z. B. die in der Fruchtknotenwandung der Blüten von *Arnica*-Arten (Arnicae flos) und von anderen Asteraceen zu findenden, in interzellulären Räumen abgelagerten schwärzlichen Klumpen (Phytomelane) ein gutes, diagnostisch auswertbares Merkmal.

Die **Stamina,** Staubblätter, sind in das fadenförmige Filament und die Antheren gegliedert, in deren Theken die Pollensäcke den Pollen enthalten. Querschnitte durch die Antherenwand sind bei größeren

* Basale Plazentation: am Grunde des Fruchtknotens

Objekten leicht möglich und zeigen das auf die Epidermis folgende Endothecium (die „Faserschicht"; s. Abb. 66) recht gut. Die Anordnung der Staubblätter innerhalb der Blüte (spiralig, in ein oder zwei Kreisen: haplo- und diplostemon) und mögliche Verwachsungen (Antheren verwachsen: Asteraceen; Filamente zur Säule verwachsen: Malvaceen; Filamente meist 9 + 1 verwachsen: Fabaceen usw.) sind für manche Taxa charakteristisch und daher auch für die Analyse von Blütendrogen interessant. Nicht vollständig ausgebildete, funktionsunfähige Staubblätter heißen **Staminodien.**

Von großem diagnostischen Wert sind die **Pollenkörner,** die in der nur aus weiblichen Blüten bestehenden Droge Koso flos natürlich fehlen sollten. Sie können noch in walzenförmigen Paketen zusammenliegen, wenn die Blüten vor dem Aufblühen geerntet werden (z. B. bei Cinae flos, den Blütenköpfchen von *Artemisia cina* oder auch bei Absinthii herba).

Die Pollenkornwand, das Sporoderm, ist mehrschichtig. Wir unterscheiden eine innere, zarte, aus Pektinen und Cellulose aufgebaute Wandschicht, die **Intine,** von der äußeren Wandung, der **Exine.** Beide lassen sich auch noch in weitere Subschichten unterteilen. Für die Drogenanalyse ebenso wie für Nahrungsmitteluntersuchungen oder die Pollenanalyse bei paläobotanischen Untersuchungen ist wesentlich, daß die Exine aus sehr widerstandsfähigem Material besteht (Sporopollenine, Substanzen, die vermutlich zur Gruppe der Polyterpene zu rechnen sind), das in mannigfaltiger Form – vielfach mit taxonspezifischer Prägung – die Oberfläche bilden kann. Dünnstellen innerhalb der Exine, aus denen sich die Intine hervorwölben und später der Pollenschlauch auswachsen kann, sind die **Aperturen,** deren Zahl, Form und Anordnung auf der Oberfläche analytisch wichtige Merkmale darstellen. Sie können als Spalten (colpate Pollenkörner) oder rundliche Poren (porate Pollenkörner) ausgebildet sein (vgl. dazu auch Abb. 67). Auf die weiteren Möglichkeiten der Aufschlüsselung soll hier nicht eingegangen werden. Für die Analytik ist aber noch von Interesse, ob Einzelkörner (Monaden) oder aus mehreren bis vielen zusammenhängende Gruppen von Pollenkörnern beobachtet werden. Der Nachweis von Pollentetraden in einem Honig (s. S. 104) kann

---

Abb. 67 Pollenkörner. ▶

Linke Reihe (von oben): *Pinus*-Pollen mit Luftsäcken; drei *Lycopodium*-Sporen (30 µm); großes, gestacheltes Malvaceen-Pollenkorn.

Rechte Reihe (von oben): kleine, dreikantige, triporate Pollenkörner der Gewürznelken, Caryophylli flos; triporates Korn mit stacheliger Exine von *Matricaria recutita*; tricolpates Korn von *Sambucus nigra*; tricolpates Korn von *Tilia* spec. (auch manchmal ellipsoide Formen); hexacolpates Pollenkorn von *Lavandula off.* mit punktierter Exine

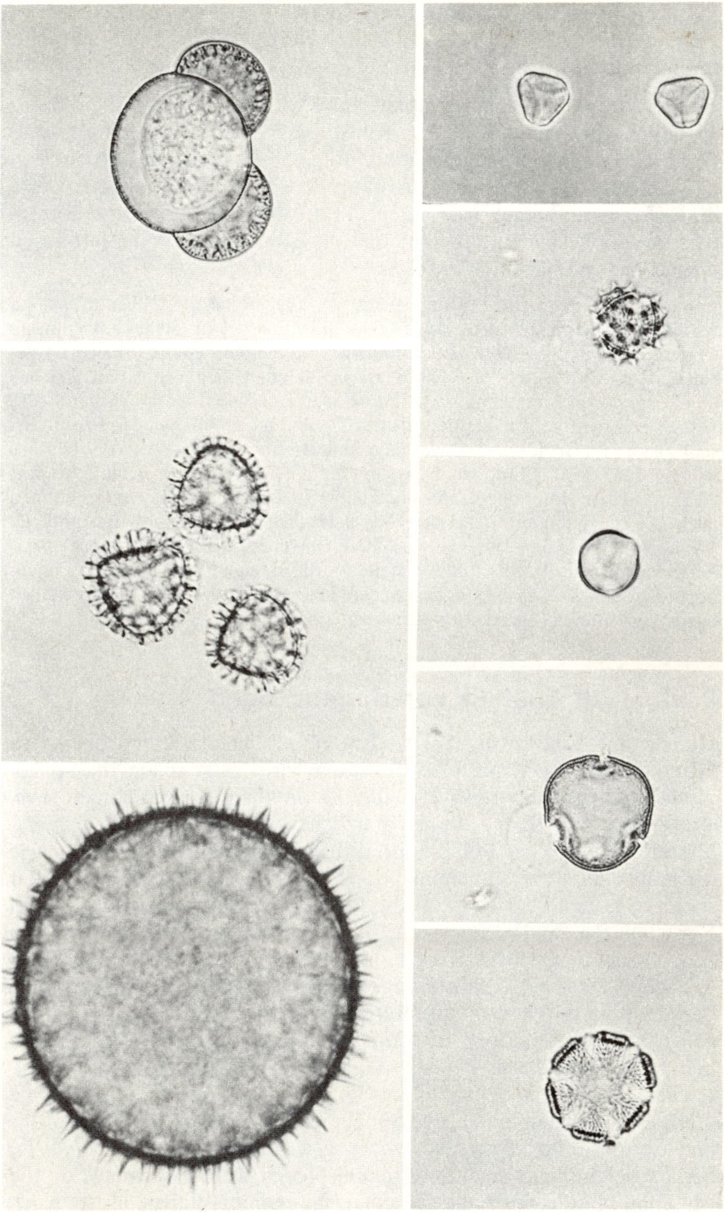

z. B. auf Ericaceen hinweisen („Heidehonig"); bei den Orchidaceen bleibt der gesamte Pollen einer Theke – durch Pollenkitt verklebt – als **Pollinium** zusammen.

Bei der mikroskopischen Untersuchung von Honig sind Pollenkörner wichtige Merkmale. Während Kunsthonig frei von Pollen ist, sind Pollenkörner in allen natürlichen Honigen zu finden, wenn auch in unterschiedlichem Ausmaße. Arm an Pollen sind verständlicherweise die „Honigtauhonige" (vor allem Tannenhonige), für deren Erzeugung von den Bienen zuckerhaltige Ausscheidungen von Blattläusen eingetragen werden.

Für die mikroskopische Prüfung werden 1 Teil Honig mit 2 Teilen Wasser verdünnt und das nach dem Zentrifugieren (5 min bei ca. 3000 U/min) anfallende Sediment untersucht. Als Untersuchungsmedium empfiehlt sich Glyzeringelatine (Herstellung s. S. 200), da in ihr die Pollenkörner den gleichen Quellungszustand annehmen wie im Honig. Der nach der Deklaration des Honigs zu erwartende Pollentyp sollte als „Leitpollen" überwiegend zu finden sein, andere „Begleitpollen" können jedoch für die Beurteilung ebenfalls wichtig sein, vor allem, wenn es um die Feststellung der geographischen Herkunft eines Honigs geht. Für die Qualitätsbeurteilung eines Honigs können auch die im Sediment mikroskopisch nachweisbaren sonstigen Bestandteile (Teile von tierischen oder pflanzlichen Geweben, Kristalle, Sporen usw.) herangezogen werden. Abbildungen der für die Honiganalyse wichtigen Pollenkörner finden sich in der angegebenen Literatur, auf die im übrigen auch bezüglich weiterer Einzelheiten verwiesen werden muß.

3.14. Zur Analytik von Blütendrogen

Ganz- und Schnittdroge. Die Erkennung von Blütendrogen (als Gruppe) und die Einzelidentifizierung wird meist schon makroskopisch möglich sein, wenn auffällige Perianthanteile vorhanden sind. Am Gynoeceum sind Zahl und mögliche Verwachsungen der Fruchtblätter, die Lage des Fruchtknotens (ober–mittel–unterständig) sowie die Anordnung der Samenanlagen von Interesse. Besonderheiten der späteren Fruchtbildung, z. B. die Bildung von Klausenfrüchtchen bei Boraginaceen und Lamiaceen, lassen sich manchmal bereits am Fruchtknoten durch eine Furchung erkennen. Am Androeceum sind – wie schon erwähnt – Anordnung, Zahl und mögliche Verwachsungen der Staubblätter ebenso von Interesse wie etwa auffälligere Behaarungen. Die meisten Merkmale zur Identifizierung von Blütendrogen bietet naturgemäß das Perianth (soweit vorhanden!) mit seinen zahlreichen Variationsmöglichkeiten. Beispielhaft sei nur erwähnt, daß die makroskopisch einander sehr ähnelnden Blütendrogen Sambuci flos und Spiraeae flos (von *Sambucus nigra* bzw. *Filipendula ulmaria*) bereits bei Lupenbetrachtung unterschieden werden können, da die Blütenhülle im einen Falle sympetal, im anderen dialypetal ist. Auch die blumenblattartige Umwandlung eines Teiles der Kelchblätter bei Polygalaceen kann zur Identifizierung der Droge Polygalae herba dienen.

Pulverdrogen. Alle Gewebe der Blüte sind mehr oder weniger zartwandig. Auch das Leitgewebe besteht vornehmlich aus schmalen Spiral- oder Ringgefäßen. Ein sicherer Hinweis für das Vorhandensein von Blütenbestandteilen sind – abgesehen von den Pollenkörnern – die Zellen der Endotheciumschicht mit ihren auffälligen Verdickungsleisten. Sklerenchymatische Elemente können aus den Kelchblättern oder aus dem Blütenboden stammen (so z. B. die im „Insektenpulver“, den gepulverten Blütenständen von *Chrysanthemum cinerariifolium,* Pyrethri oder Chrysanthemi flos, enthaltenen Steinzellen und Sklerenchymfasern). Sie können auch den Hinweis auf unzulässige Beimengungen geben, Beispiel: die Sklerenchymfasern und Steinzellen aus den Nelkenstielen, die in der Droge Caryophylli flos nicht oder nur in geringem Umfange vorhanden sein dürfen.

3.15. Frucht (Fructus, Fructus)

Früchte sind Organe angiospermer Pflanzen, die den heranwachsenden Samen bis zur Reife umhüllen und z. T. auch seiner Verbreitung dienen. Die Umwandlung der (zwittrigen oder weiblichen) Blüte in eine Frucht setzt in der Regel nach erfolgter Befruchtung ein. Fruchtbildung ohne vorausgegangene Befruchtung – vor allem bei einigen Kulturpflanzen (Bananen, Zitrusfrüchte) von Interesse – kommt gelegentlich vor und wird **Parthenokarpie** genannt.

Fruchtdrogen bestehen aus den Früchten bedecktsamiger Pflanzen einschließlich der Samen. Nur in wenigen Fällen sind die Samen entfernt (z. B. Phaseoli fructus sine semine). Da die Samenanlagen bei den gymnospermen Pflanzen nicht von Fruchtblättern umgeben sind, gibt es bei ihnen keine echten Früchte. Gelegentlich können jedoch fleischig werdende Schuppenblätter die reifenden Samen einschließen und so eine „Frucht“ bilden. Derartige, als Beerenzapfen bezeichnete Gebilde kennen wir z. B. vom Wacholder, *Juniperus communis;* Droge: Juniperi fructus.

Nach der Befruchtung geht das Androeceum und in der Regel auch das Perianth zu Grunde. Vom Gynoeceum bleiben ebenfalls Griffel und Narbe nicht erhalten, während der Fruchtknoten sich zur Frucht entwickelt. Aus der Fruchtknotenwand entsteht die Fruchtwand, das Perikarp. Manchmal, insbesondere bei Blüten mit mittel- oder unterständigem Fruchtknoten, ist auch Blütenachsengewebe an der Fruchtbildung beteiligt.

Das **Perikarp** ist in erster Linie also aus Blattgewebe hervorgegangen, das Gewebe ist jedoch im Vergleich zur Fruchtknotenwandung in der Regel vermehrt und auch vielfältiger differenziert. In gleicher Weise wie bei einem Blatt können wir auch das Perikarp in ein Abschlußgewebe und ein Mesophyll gliedern. Das **Exokarp,** der unteren Epidermis eines Blattes vergleichbar, bildet den äußeren, das **Endokarp** [= obere Epidermis eines ursprünglich peltaten (= schildförmigen) Blattes] den inneren Abschluß zu den Fruchtfächern hin. Vielfach läßt sich neben diesen beiden Schichten auch ein dazwischenliegendes **Mesokarp** erkennen. Diese Gliederung des Perikarps ist vor allem bei den ursprünglicheren Fruchtformen (z. B. Balgfrüchten) gut zu erkennen.

Anatomie der Fruchtwand. Wenn wir den anatomischen Aspekt in den Vordergrund stellen, lassen sich 2 Haupttypen der Fruchtwand unterscheiden: 1. Das Perikarp besteht – wie die Fruchtknotenwandung – aus vorwiegend parenchymatischem Gewebe und ist häufig fleischig-saftig, 2. Sklerenchymatische, abgestorbene Zellen sind vorherrschend und bilden eine trockene, oftmals sehr harte Fruchtwand. Häufig sind auch nur bestimmte Bereiche des Mesokarps oder z. B. das Endokarp sklerenchymatisiert, wobei Steinzell- oder auch Faserschichten ausgebildet sein können. Im Exokarp sind Spaltöffnungen (nicht selten kollabiert) ebenso wie Haare zu finden; Farbstoffakkumulation wird im Exokarp fleischiger Früchte beobachtet (z. B. bei den roten Weinbeeren). Die im Mesokarp verlaufenden Leitbündel durchziehen dieses in unregelmäßiger Anordnung, so daß man in Querschnitten sowohl quer als auch längs getroffene Bündel findet. Parenchymatisches Mesokarp kann Reservestoffe, meist Kohlenhydrate, seltener Fette (Olive, Ölpalme) speichern. Das Endokarp ist sehr verschiedenartig, häufig als Faser- oder Steinzellschicht, andererseits oft unauffällig parenchymatisch, gelegentlich auch zu Papillen wie bei den Vanillefrüchten (Vanillae fructus) oder zu Haaren (Kapok: Endokarphaare verschiedener Bombacaceen, die als Polstermaterial benutzt werden) ausgewachsen. Es kann auch zu einem fleischig-saftigen (wie bei den Citrusfrüchten) oder mehlig-musartigen Gewebe (= Pulpa) werden, in das die Samen eingebettet sind; so z. B. die als mildes Laxans genutzte Droge Tamarindorum pulpa, das Tamarindenmus. Bei *Conium maculatum,* dem Schierling, ist das Coniin der Früchte im Endokarp und einer angrenzenden Mesokarpzellreihe lokalisiert: Coniinschicht.

Auf ein anderes Einteilungsprinzip für die Vielfalt verschiedener Fruchtformen sei hier nur hingewiesen: Bei den **Schließfrüchten** bleibt der (oder die) Samen bis zur Keimung von der Fruchtwand umschlossen, während bei den **Öffnungsfrüchten** die Samen in verschiedenartigster Weise aus der Frucht entlassen werden (Spaltfrüchte, Bruchfrüchte usw.).

Im folgenden werden die wichtigsten Fruchtformen erläutert; vgl. dazu auch Abb. 68.

Balgfrucht. Aus einem Karpell entstanden, an der Verwachsungsnaht der Karpellränder („Bauchnaht") aufspringend, mit mehreren Samen. Perikarp parenchymatisch, später oft trockenhäutig, Endokarp auch sklerenchymatisch wie bei den hier als Beispiel genannten Sternanisfrüchten von *Illicium verum* (Anisi stellati fructus).

Hülse. Ebenfalls aus einem Karpell entstanden, aber an Bauch- und Rückennaht aufspringend. Die inneren Schichten des Mesokarps oder das Endokarp sind häufig sklerifiziert. Beispiel: Phaseoli fructus, die getrockneten Schalen von *Phaseolus vulgaris*.

Auch die als Abführdroge gebräuchlichen Sennesfrüchte sind Hülsen; weder die alte lateinische Bezeichnung „Folliculi Sennae" (folliculum = Balg) noch der deutsche Name „Sennesschoten" sind korrekt, so daß nur noch die Arzneibuchnomenklatur „Sennae fructus" verwendet werden sollte.

Kapsel. Aus mehreren, miteinander verwachsenen Karpellen gebildet, mit unterschiedlichen Anteilen sklerenchymatischen und parenchymatischen Gewebes im Perikarp und verschiedenartigen Öffnungsmechanismen: Aufspringen längs der Verwachsungsnähte der Karpellwände (septizide Kapsel), längs der ehemaligen Mittelrippe der Fruchtblätter (lokulizide Kapsel) oder auch quer zur Fruchtwand wie z. B. bei der Deckelkapsel, bei der sich ein oberer Anteil öffnet oder abhebt. Bei der Porenkapsel – pharmazeutisch interessantes Beispiel: die Früchte von *Papaver somniferum,* dem Schlafmohn; obsolete Droge: Papaveris immaturi fructus – entstehen meist am oberen Kapselrand Löcher, aus denen die reifen Samen ausgestreut werden können.

Die **Schote** ist eine Sonderform der Kapsel. Sie entsteht aus zwei parakarp miteinander verwachsenen Karpellen, zwischen deren Rändern, die die Plazenten tragen, auch noch eine falsche Scheidewand ausgebildet sein kann (Früchte von Bursae pastoris herba, dem Hirtentäschelkraut). Bei den Schoten von *Chelidonium majus* (Droge: Chelidonii herba) fehlt sie.

Nuß. Aus einem oder mehreren, miteinander verwachsenen Karpellen entstandene Schließfrucht mit sklerenchymatischem Perikarp. Vermahlene Nußschalen können als mögliches Streckungs- und damit Verfälschungsmittel von Gewürzen (Pfeffer, Zimt, Nelken) von Interesse sein. Bei der mikroskopischen Untersuchung findet man entweder überwiegend Steinzellgruppen (z. B. Haselnußschalen, s. Abb. 24, S. 42) oder auch langgestreckte, faserige Sklerenchymelemente. Die Früchte von *Rosa*-Arten – vgl. dazu weiter unten die Ausführungen zu den Sammelfrüchten – sind Nüßchen. Sonderformen der Nuß sind die **Karyopse** der Poaceen (oberständiger Fruchtknoten) und die **Achäne** der Asteraceen (unterständiger Fruchtknoten), bei denen Fruchtwand

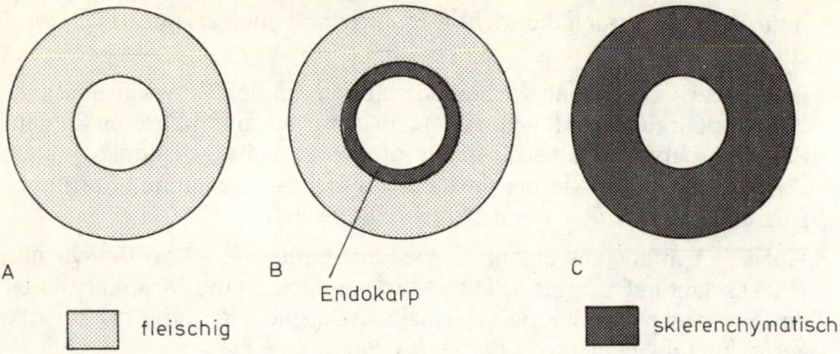

Abb. 68 Perikarp einer Beere (A), Steinfrucht (B) und Nuß (C), schematisch

und Samenschale miteinander verwachsen sind. Das gilt auch für die Spaltfrüchte der Apiaceen, die wir als **Doppelachänen** bezeichnen können.

Steinfrucht. Aus einem oder mehreren, miteinander verwachsenen Karpellen entstandene Fruchtform mit fleischigem Mesokarp und sklerenchymatischem Endokarp. Das Exokarp ist oft häutig. Pharmazeutisch interessierende Beispiele: die Früchte von *Piper*-Arten, Piperis nigri fructus, die unreif geernteten und Piperis albi fructus, die reifen, vom Exokarp und Teilen des Mesokarps befreiten Früchte von *Piper nigrum:* schwarzer und weißer Pfeffer. – Lauri fructus, die Früchte des Lorbeerbaums, *Laurus nobilis.* – Olivarum fructus, Oliven, die Früchte von *Olea europaea.* – Auch die Walnuß ist eine Steinfrucht.

Beere. Bei dieser Fruchtform ist das gesamte Perikarp fleischig geworden, lediglich das Exokarp ist meist häutig. Auch die Beere kann aus einem Fruchtblatt entstanden sein (z. B. die Beere von *Actaea, Ranunculaceae*) oder sich aus mehreren entwickelt haben. Beeren sind die Früchte des Kreuzdorns, *Rhamnus cathartica* (Droge: Rhamni catharticae fructus) sowie die – allerdings geschälten – Früchte von *Citrullus colocynthis* (Colocynthidis fructus). Auch die Zitrusfrüchte können zu den Beeren gerechnet werden; die Früchte von *Capsicum annuum* (Paprika) sind als Droge – Capsici fructus – häutig-trocken und werden dann als Trockenbeeren bezeichnet.

Bei den **Sammelfrüchten** (polycarpide Früchte) ist Gewebe der Blütenachse, manchmal auch des Perianths an der Fruchtbildung beteiligt. Dadurch werden die meist zahlreichen kleinen, aus jeweils einem Fruchtblatt hervorgegangenen Früchte zu einer Ausbreitungseinheit zusammengefaßt. Bei der Hagebutte sind z. B. die zahlreichen Nüßchen in einen fleischigen Achsenbecher eingesenkt; die „Fruchtwand“ der Hagebutte ist also Achsengewebe, der alte Drogenname Cynosbati fructus cum oder sine semine ist demnach völlig irreführend. In der Ph. Helv. VI heißt die Droge Pseudofructus Rosae. Auch die Erdbeere gehört zu den Sammel-Nußfrüchten, im Gegensatz zur Hagebutte sitzen hier die kleinen Nüßchen auf der fleischig verdickten Achse.

Sammelfrüchte mit zahlreichen, auf der kegelförmig verdickten Blütenachse sitzenden Steinfrüchtchen sind auch Brombeere und Himbeere, während bei den „Apfelfrüchten" (Apfel, Birne) die pergamentartigen Karpellwände (das „Kerngehäuse") in das fleischige Gewebe des verdickten Achsenkörpers eingebettet sind.

Fruchtstände schließlich sind aus vielblütigen Blütenständen hervorgegangen und können wie die Maulbeeren von *Morus alba* Sammelsteinfrüchten (z. B. Brombeeren) ähneln; das „Fruchtfleisch" des Einzelfrüchtchens besteht aus Perianthgewebe. Bei der Frucht von *Ananas comosus* (liefert das proteolytische Enzym Bromelin) ist die gesamte, traubig-kolbige Infloreszenz (Blütenachse, Fruchtknotenkomplexe und Deckblätter der Einzelblüten) während der Fruchtreife fleischig geworden. Die als mildes Laxans verwendeten Fruchtstände von *Ficus carica* (Caricae – Feigen) enthalten im Innern des krugförmigen Achsenkörpers kleine, aus zahlreichen Einzelblütchen hervorgegangene Steinfrüchtchen.

3.16. Same (Semen, Semina)

Der Same ist die nach der Befruchtung aus einer Samenanlage entstehende charakteristische Verbreitungseinheit der Samenpflanzen, bestehend aus dem vorübergehend ruhenden Embryo, der in der Regel von einem Nährgewebe umgeben ist und der Samenschale.

Samendrogen sind die vom Perikarp befreiten Samen angiospermer Früchte; Teile des Samens, vor allem die Samenschale, können auch fehlen. So besteht z. B. die Droge „Semen" Colae nur aus den Kotyledonen (auch die deutsche Bezeichnung Kola„nüsse" ist falsch). Gleiches gilt auch für die Muskat„nüsse". Es sind die von der Samenschale befreiten Samen des Muskatbaums, *Myristica fragrans,* Droge: Myristicae semen (über den Samenmantel s. S. 112). Unter der Drogenbezeichnung Semen findet man im Handel fälschlicherweise gelegentlich auch Früchte aufgeführt. Das gilt z. B. für die Achänen bzw. Doppelachänen der Asteraceen und Apiaceen, bei denen infolge der Verwachsung von Fruchtwand und Samenschale Perikarp und Same eine Einheit bilden („Semen" Cardui mariae oder „Semen" Angelicae!).

Bau der Samenanlagen. Er sei hier kurz skizziert, da er auch für das Verständnis der Samenanatomie von Bedeutung ist. Hervorgegangen aus Plazentargewebe, besteht jede Samenanlage (Ovulum) aus einem

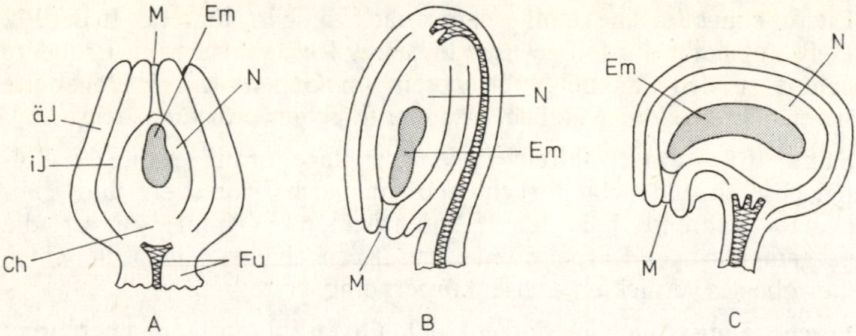

Abb. 69 Samenanlagen, schematisch.
A = atrope, B = anatrope, C = kampylotrope Samenanlage; äJ = äußeres Integument; iJ = inneres Integument; M = Mikropyle; Em = Embryo; N = Nucellus; Fu = Funiculus; Ch = Chalaza

mehrschichtigen Gewebekomplex, der mittels eines Stielchens (Funiculus) auf der Plazenta befestigt ist. Das innen liegende, aus sporogenen und vegetativen Zellen bestehende Gewebe, das im Umfang sehr variieren kann, ist der **Nucellus.** Samenanlagen mit vielzelligem Nucellus werden crassinucellat*, solche mit schwach ausgebildetem Nucellus tenuinucellat* genannt.

Im Nucellus (dem Megasporangium) wird der weibliche Gametophyt gebildet: Embryosack mit dem Eiapparat (Eizelle + Synergiden), den Antipodenzellen und dem sog. sekundären Embryosackkern. Auf die Einzelheiten der Bildung dieser Zellen und des Befruchtungsvorganges kann hier nicht näher eingegangen werden.

Umgeben wird der Nucellus von ein oder zwei Hüllschichten, den **Integumenten.** Sie gehen vom Grunde der Samenanlage, der Chalaza, aus, umschließen aber den Nucellus nicht vollständig, so daß an der der Chalaza gegenüberliegenden Seite ein Zugang zum Nucellus frei bleibt: Mikropyle. Samenanlagen mit zwei Integumenten werden bitegmisch, diejenigen mit nur einem Integument (was als abgeleitetes Merkmal gilt) werden unitegmisch genannt.

Nucellus + Integument(e) können die gradlinige Fortsetzung des Funiculus bilden (**atrope** Samenanlage) oder aber um 180° zum Funiculus hingebogen sein, so daß die Spitze des Nucellus zum Funiculus zeigt (**anatrope** Samenanlage). Im letzten Falle liegt der Funiculus der Samenanlage seitlich an und bleibt auch am reifen Samen noch durch die Lage des Rapheleitbündels erkennbar. Bei der sog. **kampylotropen** Samenanlage sind Nucellus und Integument(e) nur teilweise umgebogen und liegen quer, vgl. Abb. 69.

---

* crassus = dick, tenuis = zart

Nach der Befruchtung erfolgt, wie schon erwähnt, die Umwandlung der Samenanlage zum Samen. Ein generativer Kern des Pollenschlauchs dringt in die haploide Eizelle ein. Aus der befruchteten Eizelle entsteht der Embryo. Der zweite generative Kern befruchtet den diploiden sekundären Embryosackkern, aus dem sich dann ein triploides Nährgewebe, das **Endosperm** entwickelt. Die Befruchtung der Angiospermen ist also eine doppelte Befruchtung. Im Gegensatz dazu werden bei den gymnospermen Samenpflanzen Nährstoffe in dem schon vor der Befruchtung ausgebildeten Prothalliumgewebe gespeichert, das daher meist als primäres Endosperm bezeichnet wird und haploid ist.

Das vegetative Gewebe des Nucellus geht nach der Befruchtung meist ganz oder teilweise zugrunde und findet sich dann nur noch als dünnes Häutchen obliterierter Zellen. Wenn der Nucellus zur Nährstoffspeicherung herangezogen wird, bleibt das Gewebe erhalten und wird zum **Perisperm.** Das Integumentgewebe wird in verschiedenartiger Weise verändert und wandelt sich zur Samenschale um.

Es entstehen also:

Embryo	aus	befruchteter Eizelle
Endosperm	aus	befruchtetem sekundären Embryosackkern
Perisperm	aus	Nucellusgewebe
Samenschale	aus	Integument(en)

Das quantitative Verhältnis der einzelnen Teile eines Samens zueinander – Embryo, Nährgewebe, Samenschale – kann stark variieren und ist für verschiedene Taxa charakteristisch.

Der Bau der **Samenschale** (Testa) ist sehr mannigfaltig. Meist können mehrere Schichten unterschieden werden, unabhängig davon, ob die Samenanlage von ein oder zwei Integumenten umhüllt war. Dies gilt vor allem für die Samen, die ausgestreut werden, während bei den Samen der Schließfrüchte, die also vom Perikarp umschlossen bleiben, die Samenschale oft nur ein dünnes, aus kollabierten Zellen bestehendes Häutchen ist. Häufig kann – insbesondere bei primitiveren Taxa – eine äußere, fleischige Schicht, die Sarkotesta, von einer inneren, sklerenchymatischen (Sklerotesta) unterschieden werden. Allgemein wird die äußerste Schicht als Samenschalenepidermis bezeichnet. Ihre Zellen können für die Drogenanalyse wichtige Merkmale liefern. Genannt sei die Ausbildung von Trichomen. Auf Grund der unterschiedlichen Behaarung können z. B. die Samen verschiedener *Strophanthus*-Arten unterschieden werden (*Str. gratus:* unbehaart; *Str. kombé:* behaart). Hingewiesen sei auch auf die charakteristischen „Tonnenzellen“ der Mandelschalen (Abb. 70). Als Ausstülpungen

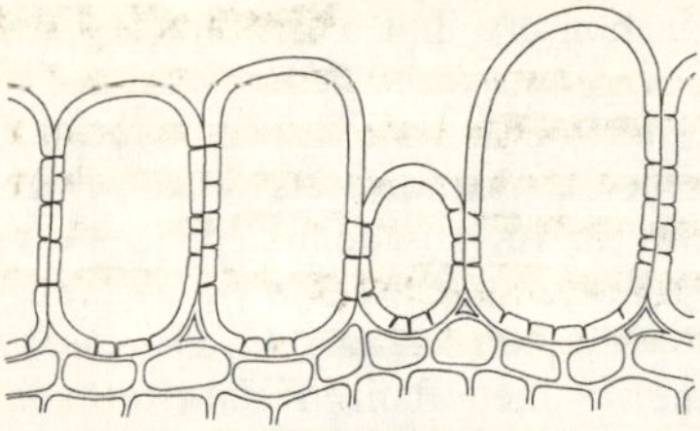

Abb. 70 „Tonnenzellen" der Mandeln (= Amygdalae), schematisch

von Epidermiszellen sind sie definitionsgemäß als Haare, ihrem Habitus nach allerdings eher als Steinzellen anzusprechen.
Die Samenhaare von *Gossypium* (Baumwolle) wurden bereits erwähnt (S. 54). Häufig ist auch die Ausbildung einer Schleimepidermis zu beobachten, die diagnostisch von Interesse ist, aber auch für die therapeutische Anwendung mancher Samen als quellendes Laxans verantwortlich ist (Psyllii semen, Lini semen, Cydoniae semen, ferner auch die Brassicaceen-Samen Sinapis semen oder Erucae semen). Die weiteren Schichten der Samenschale bieten ein vielfältiges Bild. Steinzell- oder Faserschichten, Farbstoff- und Gerbstoffschichten stellen gute diagnostische Merkmale dar. Als Beispiel seien die charakteristischen „Trägerzellen" der Leguminosensamen genannt. Äußerlich erkennbare Merkmale sind auch noch die Abbruchstelle des Funiculus, die Nabel (Hilum) genannt wird, sowie bei Samen, die aus einer anatropen Samenanlage hervorgegangen sind, die Samennaht (Raphe), d. h. der dem Samen anliegende Funiculus. Als ein aus dem Funiculus hervorgegangener Auswuchs kann der **Arillus** (Samenmantel) den Samen umhüllen. Er wird in manchen Fällen auch als Achsenwucherung oder besondere Ausbildung einer Sarkotesta gedeutet. Häufig sind derartige Arilli auffällig gefärbt *(Euonymus, Taxus)*. Auch bei *Myristica fragrans* ist er im frischen Zustand leuchtend rot. Das zur Spitze des Samens zerschlitzte Gebilde wird als Macis oder Arillus Myristicae gehandelt und wie der Same selbst (die Muskat„nuß") als Gewürz geschätzt.

Das **Nährgewebe** der Samen ist in den meisten Fällen Endosperm, das entweder nukleär oder zellulär gebildet wird.

Bei der nukleären Endospermbildung liegen zahlreiche freie Kerne vor, die durch Teilungen aus dem triploiden Endospermkern des Embryosacks entstehen und sich erst später mit Zellwänden umgeben.

Bei der zellulären Endospermbildung erfolgen die Kernteilungen mit sofortiger Zellwandbildung.

Bei einigen Familien ist auch Perisperm gut entwickelt und liegt dann außen um das Endosperm herum. Perisperm neben Endosperm finden wir z. B. bei den *Nymphaeaceae, Piperaceae* oder *Zingiberaceae,* als alleiniges Nährgewebe bei den *Caryophyllaceae* oder *Chenopodiaceae*. Anatomisch unterscheiden sich die Zellen des Endosperms und des Perisperms nicht auffällig. Gelegentlich können Wucherungen des Perisperms oder auch der Samenschale das Endosperm durchziehen. Ein derartiges, „durchfurchtes" Gewebe wird ruminiertes Endosperm genannt und kann bei den Drogen Myristicae semen und Arecae semen beobachtet werden. Als Reservestoffe sind im Nährgewebe Stärke, Fette oder Eiweiß, dieses teils in amorpher Form, teils als Aleuronkörner zu finden (s. Kap. 4). Auf das Schleimendosperm der Fabaceen sei hingewiesen. Es kann aber auch die Zellwand durch die Anlagerung von Hemicellulosen als Reservestoffspeicher dienen: Bildung von Hornendosperm (z. B. bei Colchici semen, den Samen von *Colchicum autumnale* oder Arecae semen von *Areca catechu;* s. Abb. 71). Auf Grund der starken Zellwandverdickung kann derartiges Gewebe sehr hart sein (sog. vegetabilisches Elfenbein der Samen verschiedener Palmen).

In manchen Samen fehlen Endosperm und Perisperm fast völlig. Die Reservestoffe werden dann im Gewebe des Embryos selbst, insbesondere in den Keimblättern (Kotyledonen) gespeichert. Beispiele hierfür sind die Walnuß und die Leguminosensamen. Während normalerweise der Embryo im Nährgewebe oft nur schwer zu finden ist, sind die als

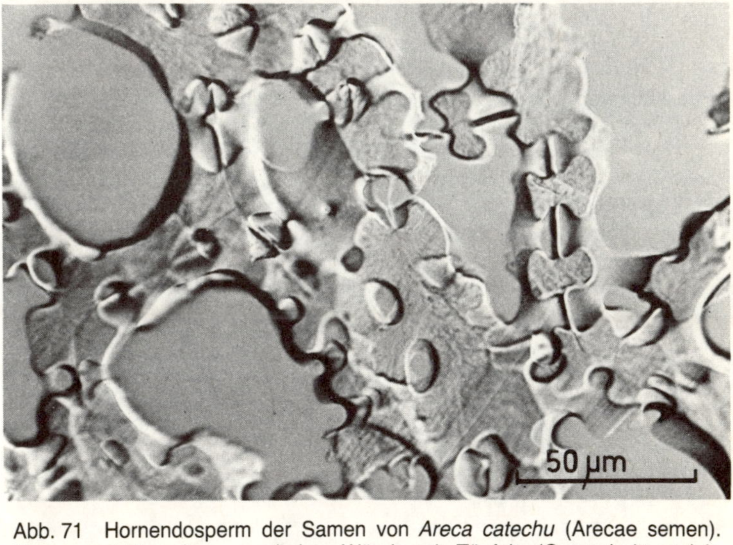

Abb. 71 Hornendosperm der Samen von *Areca catechu* (Arecae semen). Stark verdickte, aber unverholzte Wände mit Tüpfeln (Querschnitt und in Aufsicht)

Speicher dienenden Keimblätter kräftig entwickelt. In Querschnitten durch den Samen kann ihr Bau (Epidermen, Mesophyll, Leitbündelanlagen) gut erkannt werden. Auch durch die Radicula sind Querschnitte möglich, die die Anlage des Zentralzylinders und des Rindengewebes erkennen lassen.

3.17. Zur Analytik von Frucht- und Samendrogen

Früchte und Samen werden oftmals als Ganzdrogen verwendet (Apiaceen-Früchte, Leinsamen u. a.). Makroskopische oder Lupenbetrachtung führt hier meist schon zur Identifizierung, jedoch ist eine sorgfältige Prüfung auch in diesem Falle notwendig; Beispiel (s. auch Kap. 9): Ajowani fructus als Verfälschung von Petroselini fructus.

Analyse von Frucht- und Samenpulvern. Folgende Merkmale sind von Bedeutung: das Fehlen weitlumiger Gefäße mit stark verdickten Wänden (Netz- oder Tüpfelgefäße); Haarbildungen des Exokarps und vor allem der Samenschale; das Vorkommen von Exkretzellen, -behältern oder „Ölstriemen" (Umbelliferenfrüchte); der Nachweis einer Schleimepidermis; Sklerenchymelemente, die entweder der Fruchtwand oder der Samenschale entstammen können und deren verschiedenartige Formen die Unterscheidung der Samen und Früchte auch nahe verwandter Pflanzen gestattet, Beispiele: das unterschiedliche Endokarp der Steinfrüchte von *Piper nigrum* und *Piper cubeba* oder das Vorkommen von Steinzell-Idioblasten (der sog. Tonnenzellen) im Fruchtfleisch der Wacholderbeeren, Juniperi fructus. Derartige Zellen fehlen in den gelegentlich als Verfälschung im Handel anzutreffenden Beerenzapfen anderer *Juniperus*-Arten. Analytisch weniger wichtig sind die Zellen des Embryos und des Nährgewebes, soweit dieses nicht als Hornendosperm vorliegt. In diesem Falle sind die stark verdickten, getüpfelten, sich mit Phloroglucin/HCl aber nicht anfärbenden Wände bei der Pulveranalyse ein auffälliges Merkmal. Für die Analytik wichtig sind dann natürlich auch die verschiedenartigen, im Nährgewebe oder Embryo gespeicherten Inhaltsstoffe der Drogen, deren mikroskopischer oder chemischer Nachweis Hinweise zur Identifizierung einzelner Drogen oder Drogengruppen geben kann. Samen oder Früchte aus der gleichen Familie ähneln sich manchmal in so vielen Merkmalen (Beispiel: die Früchte der Apiaceen), daß eine dünnschichtchromatographische Analyse der Einzelkomponenten des Inhaltsstoff-Spektrums mit herangezogen werden muß. Nähere Angaben dazu im folgenden Kap. 4 bzw. auch 8.

4. Lokalisation und Nachweis diagnostisch wichtiger Zellbestandteile

Für eine Reihe von Inhaltsstoffen, um derentwillen pflanzliche Drogen als Heilmittel verwendet werden, gibt es relativ einfach durchzuführende mikrochemische Nachweise. Für die Drogendiagnostik sind darüber hinaus aber auch alle anderen Stoffe, deren Nachweis mit mikrochemischen Methoden leicht möglich ist, von Interesse, auch wenn sie für die arzneiliche Anwendung der Droge ohne Bedeutung sind. Ein Beispiel: Das in den Wurzeln von *Gentiana*-Arten (Gentianae radix) enthaltene Gentisin (Trihydroxyxanthon-monomethylether) ist für den Wert der Droge als Bittermittel ohne Bedeutung. Da diese Substanz aber leicht durch Mikrosublimation (s. S. 157) aus der Droge gewonnen und anschließend als Dinitrogentisin identifiziert werden kann, ist sie als diagnostisches Merkmal wichtig. Das gleiche gilt natürlich auch für Inhaltsstoffe, die nicht nur mikrochemisch, sondern auch mikroskopisch nachgewiesen werden können: für die Verwendung der Zingiberaceendrogen (Zingiberis-, Galangae-, Zedoariae rhizoma) als „Acria" oder „Aromatica" ist das Vorhandensein von Stärke ohne Belang, für ihre Identifizierung sind die Stärkekörner ein charakteristisches Merkmal (Zingiberaceenstärke mit überwiegend großen, einfachen, exzentrisch geschichteten Stärkekörnern, bei denen ein Ende oft zu einer Spitze ausgezogen ist; Abb. 72).

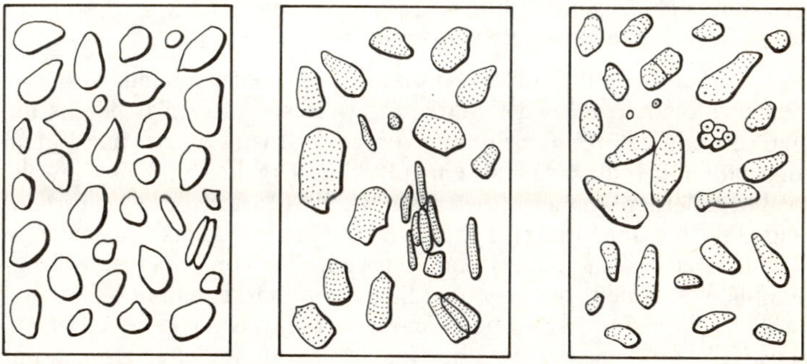

A B C

Abb. 72 Zingiberaceen-Stärke (200fach vergr.).
A = Zingiberis rhizoma; B = Zedoariae rhizoma; C = Galangae rhizoma (aus *Gassner/Bothe*, Mikroskopische Untersuchungen pflanzlicher Nahrungs- und Genußmittel)

Können mikrochemische Reaktionen so gestaltet werden, daß der Nachweis nicht nur in Extrakten, sondern ohne besondere Vorbereitung auch im pflanzlichen Gewebe selbst (in Schnitten oder gepulvertem Material) durchgeführt werden kann, so sprechen wir von histochemischen Methoden, sofern die Reaktionsprodukte unlöslich sind. Sie erlauben auch Angaben über die Lokalisation der nachgewiesenen Stoffe im Gewebe (z. B. Nachweis bestimmter gerbstofführender Zellen, Nachweis von Alkaloiden in besonderen Gewebeschichten).

4.1. Geformte Bestandteile

Die für die Drogenanalyse wichtigsten geformten Zellinhaltsstoffe sind a) Stärkekörner und b) Calciumoxalatkristalle. Andere Kristalle sind verhältnismäßig selten: Calciumcarbonat- und Calciumsulfatkristalle kommen vor. Gelegentlich können auch organische Substanzen auskristallisiert sein: Diosmin- oder Hesperidinkristalle (Diosmin = 7-Rhamnoglukosid des Diosmetins, Hesperidin = 7-Rhamnoglukosid des Hesperitins: Flavonglykoside), Carotinkristalle in den Wurzeln von *Daucus carota,* Eiweiß-„Kristalle" u. a. Auch Substanzen, die normalerweise im Zellsaft gelöst vorkommen und im folgenden Abschnitt (s. S. 124ff.) erwähnt werden, kristallisieren unter bestimmten Bedingungen aus (z. B. Inulin).

Stärkekörner. Die in den Chloroplasten gebildete Assimilationsstärke wird als Reservestärke bevorzugt in den unterirdischen Organen oder in den Samen abgelagert. Seltener dient das Mark oberirdischer Stämme als Stärkespeicher (Sagostärke!). Nur diese Reservestärkekörner sind für die mikroskopische Analyse von Interesse. Das Fehlen oder Vorhandensein von Stärke, im letzteren Falle auch die Größe und Form der Stärkekörner sind wichtige diagnostische Merkmale, wie erwähnt auch bei solchen Drogen, die nicht wegen der Stärke, sondern wegen anderer Inhaltsstoffe verwendet werden.

Bei allen Drogen, die von unterirdischen Organen stammen, wird man den negativen Ausfall des Stärkenachweises – es genügt bereits die makroskopische Begutachtung von Drogenstückchen nach dem Betupfen mit Iodlösung – als ein auffälliges Ergebnis und als Hinweisreaktion deuten können. Löwenzahnwurzel (Taraxaci radix), Enzianwurzel (Gentianae radix), Senegawurzel (Senegae radix) oder Seifenwurzel (Saponariae radix) sind Drogen, die von Pflanzen solcher Familien stammen, bei denen an Stelle von Stärke andere Kohlenhydrate (Inulin, Oligoside) gespeichert werden. Umgekehrt weist ein positiver Stärkenachweis bei der Identitätsprüfung dieser Drogen mit Sicherheit auf das Vorliegen einer Verfälschung oder Verwechslung hin.

Ausgangspunkt für die Bildung der Reservestärkekörner sind besondere Leukoplasten **(Amyloplasten).** Die zu Micellen (Kristalliten) vereinigten Stränge 1,4-α-glykosidisch gebundener Glucosemoleküle werden in radialer Ausrichtung um ein „Bildungszentrum" gelagert. Es entstehen auf diese Weise optisch anisotrope **Sphärokristalle.** Während der Aufbau des Stärkekorns aus radial angeordneten, doppelbrechenden Kristalliten bei der Beobachtung im polarisierten Licht deutlich wird (dunkles Auslöschungskreuz in Richtung der Polarisationsebenen), kann bei normaler mikroskopischer Untersuchung oft auch eine tangentiale Schichtung der Stärkekörner beobachtet werden. Diese Schichtung kann konzentrisch oder exzentrisch um das Bildungszentrum herum ausgebildet sein und ist vermutlich auf wechselnden Wassergehalt der Schichten des Stärkekorns zurückzuführen. In vollständig entwässerter Stärke verschwindet sie.

Zusammengesetzte Stärkekörner entstehen, wenn zwei oder mehrere Bildungszentren eines Amyloplasten Ausgangspunkt einer Stärke-

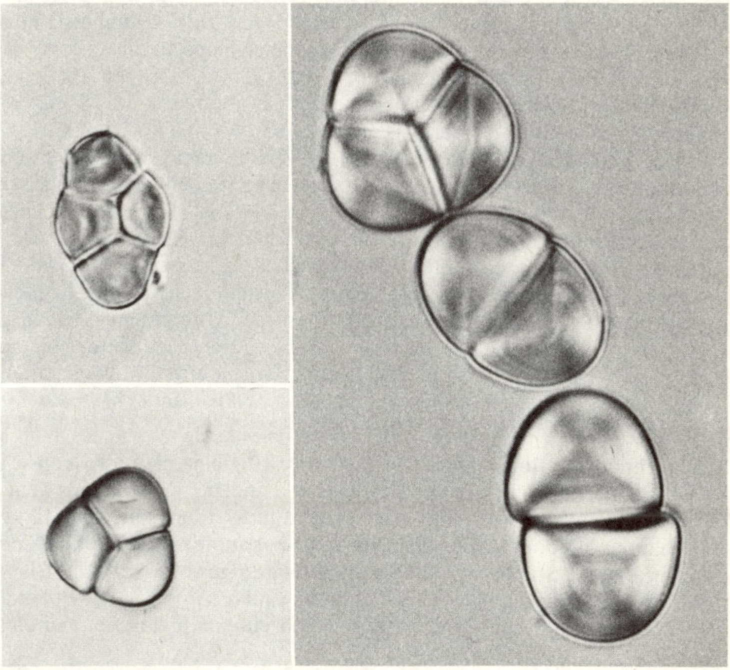

Abb. 73 Zusammengesetzte Stärkekörner.
Links: Stärke von Valerianae radix: drei- und vierfach zusammengesetzte Körner, ca. 20 μm; rechts: Stärke von Sarsaparillae radix: zwei- und dreifach zusammengesetzte Körner, ca. 30 μm

kornbildung werden; Abb. 73 zeigt das typische Bild der Stärke von Valerianae radix und Sarsaparillae radix. Sehr kleinkörnige Stärke kann aus vielen Körnchen zusammengesetzte „Stärkekugeln“ bilden (z. B. im Perisperm der *Piper*-Früchte).

Die **Größe der Stärkekörner** kann innerhalb weiter Grenzen schwanken, wobei Stärkesorten relativ einheitlicher Korngröße (Maisstärke; Reisstärke) neben solchen mit sehr unterschiedlichen Körnern zu finden sind (z. B. Amylum solani, die Kartoffelstärke). Als kleinkörnig wird Stärke bezeichnet, deren Großkörner nicht größer als 30 μm sind. Wenn über 50 μm große Körner vorhanden sind, sprechen wir von großkörniger Stärke. Zur Größenmessung mit Hilfe des Okularmikrometers sowie zur „Lycopodiummethode“ siehe Kap. 1.

Die **Form der Stärkekörner** ist von der Art des Bildungszentrums, das punkt- oder auch spaltförmig sein kann, und von der „Packung“ der Körner in der Zelle abhängig. Wenn sehr viele Körner in einer Zelle gebildet werden, entstehen kantig-polyedrische, gegenseitig abgeplattete Formen (Reisstärke und z. T. auch Maisstärke). Für bestimmte Familien kann die Gestalt der Stärkekörner ein spezifisches Merkmal sein (z. B.: „Zingiberaceenstärke“; s. Abb. 72). In Drogen, die nach der Ernte durch Erhitzen schnell getrocknet werden, kann die native Stärke verklumpt oder verkleistert sein, so daß nur noch unstrukturierte, mit Iodlösung anfärbbare (s. u.) Massen nachgewiesen werden können: z. B. Salep tuber oder Jalapae tuber. Auch in dem mit Wasser gebrühten Curcumarhizom von *Curcuma longa* ist die Stärke weitgehend verkleistert, während die Stärkekörner des Rhizoms von *Curcuma zanthorrhiza,* das unter der Bezeichnung „Javanische Gelbwurz“ offizinelle Droge im DAB 8 ist, meist gut erhalten sind. Hier handelt es sich also nicht um die Feststellung primär vorhandener, sondern sekundär durch die Bearbeitung hervorgerufener Unterschiede. Zweckmäßigerweise wird man in diesem Falle weitere Möglichkeiten der Unterscheidung (s. Fluoreszenzanalyse, Kap. 7 und chromatographische Verfahren, Kap. 8) ausschöpfen.

Anfärbung mit Iodlösung. Die bisher besprochenen, mikroskopisch feststellbaren Merkmale des Stärkekorns sind für die Diagnose entscheidend. Wenn zunächst nur festgestellt werden soll, ob Stärke vorhanden ist oder nicht, kann auch der bekannte, sehr empfindliche Nachweis der Stärke mit Iodlösung herangezogen werden. Die Blaufärbung der Stärkekörner beruht auf der Einlagerung von Iodmolekülen in die „Hohlräume“ der schraubig gedrehten Amylosekettenmoleküle.

Amylose, der in heißem Wasser lösliche Anteil der Stärke, der im Durchschnitt ca. 20% des Stärkekorns ausmacht, besteht aus langen, unverzweigten Ketten von 400 bis zu 1000 Molekülen D-Glucopyranose. Bei 1,4-α-glykosidischer Verknüpfung entsteht auf Grund der

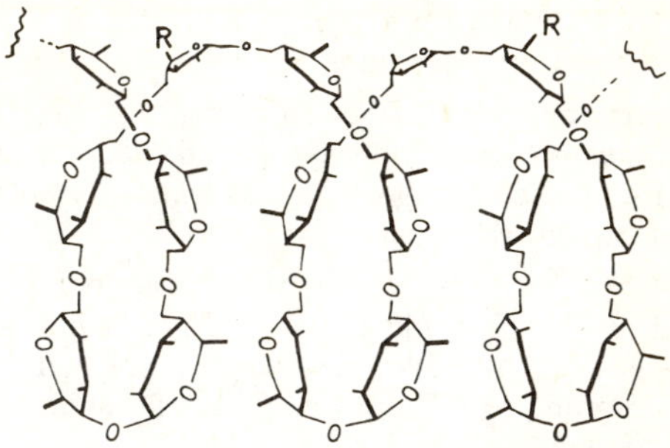

Abb. 74 Amylosekette. R = Ansatzstellen für 1 → 6-Verzweigungen des Amylopektins

axialen Stellung der OH-Gruppe am C 1 und äquatorialer Stellung der OH-Gruppe am C 4 eine spiralige Struktur mit 6 Glucose-Resten pro Windung (Abb. 74). In den kanalartigen Hohlraum mit einem Durchmesser von 0,6 nm kann Iod als sogenannte Einschlußverbindung in linearen Ketten (Abstand der einzelnen Iodatome = 0,31 nm) eingelagert werden; dieses Phänomen ist Ursache der intensiven Blaufärbung.

Amylopektin ist der meist in den äußeren Schichten des Stärkekorns lokalisierte, in heißem Wasser verkleisternde Anteil der Stärke. Es handelt sich um ein Glucosan, das durch zusätzliche, 1,6-α-glykosidisch verknüpfte Seitenketten am 1,4-α-glykosidisch verknüpften Hauptstrang ein stark verzweigtes Makromolekül darstellt (pro 20 Glucose-Einheiten eine 1,6-Seitenverzweigung). Es enthält außerdem eine geringe Zahl esterartig gebundener Phosphatreste. Amylopektin, in reiner Form in kaltem Wasser löslich, gibt mit Iodlösung mehr violette Färbungen. Die Färbung der Stärkekörner hängt also vom Verhältnis Amylose/Amylopektin ab und kann von rötlich-blau (vor allem Rhizom- und Knollenstärke) bis rotviolett (Stärke aus Samen und Früchten) variieren. Diese Unterschiede sind nur bei Verwendung schwächerer Iodlösungen zu beobachten. Eine stärkere Konzentration der Iodlösung ist vorzuziehen, wenn sehr kleinkörnige, nur in geringer Menge vorkommende Stärke nachgewiesen werden soll (s. auch S. 200).

Offizinelle Stärkesorten sind nach Ph. Eur. I:

Amylum maydis, Maisstärke, aus den Karyopsen von *Zea mays,* mit kantigen oder runden Körnern; kleinkörnig, mit zentralem rissigem Spalt, nur selten zusammengesetzt.

Amylum oryzae, Reisstärke, aus den Karyopsen von *Oryza sativa;* sehr kleine, kantige Körner, zuweilen noch zu mehreren zusammenhängend.

Amylum solani, Kartoffelstärke, aus den Knollen von *Solanum tuberosum,* mit unregelmäßig geformten Körnern unterschiedlicher Größe

(10 bis 100 μm); exzentrische Schichtung deutlich erkennbar, vereinzelt zusammengesetzt.

Amylum tritici, Weizenstärke, aus den Karyopsen von *Triticum aestivum,* mit rundlichen Kleinkörnern und bis 45 μm großen, elliptisch-linsenförmigen Großkörnern; zentraler Spalt, Schichtung schwach erkennbar.

Für alle Stärken sind in der Monographie „Amyla“ gemeinsame Hinweise zur Identitäts- und Reinheitsprüfung gegeben. Während geringe Anteile von Zellfragmenten kaum zu beanstanden sind, dürfen deformierte oder beschädigte Stärkekörner nur ausnahmsweise vorkommen.

Calciumoxalatkristalle. Ablagerungen des schwer löslichen Calciumoxalats kommen im pflanzlichen Gewebe sehr häufig vor. Das gänzliche Fehlen von Oxalatkristallen ist ein ebenso wichtiges diagnostisches Merkmal wie beim Vorhandensein die Form der Kristalle. Wir unterscheiden: 1. Einzelkristalle: größere Kristalle verschiedener Form (Rhomben, Prismen); 2. Kristallsand: zahlreich in einer Zelle vorkommende, sehr kleine Kristalle; 3. morgensternförmige Kristallaggregate, die als Drusen bezeichnet werden, und 4. Raphiden*: lange, spitz auslaufende, nadelförmige Kristalle, die oft gebündelt in besonderen, meist auch mit Schleim erfüllten Idioblasten liegen: Raphidenbündel (s. Abb. 75).

Calciumoxalat kristallisiert als Monohydrat $Ca(COO)_2 \cdot H_2O$ meist in monoklinen, als Dihydrat $Ca(COO)_2 \cdot 2\ H_2O$ in tetragonalen Kristallformen.

Für bestimmte Taxa ist das regelmäßige Vorkommen einer dieser Kristallformen charakteristisch. Sehr häufig finden wir Raphiden im

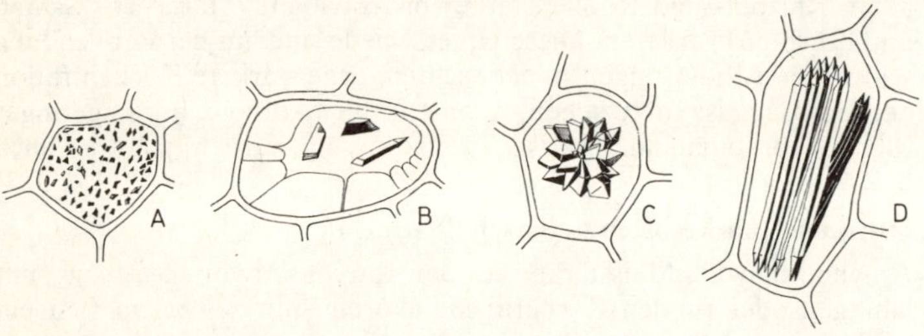

Abb. 75 Calciumoxalat; verschiedene Kristallformen. A = Kristallsand, B = Einzelkristalle (in einer Steinzelle von Colombo radix), C = Druse, D = Raphidenbündel

* griechisch: ἡ ῥαφίς (rhaphis) = Nähnadel; sprachlich korrekt also Rhaphide; heute jedoch meist ohne h = Raphide geschrieben.

Bereich der Liliatae (Monocotyledoneae). Bei den dikotylen Pflanzen sind Raphiden selten (lediglich bei einigen Familien der Caryophyllales, bei *Oenotheraceae, Balsaminaceae* oder bei einigen *Rubiaceae* häufig anzutreffen). In den einzelnen Organen kommen auch verschiedene Kristallformen nebeneinander vor. So finden sich z. B. im Mesophyll der Eucalyptusblätter (Eucalypti folium) Drusen und Einzelkristalle, während in der Rinde von *Marsdenia cundurango* das Rindenparenchym Drusen, das Phelloderm dagegen Einzelkristalle führt. Als auffälliges Merkmal seien die kristallführenden Steinzellen von Colombo radix und Juniperi fructus erwähnt.

Die Erkennung der doppelbrechenden Oxalatkristalle wird durch die Beobachtung im polarisierten Licht erleichtert (Polarisationsfilter auf „Auslöschung“ stellen: Kristalle leuchten im dunklen Gesichtsfeld auf; Irisblende öffnen, vgl. dazu auch S. 15). Zur endgültigen Identifizierung der Kristalle ist der mikrochemische Nachweis von Ca^{2+} und Oxalationen erforderlich: Bildung von $CaSO_4$-Kristallen im H_2SO_4-Präparat (s. Abb. 76) und Nachweis der Oxalsäure z. B. mit Kaliumpermanganatlösung.

Die Ablagerung der Kristalle kann an bevorzugten Stellen im Gewebe erfolgen. Kristallbildung in den Zellen der Leitbündelscheiden oder in Parenchymscheiden, die Sklerenchymfaserbündel umgeben, führt zu den für diagnostische Zwecke wichtigen **Kristallzellreihen** (s. Abb. 62 u. 77).

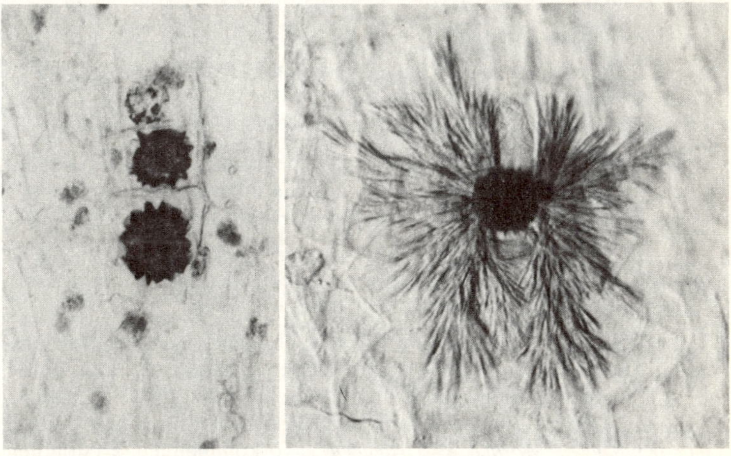

Abb. 76 Calciumoxalatdrusen (links), eine davon mit büschelförmigen Gipsnadeln nach Behandlung mit 20%iger Schwefelsäure (rechts)

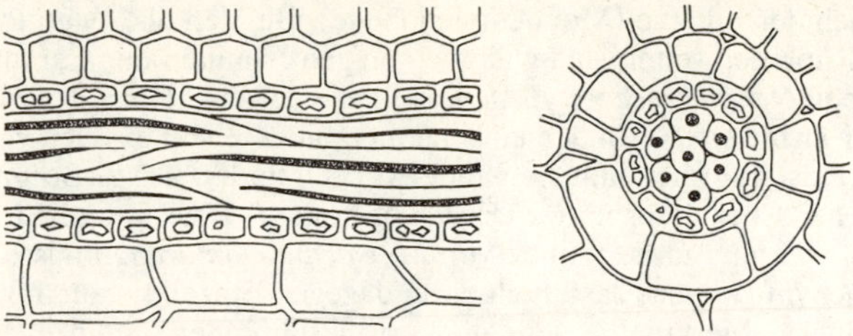

Abb. 77 Kristallzellreihen, ein Faserbündel begleitend, schematisch. Längsschnitt (links). Querschnitt (rechts)

Einige Drogen mit Kristallzellreihen:

(a) Blatt- oder Krautdrogen (Kristallzellreihen der Blattnerven; im Mesophyll kommen auch andere Kristalle vor)

Aurantii folium
Betulae folium
Coca folium
Eucalypti folium
Hamamelidis folium
Sennae folium
Uvae Ursi folium
Vitis idaeae folium
Agrimoniae herba
Meliloti herba

(b) Rinden

Frangulae cortex
Rhamni pursh. cortex
Quebracho cortex
Quercus cortex
Salicis cortex

(c) Rhizome und Wurzeln

Calami rhizoma (im Pulver geschälter Droge selten!)
Liquiritiae radix
Ononidis radix

Auch Drusen können in Reihen angeordnet sein, z. B. im sekundären Rindenparenchym von Condurango cortex oder Granati cortex, was üblicherweise aber nicht mit dem Begriff „Kristallzellreihe“ gleichgesetzt wird.

Die Größe der Kristalle ist sehr unterschiedlich. In Tabelle 2 sind einige Beispiele angeführt.

Sonstige Kristalle (außer Oxalat). Nicht sehr häufig kommen **Calciumcarbonatkristalle** vor. Im Gegensatz zu den Oxalatkristallen lösen sie sich in verdünnter Essigsäure unter Bläschenbildung (CO_2-Entwicklung) auf. Die bei einigen Familien (z. B. *Acanthaceae, Cannabaceae, Cucurbitaceae, Moraceae, Urticaceae*) vorkommenden Cystolithen sind zentripetale, mit $CaCO_3$ inkrustierte Auswüchse der Zellwand, die aus Cellulose und anderen Verbindungen, z. B. Kallose, bestehen.

Tabelle 2

	Große Kristalle	Kleine Kristalle
Drusen	Rhei radix (bis über 100 μm) Tormentillae rhizoma (über 50 μm)	Umbelliferenfrüchte („Oxalatrosetten“)
Raphiden	Scillae bulbus (bis 1000 μm lang) Asperulae herba (bis 300 μm)	Salep tuber Cinnamomi cortex
Einzel-kristalle	Quillaiae cortex (bis 100 μm große Prismen) Aurantii folium (~ 40 μm) Iridis rhizoma (bis 500 μm lang)	Centaurii herba Cardamomi fructus Gentianae radix
Kristall-sand	Belladonnae folium, Dulcamarae stipes, Nicotianae folium, Cinchonae succirubrae cortex u. a. Die Kristallsandzellen fallen durch ihren „schwärzlichen“ Zellinhalt auf (Totalreflektion des zugeführten Lichts). Prüfung im polarisierten Licht!	

Bei der Droge Cannabis herba sind sie in den Borsten- und Retortenhaaren gut zu erkennen. Auch in den Blättern von *Urtica*-Arten (Droge: Urticae herba, Brennesselkraut) liegen die Cystolithen in Epidermiszellen, die z. T. als Haarzellen ausgebildet sind, während sie in den Blättern von *Ficus*-Arten in subepidermalen Zellen zu finden sind.

Gipskristalle sind sehr selten, z. B. in der Familie der *Capparidaceae* anzutreffen.

Kieselsäure kommt in Form von Kristallen („Kieselkörper“; häufig in Epidermiszellen), als Zellwandinkrustierung, seltener auch in einer löslichen Form, im Pflanzenreich weitverbreitet vor. Früher viel gebräuchliche Kieselsäuredrogen (z. B. Equiseti*-, Polygoni-, Galeopsidis herba) sind heute obsolet. Häufig finden sich Zellwandverkieselungen neben Kieselsäurekristallen, so z. B. bei manchen Familien oder Ordnungen der Liliatae: Zingiberales, die kegelförmigen Ablagerungen in den Epidermiszellen werden, wie auch bei den Palmae, Stegmata genannt; Cyperales oder die Gramineen, deren sog. Kieselkurzzellen der Epidermis ein diagnostisch wichtiges Merkmal sind. Die steifen Borstenhaare der Boraginaceen haben Kieselsäure- und Kalk-

* Schachtelhalmkraut ist auf Grund seines Gehalts an Flavonoiden und Saponinen als diuretisch wirksame Droge offizinell.

einlagerungen in den Zellwänden und in der Haarbasis oft noch Cystolithen!

Als Sphärokristalle werden in Drogen gelegentlich auch Flavonglykoside angetroffen: Hesperidinkristalle in Aurantii immaturi fructus, Aurantii pericarpium, Aurantii folium, auch in den Epidermiszellen von Menthae piperitae folium; Diosminkristalle in Bucco folium oder in den Blattepidermiszellen von Conii herba. In Drogenpulvern, insbesondere von unterirdischen Organen, sind häufig große, unregelmäßig geformte Kristalle von Quarzsand als Verunreinigung zu finden, die nicht mit drogeneigenen Kristallen verwechselt werden sollten.

„Eiweißkristalle" (besser Kristalloide) sind frei, z. B. in der Kartoffel oder als Bestandteil der Aleuronkörner zu finden. **Aleuronkörner** sind vorwiegend in Samen vorkommende Eiweißreservekörper, die aus Globulinkristalloiden, eingebettet in eine albuminhaltige Grundmasse, und kugeligen Phytingloboiden bestehen (Phytin = Ca- und Mg-Salze der Inosithexaphosphorsäure). Als Einlagerung werden auch gelegentlich kleine Oxalatdrusen beobachtet. Diese „Oxalatrosetten" sind charakteristische Bestandteile des Endosperms der Umbelliferenfrüchte. Da Aleuronkörner sich im Wasser- oder Chloralhydratpräparat weitgehend auflösen, liegen die Drusen dann frei in der Zelle.

Aleuronkörner werden durch konz. HNO_3 gelb angefärbt (Nitrierung der aromatischen Aminosäuren; Xanthoproteinreaktion), während mit Millons Reagenz eine Rotfärbung eintritt. Beide Reaktionen sind jedoch mit Vorsicht zu bewerten, da z. B. manche Harzsubstanzen mit Salpetersäure Gelbfärbung zeigen oder *p*-Cumarsäure mit beiden Reagenzien eine positive Reaktion ergibt. Im Iod-Glyzerin-Präparat färben sich Aleuronkörner (mit Ausnahme des Globoidanteils) gelb.

4.2. Im Zellsaft gelöste, kolloidale oder amorphe Stoffe; Zellwandsubstanzen

4.2.1. Schleime

Im Gegensatz zu tierischen Schleimen, die vorwiegend aus Glykoproteiden bestehen, sind die pflanzlichen Schleime ausnahmslos Polysaccharide oder polysaccharidähnliche Substanzen, gelegentlich allerdings auch mit einer proteinähnlichen Komponente. Auf Grund eines Gehalts an Uronsäuren reagieren sie meist sauer; es gibt aber auch neutrale Pflanzenschleime (z. B. der Schleim von Salep tuber, den Knollen von *Orchis*-Arten und anderen Orchidaceen). Auf die chemische Konstitution der Schleimstoffe kann im einzelnen nicht näher eingegangen, sondern an dieser Stelle nur festgestellt werden, daß die pflanzlichen Schleime Umwandlungsprodukte von Zellinhaltsstoffen, insbesondere von Stärke, sein können. Sie werden vor allem in Dictyosomen, aber auch vom Endoplasmatischen Reticulum, synthetisiert und meist in den Raum zwischen Protoplast und Zellwand abgeschieden. In Schleimidioblasten liegen sie dann der Wand an („Wandschleime“) oder füllen schließlich das ganze Zellumen aus („Zellinhaltsschleime“). Schleimsubstanzen sind auch normale Bestandteile der Mittellamelle und der Primärwand: Pektine bei den höheren Pflanzen als unlösliches Protopektin (Kap. 2) oder Stoffe vom Typ der Alginsäure bei den *Phaeophyta,* des Agar-Agar und der Carraghenine bei *Rhodophyta* (hier z. T. auch im Intercellularraum).

Als **Schleimdrogen** bezeichnen wir nur solche Drogen, die einen über die Norm hinausgehenden Gehalt an Schleimstoffen aufzuweisen haben (die Sennesblätter, Sennae folium, sind trotz ihrer epidermalen Schleimzellen keine „Schleimdroge“; auch bei anderen Blättern findet man nicht selten verschleimte Epidermiszellen). Zellinhalts- oder Wandschleime werden oft in besonderen Schleimzellen gebildet, die als Idioblasten im Parenchym liegen, Beispiel: ober- und unterirdische Organe der *Malvaceae,* die die Schleimdrogen Malvae folium und flos, Althaeae folium und Althaeae radix liefern. Von Schleim erfüllte Interzellularräume werden als Schleimlücken oder -höhlen beschrieben (z. B. bei *Tilia*). Bei vielen Samen finden wir eine ausgeprägte Schleimepidermis: Leinsamen, Lini semen, und die Flohsamen, Psyllii semen, vgl. auch Abb. 78, sind die dem Apotheker bekanntesten Beispiele für Samen, die wegen ihrer Quellwirkung als Laxantien verwendet werden (s. auch S. 127).

Bei 60% aller Fabaceen ist ein schleimhaltiges Endosperm vorhanden. Außer der nur noch wenig gebräuchlichen Droge Foenugraeci semen, Samen des Bockshornklees, wird als Beispiel noch das Guarmehl von *Cyamopsis tetragonoloba* (Guarbohne) genannt, neuerdings als Präparat Glucotard® im Handel. Auf das besondere Verhalten der Fabaceen-Endospermschleime sei noch hingewiesen. Nach Zusatz geringer Mengen von Borax zu wäßrigen Schleimextrakten erfolgt eine Gelierung.

Alle Schleimsubstanzen quellen in wäßrigem Milieu. Die Quellung kann durch Alkohol oder Glyzerin wieder rückgängig gemacht werden. Durch diesen, im Mikroskop zu beobachtenden Prozeß des **Quellens und Entquellens** kann am sichersten das Vorhandensein pflanzlicher Schleimsubstanzen bestätigt werden.

Die Volumenzunahme schleimhaltiger Drogen in wäßrigem Milieu wird auch zur Wertbeurteilung herangezogen. Eine solche Wertbeurteilung ist wünschenswert, da der Schleimgehalt pflanzlicher Organe ebenso wie die Quellfähigkeit der Schleimsubstanzen – z. B. in Abhängigkeit von der Lagerungsdauer der Drogen – erheblichen Schwankungen unterworfen sein kann. Verfahren zur Wertbeurteilung von Schleimdrogen beruhen entweder auf der Viskositätsmessung wäßriger, schleimhaltiger Drogenextrakte oder, wie oben erwähnt, auf der Beobachtung der Volumenzunahme beim Quellen: Bestimmung von Quellungsfaktoren oder Quellungszahlen. In beiden Fällen handelt es sich um Konventionsverfahren, bei denen die Versuchsbedingungen genau eingehalten werden müssen. Dies gilt in besonderem Maße für die viskosimetrische Messung, die nur unter gleichen Temperatur- und pH-Bedingungen und möglichst unter Verwendung des gleichen Viskosimetertyps vergleichbare Werte ergibt.

Einfacher, für die Belange der pharmazeutischen Praxis jedoch genügend, ist die Bestimmung des Quellungsfaktors, der **Quellungszahl.**

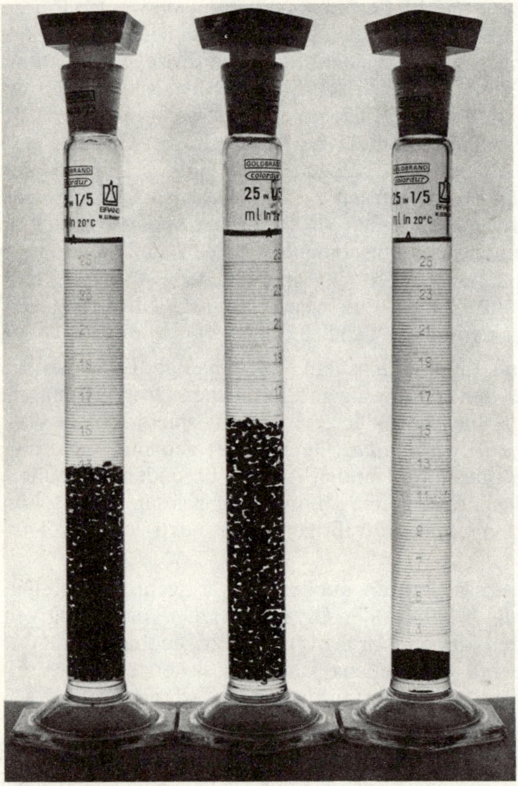

Abb. 78 Bestimmung des Quellungsfaktors von Psyllii semen (Samen von *Plantago afra*). Links: 13,2 (länger gelagerte Droge), Mitte: 15,8 (frisch geerntete Droge), rechts: Kontrolle (in Alkohol)

Die Bestimmung wird in der Weise durchgeführt, daß man eine bestimmte Menge Droge – meist 1 Gramm des Pulvers – in graduierten Meßzylindern in Wasser quellen läßt und nach mehreren Stunden die Volumenzunahme als ein Maß für die Quellfähigkeit der Droge mißt (Arbeitsvorschrift s. Kap. 10). Auch bei dieser Methode müßten Temperatur und pH der Quellflüssigkeit genau vorgeschrieben sein. Da aber die Ablesung nicht mit allzu großer Genauigkeit vorgenommen werden kann und die Fehlerbreite der Methode bei 5–7% liegt, wird in den Pharmakopöen, die eine Bestimmung des Quellungsfaktors aufgenommen haben (DAB 8; ÖAB; Ph. Helv. VI), auf eine genaue Festlegung dieser Faktoren verzichtet. Abb. 78 zeigt die Volumenzunahme unzerkleinerter Samen von *Plantago afra.* Werden die „Flohsamen", wie bei einigen Abführspezialitäten üblich, noch mit einem Überzug versehen, so wird der Quellungsfaktor deutlich kleiner. Auf der anderen Seite ergeben diejenigen neueren Arzneifertigpräparate, die überwiegend nur die Schalen von Samen mit Schleimepidermis enthalten, besonders hohe Quellungsfaktoren (Samenschalen von *Plantago afra* oder *P. ovata:* Präparate z. B. Laxiplant®, Metamucil® oder Mucofalk®).

Viskosimetrische Bestimmungen und die Ermittlung von Quellungsfaktoren stellen letztlich nicht vergleichbare Werte dar, da bei der viskosimetrischen Messung alle in den Solzustand übergehenden Schleimsubstanzen das Ergebnis bestimmen, während begrenzt quellbare, gelbildende Stoffe, die unter Umständen den Drogenpartikeln noch anhaften, beim Filtrieren oder Zentrifugieren aus dem Extrakt entfernt werden. Umgekehrt resultiert der Quellungsfaktor aus dem Verhalten der begrenzt quellenden, gelbildenden Schleimstoffe, während die solbildenden Schleimanteile die Bestimmung eher stören, da der gesamte Ansatz viskös wird und die Drogenpartikel sich nicht mehr am Boden absetzen. Entsprechende Beobachtungen kann man z. B. bei den Quittensamen, Cydoniae semen, oder beim Traganth machen. Eine Bestimmung des Quellungsfaktors ist bei diesen Drogen nur möglich, wenn als Quellmedium Alkohol/Wasser-Gemische oder Salzlösungen (Alkali-Erdalkali-Salze) verwendet werden. Beim Traganth zeigen die begrenzt quellenden Partikel eine über viele Stunden andauernde Quellung, was bei der Herstellung der Untersuchungslösung (Ph. Eur. III) berücksichtigt werden muß. Über eine vereinfachte viskosimetrische Messung und sonstige Möglichkeiten der Identifizierung und Wertbestimmung dieser Droge berichteten Stahl und Tugrul (1981).

Weitere Schleimnachweise sind die Probe mit Tuschesuspension oder Anfärbungen mit metachromatischen Farbstoffen wie z. B. Thionin oder Toluidinblau.

Prüfung auf Schleim mit Tusche. Die in wäßrigem Medium quellenden

Schleimsubstanzen lassen keine Partikel einer zugeführten Tuschesuspension eindringen. Schleimzellen oder schleimhaltige Gewebebezirke heben sich daher als helle Stellen im sonst dunklen Gesichtsfeld heraus. Es handelt sich also hier nicht um eine Farb„reaktion", sondern um ein physikalisches Phänomen. Dieser Nachweis ist insofern nicht eindeutig, als auch andere Zellinhaltsstoffe (z. B. ätherische Öle) das Eindringen der Tuschepartikel verhindern können. Daher ist als ein weiterer Nachweis zu empfehlen:

Anfärbung von Schleim mit Thionin- oder Toluidinblaulösung. Mit den basischen Thiazinfarbstoffen Thionin oder Toluidinblau (Formeln S. 201) lassen sich bei den meisten pflanzlichen Schleimen (und zwar bei den sauer reagierenden, nicht bei neutralen) Anfärbungen erzielen, die durch die Erscheinung der Metachromasie erklärt werden können. Wir verstehen darunter die Tatsache, daß einige Farbstoffe unter bestimmten Bedingungen (z. B. durch Absorption an sauer reagierende chemische Gruppen) unterschiedliche Farbtöne annehmen können (Verschiebung des Absorptionsmaximums). Durch eine Anfärbung mit metachromatischen Farbstoffen können daher verschiedene Zell- und Gewebsteile in einem Anfärbevorgang in unterschiedlichen Farbtönen angefärbt und dadurch voneinander abgegrenzt werden. Die Unterschiede zwischen dem „normalen" (orthochromatischen) blauen Farbton der erwähnten basischen Thiazinfarbstoffe und der metachromatischen Farbe sind auf eine Komplexbildung zwischen „chromotroper" Substanz und dem Farbstoff zurückzuführen, wobei der Farbstoff in dem Komplex als Farbstoffmolekül vorliegt. Metachromasie zeigen nur Substanzen, die mindestens eine freie NH_2- oder NH-Gruppierung besitzen. Nach dem Anfärben der Schleimzellen mit Thionin oder Toluidinblau und anschließendem Auswaschen des überschüssigen Farbstoffs mit wäßrigem Alkohol heben sich die Schleimzellen durch ihren rötlich-violett gefärbten Inhalt von den übrigen Zellen sowie von den blau angefärbten Cellulosewänden ab. Die Farbunterschiede sind oft nur gering.

4.2.2. Pektine

Pektine sind Polyuronide, die überwiegend aus D-Galacturonsäureeinheiten in 1,4-α-glykosidischer Bindung aufgebaut sind. In die Kette sind vereinzelt Rhamnose-Reste eingebaut (= Rhamnogalacturonan). Als weitere Kohlenhydrate, die in unterschiedlicher Bindung vorkommen, sind Arabinose und Galactose zu nennen. Einige Carboxyl-Gruppen der Galacturonsäure sind mit Methylalkohol verestert. In unlöslicher Form sind Pektine Bestandteile der Matrix von Mittellamelle und Primärwand und werden dort als Protopektin bezeichnet (Vernetzung der Polyuronidketten durch zweiwertige Metallionen oder Phosphorsäure). Als lösliche Verbindungen können sie in Pflanzenorganen, insbesondere in reifenden Früchten (Apfel, Citrusfrüchte) in größerer Menge vorkommen und haben als Geliermittel pharmazeutische und lebensmitteltechnische Bedeutung.

Der früher vielfach angegebene Nachweis der Pektine durch Anfärbung mit Rutheniumrot ist nicht spezifisch. Auch andere saure Schleime oder Mucopolysaccharide färben sich rot an. In Ph. Eur. wird eine Rutheniumrotlösung allerdings noch zum Nachweis von Pektinen bei der Reinheitsprüfung des Arabischen Gummi (Acaciae gummi) verwendet: Prüfung auf Agar und Sterculia-Gummi, die nicht anwesend sein dürfen. Recht gut eignet sich Rutheniumrot zur differenzierten Darstellung pflanzlicher Zellwände (Pfänder, 1982). Der färbende Teil des wasserlöslichen Salzes ist das Kation, nach neueren Untersuchungen wahrscheinlich ein linearer Dreikernkomplex mit Sauerstoffbrücken mit der Formel

$$[(NH_3)_5\,Ru\text{–}O\text{–}Ru(NH_3)_4\text{–}O\text{–}Ru(NH_3)_5]^{6+}.$$

Als spezifischer **Pektinnachweis** kann folgende histochemische Reaktion, die auch zum Nachweis von Pektinen in Extrakten geeignet ist, durchgeführt werden: Auf dem Objektträger werden die Schnitte der Einwirkung alkalischer Hydroxylaminlösung ausgesetzt. Nach einigen Minuten wird mit Salzsäure angesäuert und anschließend $FeCl_3$-Lösung zugegeben. Pektine geben einen rotgefärbten Niederschlag. Dieser Nachweis beruht auf der Reaktion der alkalischen Hydroxylaminlösung mit den Estergruppen des Pektins unter Bildung von Pektinhydroxamsäuren. Diese geben mit Fe^{3+}-Ionen unter Chelatbildung wasserunlösliche rote Komplexe.

4.2.3. Kallose

Die Kallose ist ein Polysaccharid, das aus Glucosebausteinen in 1,3-β-Bindung aufgebaut ist und gegen Ende der Vegetationsperiode in dickerer Schicht den Siebplatten aufliegen kann. Kallose läßt sich recht spezifisch mit Resorcinblau nachweisen.

4.2.4. Fructosane, Inulin

Polymere der D-Fructofuranose kommen in einigen Familien an Stelle von oder neben Stärke als Reservestoffe vor; Fructosane mit vorherrschender 2→6-Bindung der Fructosemoleküle (Phleintyp) vor allem in Poaceen, solche mit 2→1-β-Glykosidbindungen (Inulintyp) z. B. in Campanulaceen, Lobeliaceen und hauptsächlich in Asteraceen (Drogen z. B. Taraxaci radix, die Löwenzahnwurzel oder Farfarae folium, Huflattichblätter).

Inulin, das bekannteste Fructosan, ist im Gegensatz zur Stärke keine hochpolymere Verbindung (30 bis 40 Fructose-Einheiten; ein Glucosemolekül endständig) und kommt daher im Zellsaft gelöst, vielfach als übersättigte Lösung, vor. Nach Zusatz von Glyzerin oder Alkohol zum Frischmaterial bzw. beim Übergang zur Droge durch Trocknung fällt es in Sphärokristallen aus. Die Violettfärbung des Inulins mit α-Naphthol/Schwefelsäure ist nicht spezifisch, sondern eine allgemeine Reaktion auf Kohlenhydrate. Nach Hydrolyse kann mit Resorcin/HCl eine Rotfärbung erhalten werden (Seliwanoffs Reagenz zum Nachweis von Ketosen). Anmerkung: Histochemische Nachweise löslicher Kohlenhydrate mit eindeutiger Lokalisation des Reaktionsprodukts fehlen; auch die erwähnte Reaktion mit α-Naphthol/Schwefelsäure liefert einen löslichen Farbkomplex. Unlösliche Polysaccharide können mit Periodat/Leuco(para)fuchsin nachgewiesen werden (Oxidation der Kohlenhydrate zu Polyaldehyden, die mit dem Schiff'schen Reagenz rotgefärbte Verbindungen ergeben), wobei in der Zellwand anwesendes Lignin stört, da es auf Grund freier Aldehydgruppen bereits ohne Periodsäureoxidation mit dem Leuco(para)fuchsin reagiert. Von reduzierenden Zuckern, z. B. Glucose, Fructose, können mittels Phenylhydrazin die Osazone abgeschieden werden, die häufig als nadelartige, gelbe Kristalle in Schnittpräparaten ausfallen.

4.2.5. Lipophile Substanzen

Fette, ätherische und fette Öle, aber auch lipophile Wandsubstanzen wie die Cutin- oder Suberinschichten* der Endodermis-, Exkret- oder Korkzellen, können mit fettlöslichen Farbstoffen angefärbt werden. Mit dem Farbstoff Sudan III erzielt man orangerote Färbungen, kräftiger rot färbt Sudan IV (Scharlachrot), während mit Sudanschwarz B Lipide sehr kräftig in dunkelbraunem bis schwarzem Ton angefärbt werden.

Bei allen diesen Färbungen handelt es sich nicht um eine chemische Reaktion, sondern um das Ergebnis eines physikalischen Prozesses: die in den verwendeten Lösungsmitteln nur mäßig löslichen Farbstoffe diffundieren zu den Bereichen höherer Löslichkeit und reichern sich in den Gewebslipiden an. Verwendet man z. B. eine Lösung von Sudan III in Alkohol/Glyzerin, so konzentriert sich der Farbstoff allmählich in der Lipidphase und färbt sie rot. Durch schwaches Erwärmen kann der Prozeß beschleunigt werden; wenn zu viel Lösungsmittel aus dem Präparat verdunstet, können büschelförmige Sudan III-Kristalle als Artefakte auftreten. Durch nachträgliches Auswaschen mit Alkohol wird ein Teil des überschüssigen Farbstoffs entfernt und der Kontrast erhöht.

---

* Cutin und Suberin sind hochmolekulare, durch Veresterung (z. T. auch durch Peroxidbrückenbildung) von Fett- und Hydroxyfettsäuren entstandene Substanzen (vgl. dazu auch S. 27, 30).

Sudanfarbstoffe färben auch die lipophilen Bestandteile von Milchsäften an, so daß der Verlauf von Milchröhren im Gewebe – sofern jedenfalls noch ein Teil des Inhalts enthalten ist – verfolgt werden kann. Von den weiteren Bestandteilen, die in Milchsäften vorkommen können – Kautschuk, Gutta, Harze, Glykoretine; auch Stärke, Proteine, Gerbstoffe oder Alkaloide – sind die letzteren mit Iodlösung, $FeCl_3$-Lösung oder Alkaloidreagenzien nachweisbar.

Die Anfärbung von Epidermiszellen läßt, wie schon S. 52 erwähnt, im Querschnitt vielfach unterschiedlich lipophile Schichten der Außenwand erkennen. Während die eigentliche Cuticula als deutlich rot gefärbtes Häutchen unterschiedlicher Dicke den äußeren Abschluß bildet, werden auch die darunterliegenden Cuticularschichten mehr oder weniger rötlich angefärbt. Die innersten Wandschichten sind dann cutinfreie Celluloselamellen. Da auch Haare als epidermale Bildungen eine Cuticula besitzen, ermöglicht die Sudanfärbung in Drogenpulvern eine Unterscheidung zwischen Haar- und Faserbruchstücken.

Ätherische Öle (Aetherolea). Sie unterscheiden sich durch ihre Flüchtigkeit von fetten Ölen und können auf Grund dieser Eigenschaft durch Wasserdampfdestillation aus Drogen gewonnen werden. Zur Untersuchung dieser komplizierten Stoffgemische, die wegen ihres hohen Preises zu Verfälschungen und Zusatz von Streckungsmitteln herausfordern, dienen sensorische, physikalische und chemische Methoden. Während die Gaschromatographie zur Identitäts- und Reinheitsprüfung von ätherischen Ölen noch keinen Eingang in das Arzneibuch gefunden hat, wird von der Identifizierung einzelner Komponenten nach DC-Auftrennung vielfach Gebrauch gemacht; vgl. dazu und zur Mikroextraktion mittels TAS-Verfahren Kap. 8.

Auf moderne analytische Verfahren (Kubeczka 1979; 1982) kann hier nicht eingegangen werden, einige einfache Prüfungen seien aber noch kurz erwähnt, da durch sie bereits Hinweise auf mögliche Verfälschungen erbracht werden können.

„Fettfleckprobe“: 1 bis 2 Tropfen ätherisches Öl werden auf Filtrierpapier getropft. Während einwandfreie Öle innerhalb von 24 Stunden vollständig verdunstet sind, bleibt bei stark verharzten oder mit fetten Ölen verschnittenen ätherischen Ölen ein durchscheinender Fleck sichtbar.

Wasserlösliche Anteile: 10 ml ätherisches Öl werden in einem 50 ml-Meßzylinder auf 20 ml gesättigte NaCl-Lösung geschichtet. Nach Markierung der Schichtgrenze wird durchgemischt; das Volumen der Ölschicht darf nicht verändert sein (DAB 8). Ethanol, Glykol oder Glykol-Derivate (als Streckungsmittel zugesetzt) gehen in die NaCl-Phase, dadurch wird das Volumen der Ölschicht geringer. Wegen des hohen Substanzbedarfs ist das Verfahren nur bei der Prüfung größerer Chargen sinnvoll. Geringe Anteile an Wasser lassen sich durch Schütteln mit Schwefelkohlenstoff (Ph. Eur.) und die dabei auftretende Trübung erkennen.

Prüfung auf Phthalsäureester: Eine Probe des Öls wird mit alkoholischer KOH verseift (Vorschrift s. Ph. Eur. III). Das Auftreten eines kristallinen Niederschlags (in Ethanol nicht lösliches Kaliumphthalat) deutet auf Beimengung von Phthalsäureester (häufiges Streckungsmittel) oder Ester anderer Säuren hin.

Löslichkeit in Ethanol: Während ätherische Öle in absolutem Ethanol gut löslich sind, verhalten sie sich in verdünntem Ethanol sehr unterschiedlich. Das Arzneibuch gibt daher jeweils Ethanol/Wasser-Mischungsverhältnisse an, in denen sich das betreffende ätherische Öl klar oder mit Opaleszenz lösen muß. Streckung mit Mineralsäuren und Verfälschungen durch andere ätherische Öle können auf diese Weise erkannt werden.

4.2.6. Gerbstoffe

Gerbstoffe kommen im Pflanzenreich weitverbreitet vor und sind auch als Drogeninhaltsstoffe von Interesse, nicht nur als Wirkstoffe der eigentlichen Gerbstoffdrogen (Rinde von *Quercus*-Arten, Quercus cortex; Rhizom von *Potentilla erecta,* Tormentillae rhizoma; Früchte von *Vaccinium myrtillus,* Myrtilli fructus, Wurzel von *Krameria triandra,* Ratanhiae radix u. a. m.), sondern auch als – teils erwünschte, teils weniger geschätzte – Begleitstoffe in anderen Drogen. In manchen Familien oder Ordnungen werden sie in besonderem Maße akkumuliert (*Rosaceae,* Ericales, *Fagaceae, Anacardiaceae,* Geraniales, um nur einige zu nennen), während andere Taxa praktisch gerbstoffrei sind (z. B. *Papaveraceae*). Gerbstoffe können als vakuoläre Inhaltsstoffe in quasi löslicher Form im Zellsaft enthalten sein, aber auch Zellwände, etwa des Phellems, der Exodermis oder des Kernholzes imprägnieren. Wir finden Gerbstoffe gleichmäßig in allen Zellen eines Gewebes verteilt (pathologische Gewebebildungen sind oft gerbstoffreich; z. B. die Gallae von *Quercus-* oder *Rhus*-Arten) oder in auffälligen Idioblasten, den Gerbstoffzellen, z. B. im Rhizom von *Acorus calamus,* Calami rhizoma oder in der Wurzel von *Primula*-Arten, Primulae radix, oder in „Gerbstoffschläuchen" (z. B. die in Längsschnitten als Aneinanderreihung von länglichen Gerbstoffzellen erkennbaren „Schläuche" des Holundermarks). Lebende Zellen grenzen die gebildeten Gerbstoffe mit ihren eiweißfällenden Wirkungen gegen das Plasma ab (Tonoplast!); vielfach sterben Gerbstoffzellen aber auch ab, so daß wir die Gerbstoffe als Klumpen oder Inklusen in den Zellen finden.

Als polyphenolische Stoffe geben sie mit Schwermetall-, insbesondere Fe^{3+}-Salzen charakteristische Farbreaktionen mit vorwiegend schwarzen, blauschwarzen, blauen, bei Catechingerbstoffen z. T. auch mit grünlichen Farbtönen. Bei länger gelagerten Drogen kann die Farbreaktion infolge zunehmender Kondensation der Gerbstoffe zu höhermolekularen „Phlobaphenen“ schwächer ausfallen. Es muß betont werden, daß auch andere Verbindungen mit phenolischen OH-Gruppen, die nicht den eigentlichen „Gerb“stoffen zuzurechnen sind (Gallussäure, Hydroxyzimtsäuren, Catechin u. a.), Farbreaktionen mit Eisensalzen geben. Auch die Blaufärbung von Molybdato- oder Wolframatophosphorsäure wird allgemein durch Polyphenole (bzw. durch reduzierende Substanzen) hervorgerufen, die teilweise Molybdän(VI)- oder Wolfram(VI)-Ionen des Komplexes zu fünfwertigen Ionen reduzieren (Bildung von Molybdänblau, Wolframblau).

Zur Bestätigung, daß tatsächlich Gerbstoffe vorliegen, empfiehlt es sich, mit den filtrierten Drogenextrakten zusätzlich **Fällungsreaktionen** durchzuführen. Hierzu eignen sich folgende Reagenzien:

(1) Gelatinelösung 0,5%. Ausfällung eines Protein-Gerbstoffkomplexes. Die Empfindlichkeit der Reaktion wird durch Zugabe einer Spur n/10 HCl erhöht (Fällungsoptimum bei ca. pH 3,5 bis 4,5).

(2) Bleiacetatlösung. Gerbstoffe werden durch Schwermetallsalze gefällt, Bleiacetat ist die gebräuchlichste Verbindung, vor allem, wenn Gerbstoffe als Störsubstanzen aus Drogenextrakten entfernt werden sollen (z. B. bei der früheren iodometrischen Arbutinbestimmung der Bärentraubenblätter). Die voluminösen Fällungen lassen sich oftmals nicht durch Filtrieren, sondern nur durch Zentrifugieren abtrennen. Zur Verwendung bei Grenzwertbestimmungen s. S. 134.

(3) Viele Alkaloide geben mit Gerbstoffen schwerlösliche Komplexe. Zur Gerbstoffällung in Extrakten wird vielfach Coffein, zum mikrochemischen Gerbstoffnachweis eine Strychninlösung (mit Zusatz von Natriumchlorid) verwendet.

Eine gewisse Differenzierung der verschiedenen Gerbstoffgruppen ist durch die Reaktion mit Vanillin/HCl möglich. Nur die Gruppe der Catechingerbstoffe, allerdings auch Leucoanthocyane und Catechin selbst, gibt mit diesem Reagenz eine Rotfärbung. Es handelt sich – wie auch beim Ligninnachweis mit Phloroglucin/HCl – um eine säurekatalysierte Reaktion von Aldehyden mit Phenolen (hier Phloroglucinring des Catechinmoleküls). Mit Vanillin/HCl werden auch die wurmwirksamen Phloroglucide in Filicis rhizoma, Koso flos und Kamala nachgewiesen.

Farbreaktionen und Fällungsnachweise werden auch zur quantitativen Gerbstoffbestimmung herangezogen. Wie bei den mikrochemischen qualitativen Methoden ist zu berücksichtigen, daß nicht nur „echte“

Gerbstoffe erfaßt werden. Bei der sog. Hautpulvermethode werden aus einem gerbstoffhaltigem Extrakt durch Schütteln mit chromierter Tierhaut die Gerbstoffe entfernt und ihre Menge durch gravimetrische Rückstandsbestimmung des Extrakts vor und nach der Behandlung ermittelt. Kombinationen dieser Methode mit photometrischen Bestimmungen (Blaufärbung von Wolframatophosphorsäure durch die reduzierende Wirkung der Polyphenole) sind Verfahren, die in Ph. Eur. II für die Gerbstoffbestimmung von Ratanhiae radix sowie im 2. AB-DDR für verschiedene Gerbstoffdrogen beschrieben werden. Eine ausführliche Erörterung der dabei auftretenden Probleme stammt von Glasl (1983).

In Ph. Helv. VI und ÖAB werden zur Wertbeurteilung von Gerbstoffdrogen einfache **Grenzwertbestimmungen** vorgeschrieben, die auf der Fällbarkeit der Gerbstoffe durch Blei^{2+}- oder Cu^{2+}-Ionen beruhen. In einem nach Vorschrift hergestellten Gerbstoffdrogenextrakt wird durch Zugabe einer genau bemessenen Menge Blei- oder Kupferacetatlösung die Hauptmenge der Gerbstoffe ausgefällt. In dem klaren Filtrat muß dann bei Drogen mit ausreichend hohem Gerbstoffgehalt nach nochmaliger Zugabe des Fällungsreagenzes noch eine deutlich sichtbare Trübung auftreten.

4.2.7. Bitterstoffe

Viele Arznei- und Gewürzdrogen sind wegen ihres bitteren Geschmacks als appetitanregende Mittel in Gebrauch. Die in ihnen enthaltenen Bitterstoffe im engeren Sinne sind Substanzen, die abgesehen von ihrer Eigenschaft, Magensaft- und Speichelsekretion anzuregen, keine ausgeprägten physiologischen Wirkungen haben. Es sind Verbindungen unterschiedlicher chemischer Struktur, oftmals Lactongruppierungen im Molekül enthaltend und zur Gruppe der Terpenoide gehörig.* Bei den Gentianaceen-Drogen Enzianwurzel oder Tausendgüldenkraut sind es Monoterpene vom Secoiridoidtypus, für die Asteraceen wie z. B. Wermut oder Benediktenkraut sind dagegen Sesquiterpenlactone charakteristisch. Diterpene finden sich bei den Lamiaceen (Carnosol in Salviae folium oder das Marrubiin des Andorns, Marrubii herba), während das Condurangin der Condurangorinde ein Gemisch verschiedener Pregnanderivate ist. Bei der Pomeranzenschale schließlich (Aurantii pericarpium) sind es Flavonglykoside (Naringin und Neohesperidin), die auf Grund einer besonderen Verknüpfung im Zuckeranteil – die Neohesperidose ist eine 2(!)-*O*-Rhamnopyranosyl-glucopyranose – bitter schmecken.

---

* Alkaloide wie das Strychnin oder Chinin, die Digitaloide oder Santonin schmecken ebenfalls stark bitter.

Eine Wertbeurteilung von Bitterdrogen (Amara) ist durch „sensorische Analyse", d. h. durch eine organoleptische Bitterwertbestimmung möglich. Als der **Bitterwert** einer Droge wird nach der Definition verschiedener Arzneibücher der reziproke Wert derjenigen Verdünnungsstufe des Extraktes von 1 Gramm gepulverter Droge bezeichnet, der noch eben bitter schmeckt. Die Angabe eines Bitterwertes von 10 000 für Enzianwurzel besagt also, daß ein nach den Vorschriften der Pharmakopoë hergestellter Extrakt von 1 g Droge in einer Verdünnung von $^1/_{10\,000}$ noch deutlich bitter schmecken soll.

Zur Feststellung der individuellen Bitterempfindlichkeit des Prüfenden muß zunächst eine „Eichung" mit einer bitterschmeckenden Vergleichslösung gemacht werden, für deren Herstellung eine exakt dosierbare Substanz mit bekanntem Bitterwert gebraucht wird. Als „Titersubstanz" hat sich hierfür Chininhydrochlorid bewährt, das billiger, leichter erhältlich und weniger problematisch als das früher benutzte Brucin ist. Der Bitterwert von Chinin-HCl ist auf 200 000 festgesetzt worden, d. h. die Mehrzahl der Versuchspersonen empfindet Verdünnungen des Alkaloids in einer Konzentration von $^1/_{200\,000}$ noch als deutlich bitter. Trotz dieser „Eichung" der Prüfpersonen ist die Streuung bei Bitterwertbestimmungen so groß, daß halbwegs verläßliche Werte nur mit einem größeren Probandenkollektiv zu erzielen sind. Es hat daher nicht an Versuchen gefehlt, chemische Wertbestimmungen von Bitterdrogen zu erarbeiten.

Chemische Prüfung von Bitterdrogen. Auf Grund der strukturellen Vielfalt der Bitterstoffe fehlen allgemeine chemische Nachweise für diese Gruppe. Durch dünnschichtchromatographische Auftrennung der Drogenextrakte können für die meisten Bitterstoffdrogen die wichtigsten Inhaltsstoffe nachgewiesen werden und so zur Identifizierung der Droge beitragen; vgl. dazu Kap. 8.

In einigen Fällen ist auch eine quantitative Gehaltsbestimmung möglich, so z. B. für den Wermut, Absinthii herba; nach säulenchromatographischer Auftrennung der Bitterstoffe in eine Artabsin- und eine Absinthin/Matricin-Fraktion erfolgt von der letzteren eine quantitative Bestimmung als Fe(III)-hydroxamatkomplex (Schneider und Mielke, 1978). Auch für die Enzianwurzel, Gentianae radix, ist eine Wertermittlung durch quantitative Bestimmung des Amarogentingehalts möglich, da dieses Acylglykosid mit einem Bitterwert von 58 Mio. die wertbestimmende Komponente ist (Wagner und Münzing-Vasirian, 1975; Sticher und Meier, 1977, 1978). In den Wurzeln von *Harpagophytum procumbens* (Teufelskralle) kann das Iridoidglykosid Harpagosid quantitativ mittels HPLC bestimmt werden (Sticher und Meier, 1980).

Nachweis von Proazulenen. Sesquiterpenlacton-Bitterstoffe vom Guajanolidtyp wie das Matricin sind Proazulene, d. h. aus ihnen wird unter bestimmten Bedingungen, z. B. bei der Wasserdampfdestillation des ätherischen Öls, blaugefärbtes Chamazulen gebildet. Um sich ein Bild über den Proazulengehalt einer Droge (Kamillenblüten, Schafgarbenkraut, evtl. Wermutkraut) zu machen, können histochemische oder mikrochemische Reaktionen durchgeführt werden.

Histochemisch (Nachweis der Proazulene in Drüsenschuppen): Unter der Einwirkung starker Mineralsäuren gehen die farblosen Proazulene in rot (blau, schwarz) gefärbte Carbenium-Ionen über und lassen sich auf diese Weise lokalisieren. Während für Millefolii herba 85%ige Phosphorsäure ausreicht, ist für Kamille eine Mischung von konz. H_3PO_4 und H_2SO_4 (9 + 1) erforderlich; bei Absinthii herba gibt HCl (25%) nach kurzem Aufkochen des Präparates eine blauschwarze Anfärbung der proazulenhaltigen Drüsenschuppen.

Mikrochemischer Nachweis in Drogenextrakten: Mit dem Dimethylaminobenzaldehyd-Reagenz geben Proazulene unter Erwärmung eine blaugrüne Färbung (Bildung eines Carbeniumsalzes nach Anlagerung des Aldehyds an das aus Matricin entstandene Chamazulen). Bei ungenügender Extraktion der Droge und infolge der Anwesenheit von Störsubstanzen im Extrakt ist der Ausfall der Reaktion oft unbefriedigend. Zur Herstellung eines geeigneten Drogenextraktes siehe S. 205.

4.2.8. Anthrachinon-Derivate

Oxidierte Derivate des Anthracens, in Pflanzen meist in glykosidischer Bindung vorliegend („Anthraglykoside"), sind als Wirkstoffe viel gebräuchlicher Abführdrogen von Bedeutung *(Rheum, Frangula, Cassia, Aloe)*. Zu ihrem Nachweis kann die Rotfärbung mit Laugen (Natron- oder Kalilauge, auch Ammoniaklösung) herangezogen werden. Diese erstmals von Bornträger (1880) genauer beschriebene Reaktion geben nur 1,8-Dihydroxyanthrachinon-Derivate, nicht jedoch die – als Laxantien bedeutungslosen – 1,2-Dihydroxyverbindungen. Bei den reduzierten Anthron-Anthranol-Formen tritt die Rotfärbung erst nach Oxidation auf (z. B. mit Wasserstoffperoxid). So gibt z. B. *frische* Faulbaumrinde mit ihrem überwiegenden Anteil reduzierter Anthraverbindungen beim Betupfen mit Lauge nur eine sehr schwache, in Verbindung mit H_2O_2 jedoch eine kräftige Rotfärbung. Die Droge Frangulae cortex soll bereits mit KOH allein eine deutliche Reaktion zeigen, was als Hinweis für ausreichend lange Lagerung und Umwandlung der Anthron-Anthranolglykoside in die oxidierten Formen gewertet werden kann. Zum Anthronnachweis mittels 4-Nitroso-*N,N*-dimethylanilin nach Ph. Eur. siehe S. 175. Auch glykosidisch am C 1 oder C 8 gebundene Zucker können die Rotfärbung verhindern, da die Ionisierung einer phenolischen Hydroxylgruppe und die Ausbildung einer Chelatbindung zwischen Phenolation und der Carbonylgruppe am C 9 behindert wird. Allerdings ist dabei zu berücksichtigen, daß bereits durch die Einwirkung der Lauge bei Reagenzzugabe in gewissem Umfange eine Glykosidspaltung einsetzt. Auch die Dianthronglykoside der Sennesblätter (Sennoside) geben ebenso wie die C-Glykoside der Aloedroge (Aloine; bei Kap-Aloe auch Aloinoside) die Bornträgerreaktion erst nach oxidativer Spaltung.

Die Reaktion mit Lauge läßt sich mit Ganz-, Schnitt- oder Pulverdroge durchführen; es können auch vorher die Anthrachinone durch Mikrosublimation (siehe dort!) aus der Droge isoliert werden. Für den histochemischen Nachweis der Lokalisation von Anthraglykosiden in bestimmten Zellen oder Gewebebezirken eignet sich alkoholische KOH oder NaOH oder die Räucherung mit konz. Ammoniak. Auf diese Weise kann z. B. in Schnittpräparaten von *Rheum* die bevorzugte Ablagerung der Anthraglykoside in den Markstrahlen der Wurzel festgestellt werden. Zur DC s. Kap. 8.

Quantitative Wertbestimmungen mittels kolorimetrischer Auswertung der Bornträgerreaktion, die aus verschiedenen Gründen allerdings noch nicht befriedigen, sind in neuere Arzneibücher aufgenommen worden.

4.2.9. Saponine

Saponine sind Glykoside mit Terpenoidaglyka, die im Pflanzenreich verbreitet, in einigen Familien *(Caryophyllaceae, Primulaceae, Hippocastanaceae, Polygalaceae, Sapindaceae, Liliaceae* s.l., *Dioscoreaceae, Agavaceae)* durchweg in größeren Mengen vorkommen. Nach den Aglyka unterscheiden wir Triterpen- und Steroidsaponine, nach der Anzahl der Zuckerketten Mono- und Bisdesmoside. Die auffällige Eigenschaft der Saponine, in wäßrigen Lösungen einen haltbaren Schaum zu bilden, wird als Vorprobe für den qualitativen Nachweis benutzt, wenn auch andere Drogeninhaltsstoffe ebenfalls zu einer Schaumbildung führen können. Bildet sich bei wäßriger Anschüttlung eines Drogenpulvers kein haltbarer Schaum, so kann durch diese negative Reaktion das Vorhandensein von Saponinen mit ziemlicher Sicherheit ausgeschlossen werden. Viele Saponine (nicht jedoch z. B. das Aescin) bilden mit Cholesterin schwerlösliche Komplexe und können auf diese Weise aus Drogenextrakten abgetrennt und charakterisiert werden.

Auf Grund der Struktur ihrer Aglyka geben sie eine Reihe von Farbreaktionen: Nach Salkowski Rotfärbung nach Zugabe von konz. Schwefelsäure zu einer Chloroformlösung oder der bekannte Nachweis nach Liebermann-Burchard, bei dem eine (evtl. über rot oder blau einsetzende) Grünfärbung einer Lösung in Essigsäureanhydrid nach Zugabe von 1 Tropfen konz. H_2SO_4 beobachtet werden kann. Derartige Farbreaktionen sind jedoch, da in Pflanzen zahlreiche andere Verbindungen mit Triterpen- oder Steroidstruktur vorkommen, nicht spezifisch (vgl. Digitaloide). Sie können auch nicht als histochemische Reaktionen ausgeführt werden, da die Reaktionsprodukte löslich sind. Bei stark saponinhaltigen Drogen wie z. B. den Wurzeln von *Saponaria officinalis* oder *Gypsophila paniculata* (Saponariae radix, rubra u. alba) können Saponine im Iodglyzerinpräparat als gelbliche Schollen in den Schnitten beobachtet werden.

Ein empfindlicher **Saponinnachweis** ist die Feststellung der Hämolysewirkung in Blutgelatine oder Blutagar, wobei aber zu berücksichtigen ist, daß 1. einige Saponine, z. B. das Glycyrrhizin oder auch Bisdesmoside nur wenig hämolytisch wirken, 2. Hämolyse, d. h. Austritt des Hämoglobins aus Erythrozyten auch durch verschiedene andere chemische oder physikalische Agentien hervorgerufen werden kann und daß 3. pflanzliche Stoffe wie z. B. Gerbstoffe die Hämolysewirkung der Saponine aufheben und zu „false-negative reactions" führen können.

Zur Durchführung des Nachweises wird ein mit isotonischer Kochsalzlösung hergestelltes, evtl. gepuffertes Gelatine- oder Agarsol bei Temperaturen unter 50 °C mit frischem Citratblut oder defibriniertem Rinderblut vermischt. In die erstarrende Gallerte können Drogenschnitte eingelegt werden, oder es werden nach dem Erstarren mit einem Korkbohrer Löcher in die Blutgelscheibe gestanzt, in die Suspensionen des zu prüfenden Drogenpulvers eingefüllt werden. Makroskopisch oder unter dem Mikroskop können dann die sich ausbildenden Hämolysehöfe beobachtet werden (Abb. 79). Sowohl das Einweichen der Drogenstücke als auch das Anreiben des Drogenpulvers muß mit isotonischer, gepufferter NaCl-Lösung erfolgen.

Auf der Hämolysewirkung der Saponine basieren auch Verfahren zur Wertbestimmung von Saponindrogen. Zur Ermittlung des sog. **Hämo-**

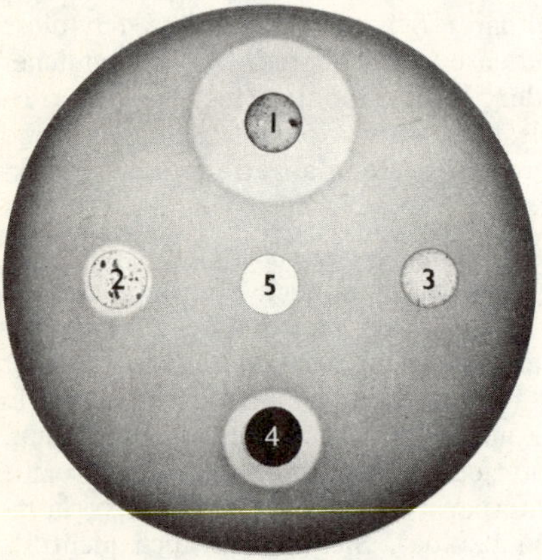

Abb. 79 Hämolysehöfe verschiedener Saponindrogen in einer Blutgelatineplatte.

1 = Primulae radix, Primelwurzel,
2 = Primulae radix, Primelwurzel, extrahierte Droge,
3 = Liquiritiae radix, Süßholzwurzel,
4 = Sarsaparillae radix, Sarsaparillwurzel,
5 = Physiologische Kochsalzlösung.

Alle Drogenpulver mit physiol. NaCl-Lösung angerieben

lytischen Index werden Verdünnungsreihen von Drogenextrakten hergestellt und diejenige Verdünnungsstufe ermittelt, die eine bestimmte Menge Blutkörperchensuspension gerade noch vollständig zu hämolysieren vermag. Das Eintreten der Hämolyse ist an dem Umschlag von „deckfarben“ (d. h. der trüb-roten Farbe der Erythrozytensuspension) nach „lackfarben“ (d. h. der klar-roten Farbe einer Hämoglobinlösung) deutlich zu erkennen. Die Bestimmung des hämolytischen Index ist eine Konventionsmethode, die ein genaues Einhalten der gegebenen Vorschriften erfordert. Wenn sie mehr als eine reine Grenzwertbestimmung sein soll, so muß auch eine Vergleichsbestimmung mit einem „Standardsaponin“ (2. AB-DDR oder Ph. Helv. VI) durchgeführt werden, da die Empfindlichkeit der Erythrozyten gegenüber der hämolysierenden Wirkung von Saponinen erheblichen Schwankungen unterworfen sein kann.

4.2.10. Digitaloide

Digitaloide sind herzwirksame Glykoside mit Steroidaglyka (Grundgerüst: Cyclopentanoperhydrophenanthren). Brauchbare histochemische Reaktionen fehlen. Für den chemischen Nachweis in Extrakten entsprechender Drogen *(Digitalis, Strophanthus, Convallaria, Nerium, Thevetia, Adonis – Urginea, Helleborus)* gibt es eine Reihe von Reagenzien mit unterschiedlichem Reaktionsort am Molekül und dementsprechend unterschiedlicher Spezifität.

Organische Nitroverbindungen geben Farbreaktionen mit dem 17-β-ständigen Butenolidring (5gliedriger, einfach ungesättigter Lactonring) der Cardenolide. Die seit langem bekannte Baljet-Reaktion mit Pikrinsäure in alkalischem Medium führt zu einer Orangefärbung, während die empfindlichere, aber weniger beständige Kedde-Reaktion mit 3,5-Dinitrobenzoesäure (Ph. Eur.) im alkalischen Bereich eine rot-violette Färbung ergibt. Noch unbeständiger ist die Blaufärbung mit *m*-Dinitrobenzol (Reagenz nach Raymond). Voraussetzung für die Reaktion von Polynitroaromaten mit Cardenoliden ist das Vorhandensein der aktivierten Methylengruppe im Butenolidring. Nach Abspaltung eines Protons im alkalischen Milieu entsteht ein Cardenolidanion, das sich an die nitroaromatische Verbindung nucleophil anlagert und den Farbkomplex bildet (Meisenheimer-Komplex, obwohl mit einem Überschuß an Polynitroverbindung gearbeitet wird, der eigentlich zur Oxidation dieses Komplexes führt). Da im alkalischen Milieu der Lacton-Ring allmählich gespalten wird, sind die Farbkomplexe nicht beständig.

Charakteristische Farbreaktionen sind auch für die im Zuckeranteil der meisten Cardenolide enthaltenen 2,6-Didesoxyhexosen (Digitoxose u. a.) bekannt. Hierzu zählt die Keller-Kiliani-Reaktion: blaugrüne Färbung nach Unterschichten eines essigsauren Extrakts mit konz. H_2SO_4 bei Gegenwart geringer Mengen von Fe^{3+}-Ionen in beiden Phasen. Auch eine Gelbfärbung mit konz. Phosphorsäure (Reaktion nach Pesez-Dequeker) und die Rotfärbung mit Xanthydrol basieren auf der Anwesenheit von 2,6-Didesoxyhexosen. Xanthydrol-Lösung dient zur Identitätsprüfung von Digitalis purpureae folium nach Ph. Eur. III.

Alle erwähnten Reaktionen werden von den Bufadienoliden (statt des Butenolidrings ein 6gliedriger, 2fach ungesättigter Lactonring-Cumalinring; Fehlen von 2,6-Didesoxyzuckern im Molekül) nicht gegeben. Die für diese Gruppe von Digitaloiden angegebene Reaktion nach Liebermann-Burchard basiert auf dem Nachweis des Steroidaglykons und ist, da auch Triterpene bzw. andere Steroide die Reaktion geben, nicht spezifisch. Da die chemischen Nachweise auch nicht eine Unterscheidung der einzelnen Digitaloiddrogen ermöglichen, ist zur genaueren Charakterisierung eine chromatographische Auftrennung (PC, DC) und anschließend der getrennte Nachweis der einzelnen Komponenten erforderlich. Als Sprühreagenz eignet sich hierfür besonders Trichloressigsäure/Chloramin (Reagenz nach Jensen); nach dem Erhitzen der Platte können unter UV_{365} charakteristische Fluoreszenzen beobachtet werden:

Gelb:	Digitoxigenin-Derivate
Hellblau:	Gitoxigenin-Derivate
Stahlblau:	Digoxigenin-Derivate
Violettblau:	Strophantidin-Derivate

4.2.11. Flavonoide

Flavonoide Substanzen, d. h. Derivate des 2-Phenylchromons, kommen in einer Vielzahl von Drogen – meist als Begleiter anderer Inhaltsstoffe – vor. Als Glykoside und als Poly- (oftmals Penta-)hydroxy-

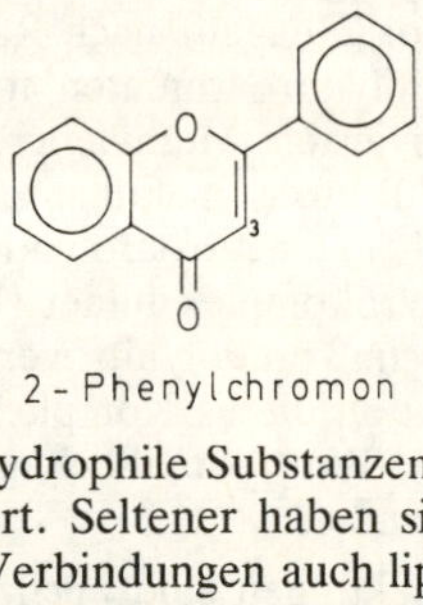

2 - Phenylchromon

verbindungen sind sie hydrophile Substanzen und werden im Zellsaft der Vakuole akkumuliert. Seltener haben sie z. B. als freie Aglyka oder als methoxylierte Verbindungen auch lipophilen Charakter (Beispiele: Kamillenflavone; Sinensetin in Orthosiphonis folium).

Zur allgemeinen Vororientierung, ob eine Droge überhaupt Flavonoide enthält, kann man die frische Schnitt- oder Bruchfläche oder eine Pulverprobe mit Ammoniaklösung oder Kalilauge befeuchten. Eine grünlich-gelbe bis braun-gelbe Färbung bzw. die Farbvertiefung einer bereits vorhandenen Gelbfärbung infolge Phenolatbildung kann als ein – allerdings relativ unspezifischer – Hinweis auf die Anwesenheit von Flavonoidsubstanzen gedeutet werden. Gleiches gilt für die Grünfärbung mit $FeCl_3$-Lösung, die viele Flavonoide mit phenolischen OH-Gruppen zeigen.

Während eigentliche histochemische Nachweise fehlen, gibt es für den mikrochemischen Nachweis von Flavonoiden in Extrakten eine Vielzal verschiedener Reagenzien, die – in geeigneter Weise kombiniert – auch die Unterscheidung verschiedener Flavonoidgruppen (Flavanone, Flavone sowie die entsprechenden, in 3-Stellung hydroxylierten Substanzen: Flavanonole, Flavonole) gestatten. Viele dieser Nachweisreagenzien können auch als Sprühreagenzien zum Nachweis von Flavonoiden auf Chromatogrammen benutzt werden. Im folgenden werden nur die wichtigsten Flavonoidreagenzien kurz erwähnt, soweit sie zur Unterscheidung einzelner Gruppen dienen können oder in Pharmakopoen zur Drogenprüfung herangezogen werden. Im übrigen finden sich Beispiele aus dem Bereich der Drogenanalyse auch in den Kapiteln 7 bis 9.

Wilson-Tauböck-Test. Drogenextrakte, die 5-Hydroxyflavonole oder 5-Hydroxyflavone enthalten, geben, mit Borsäure + Oxalsäure erhitzt, ein gelbes Reaktionsprodukt, das in Ether löslich ist und darin stark gelbgrün fluoresziert. Es handelt sich um Komplexe der Boroxal-

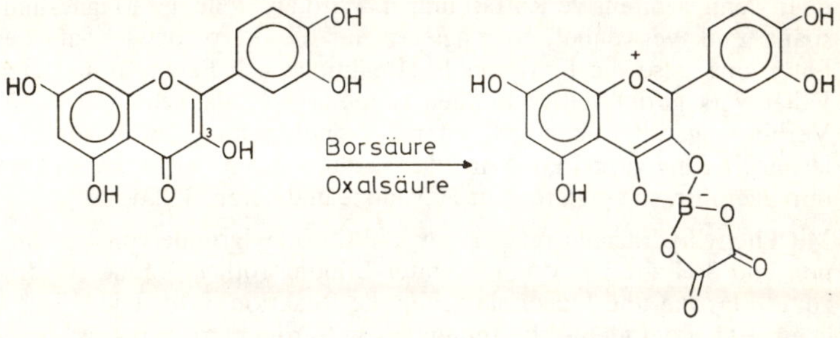

säure mit Flavonoiden (Borinsäuren), die in gleicher Weise auch mit Curcuminen entstehen können (*Curcuma*-Nachweis mit dem gleichen Reagenz). Im DAB 7 wurde die Reaktion zum Nachweis des Xanthorhamnins* benutzt, einer flavonoiden Verbindung, die in der Rinde

* Unter den angegebenen Versuchsbedingungen wird der Rhamnosylrest am C 3 abgespalten, so daß auch ein fünfgliedriger Chelatkomplex entstehen kann (siehe Teilformel rechts; S. 142).

von *Rhamnus alpina,* ssp. *fallax* vorkommt. Da sie in der offizinellen Faulbaumrinde fehlt, deutet der positive Ausfall der Reaktion auf eine Verfälschung oder Substitution mit der fallax-Rinde hin. In Ph. Eur. hat man zugunsten der DC auf diesen mikrochemischen Nachweis verzichtet und auch nicht auf den im langwelligen UV grünlich fluoreszierenden Xanthorhamninfleck hingewiesen.

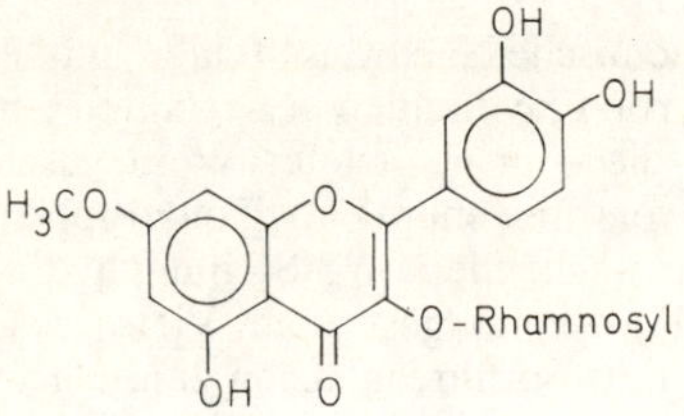

Xanthorhamnin

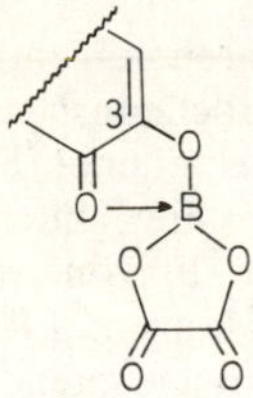

So wie mit Boroxalsäure bilden Flavonoide auch mit zahlreichen Metallionen gefärbte und meist auch fluoreszierende Chelate. Ausgenutzt wird z. B. die Bildung gelbgefärbter Chelate mit Al^{3+}-Ionen zur quantitativen Flavonoidbestimmung (Betulae folium; Crataegi folium cum flore).

Shinoda-Test. Flavanone, Flavanonole und Flavonole geben in alkoholischem Milieu mit metallischem Magnesium und Salzsäure mehr oder weniger intensive Rotfärbungen. Wird an Stelle der Magnesiumspäne Zink verwendet, so reagieren nur die 3-Hydroxyderivate der Flavanone, also die Flavanonole (Reaktion nach Pew). In manchen Fällen versagt der viel verwendete Shinoda-Test; das scheint u. a. für Verbindungen der eben erwähnten Flavonoidgruppen mit unsubstituiertem B-Ring zu gelten. Wird die Reduktion mit Natriumborhydrid durchgeführt, so reagieren nur Flavanone und deren Glykoside.

Mit Phenylhydrazinen reagiert nur die Carbonylgruppe von Flavanonen und 3-Hydroxyflavanonen unter Bildung rötlich-brauner Hydrazone. Flavone und Flavonole geben die Reaktion nicht. Diese Tatsache wird bei der Gehaltsbestimmung von Cardui mariae fructus ausgenutzt: hier sollen nur die Wirkstoffe vom Typ des Silybins (Kondensationsprodukte von Flavanonen mit Coniferylalkohol = „Flavanolignane"), nicht jedoch sonstige Flavonoide erfaßt werden.

Weitere Nachweisreagenzien gestatten, vor allem auch in Kombination mit chromatographischer Auftrennung der Flavonoidgemische, zusätzliche Aussagen über Zahl und Position von OH-Gruppen am Flavonoidgerüst und damit über die Zusammensetzung der Flavonoide in der Droge. Als Universalreagenz wird meist Diphenylboryloxyethylamin („Naturstoffreagenz“) eingesetzt; vgl. auch Kap. 8. Auf die Monographie von Mabry, Markham und Thomas (1970) und von Harborne, Mabry und Mabry (1975; Supplement 1982) sei hingewiesen. Zum Nachweis von Leucoanthocyanen vgl. Kap. 5.

4.2.12. Alkaloide

Alkaloide liegen in Drogen meist als Salze, d. h. an verschiedene Pflanzensäuren gebunden, vor. Ihr qualitativer Nachweis in Drogen oder Drogenextrakten ist insofern von Bedeutung, als bei negativem Ausfall der Nachweisreaktionen sich eine daran anschließende, möglicherweise sehr aufwendige quantitative Bestimmung erübrigt. Der Nachweis von Alkaloiden kann mit histochemischen Methoden in der Droge selbst erbracht werden, wobei zahlreiche Störmöglichkeiten in Betracht gezogen werden müssen. Dies gilt vor allem für die Verwendung von konz. Schwefelsäure, die sowohl in Fällungs- wie auch in Farbreagenzien viel enthalten ist und das pflanzliche Gewebe zerstört, aber auch mit anderen Inhaltsstoffen (z. B. Proteinen) reagieren kann. Besser geeignet sind mikrochemische Nachweise in Drogenauszügen, sei es im Reagenzglas, mit einem Extraktrückstand im Abdampfschälchen oder in einigen Fällen auch mit einem Mikrosublimat; vgl. dazu S. 157. Schließlich muß auch hier auf die dünnschichtchromatographische Auftrennung hingewiesen werden, die den Nachweis einzelner Substanzen ermöglicht und daher vielfach die Methode der Wahl ist. Ohne dünnschichtchromatographische Auftrennung sollten beim histo- oder mikrochemischen Alkaloidnachweis mit mindestens zwei verschiedenen Reagenzien positive Ergebnisse erzielt werden.

Fällungsreagenzien. Universell anwendbar sind Iodlösung (Kaliumiodid-Iodlösung; Lugolsche Lösung) oder Mayers Reagenz [Kaliumtetraiodomercurat (II)-Lösung], die in verschiedenen Pharmakopoen zum Alkaloidnachweis benutzt werden. Spezifische Färbungen der Fällungsprodukte können gelegentlich sogar schon Hinweise auf spezielle Alkaloide geben: So führen z. B. Alkaloide der Chinarinde mit Mayers Reagenz zu einem deutlich gelben Niederschlag, während die Fällungen mit diesem Reagenz sonst meist weiß oder nur leicht gelblich sind. Für Identitätsreaktionen wird vom Arzneibuch auch noch Dragendorffs Reagenz – Kaliumtetraiodowismutat: $K[BiJ_4]$ – herangezogen. Dieses ansonsten vor allem als Sprühreagenz in der DC verwendete Reagenz gibt meist rötlich-braune Fällungen.

Weitere Fällungsreagentien: Wolframato- und Molybdatophosphorsäure, verschiedene organische Nitroverbindungen wie Pikrinsäure, Styphninsäure, Pikrolonsäure oder Dipikrylamin. Hingewiesen sei noch auf die Fällung des Berberins als Nitrat, was ungewöhnlich ist, da Nitrate im allgemeinen leicht lösliche Verbindungen sind.

Farbreagenzien. Die Mehrzahl der benutzten Reagenzien besteht aus konz. Schwefelsäure mit irgendeinem Zusatz. Nicht alle Alkaloide reagieren mit allen Reagenzien; bei positivem Ausfall der Reaktion können sehr verschiedene Farbtöne beobachtet werden (oft in starker Abhängigkeit von den Versuchsbedingungen!), so daß mit Hilfe dieser Farbreaktionen in stärkerem Maße als bei den Fällungsnachweisen bereits Hinweise auf das Vorhandensein bestimmter Alkaloide gefunden werden können. Eine ausführliche Zusammenstellung findet man bei Wichtl (1971).

Die wichtigsten Reagenzien sind:

Konz. H_2SO_4 + Ammoniummolybdat	=	Reagenz nach Fröhde, das in den meisten Fällen eine Farbreaktion gibt.
Konz. H_2SO_4 + Formalin	=	Reagenz nach Marquis
Konz. H_2SO_4 + selenige Säure	=	Reagenz nach Mecke
Konz. H_2SO_4 + Ammoniumvanadat	=	Reagenz nach Mandelin

Abschließend werden einige spezielle Nachweisreaktionen von Alkaloiden bzw. Alkaloiddrogen beschrieben.

Atropin (Hyoscyamin). Reaktion nach Vitali, modifiziert nach Morin: Ein nach Vorschrift (Ph. Eur.) hergestellter Drogenauszug einer Solanaceen-Droge wird mit rauchender Salpetersäure zur Trockene eingedampft, der Rückstand in Aceton aufgenommen und tropfenweise ethanolische Kalilauge zugesetzt: Es entsteht eine intensiv blauviolette Färbung. Die Vitali-Morin-Reaktion ist in verschiedene Pharmakopoen, so auch in Ph. Eur., aufgenommen worden.

China-Alkaloide (Chinin, Chinidin u. a. Alkaloide der Chinarinde). Zum typischen Fluoreszenzverhalten s. S. 163. Thalleiochinreaktion: Oxidation eines Extraktes mit Bromwasser und Zugabe von Ammoniak ergeben eine Grünfärbung. Eine Modifikation stellt die Erythrochinreaktion dar, bei der vor dem Ammoniakzusatz eine geringe Menge Kaliumhexacyanoferrat (III)-Lösung zugesetzt wird. Die entstehende Rotfärbung kann mit Chloroform ausgeschüttelt werden. In Ph. Eur. findet sich statt dieser altbekannten, aber nicht immer leicht zu beurteilenden Reaktionen die sog. Grahe-Probe: Beim Erhitzen des Drogenpulvers im Reagenzglas schlagen sich an den Wänden Pyrolyseprodukte der *China*-Alkaloide als rote Tröpfchen nieder. In Ethanol gelöst ist unter UV_{365} eine blaue Fluoreszenz zu beobachten.

Coffein, Methylxanthine. Eine Isolierung ist auch aus geringen Drogenmengen durch Mikrosublimation leicht möglich; zum Nachweis dient die Murexidreaktion; vgl. dazu Kap. 6. Mit einer Tanninlösung geben Methylxanthine Fällungen, die sich im Überschuß des Fällungsmittels wieder auflösen (Ph. Eur.). Mayers Reagenz gibt keine Fällung!

Indol-Alkaloide. Nachweis mit dem Reagenz von van Urk (4-Dimethylaminobenzaldehyd in einer $FeCl_3$ enthaltenden Schwefelsäure). Ein saurer Drogenauszug ergibt nach Zusatz der Reagenzlösung eine blaue Färbung. Positiv reagieren Mutterkorn-Alkaloide sowie andere Indolalkaloide, die in 2-Stellung des Indolrings nicht substituiert sind (z. B. manche *Rauvolfia*-Alkaloide).

Ipecacuanha-Alkaloide. Die mit Ether aus der Droge (NH_3-Zusatz) extrahierten Hauptalkaloide Cephaëlin und Emetin werden nach Ph. Eur. getrennt nachgewiesen. Cephaëlin geht nach Alkalisieren als Phenolat in die wäßrige Phase und bildet mit diazotierter Sulfanilsäure einen orangeroten Farbstoff. Das in der Etherphase verbliebene Emetin wird in salzsaure Lösung überführt und mit Kaliumchlorat zum orangeroten Rubremetiniumchlorid oxidiert, das im langwelligen UV-Licht fluoresziert.

Opium. Von Interesse ist der Nachweis von Opium in Rauschdrogen (z. B. *Cannabis*). Eine positive oder negative Aussage kann in diesem Falle nicht nur durch Alkaloidnachweise, sondern auch durch den Nachweis eines charakteristischen Begleitstoffes erfolgen. So gibt die im Opium enthaltene Mekonsäure, eine Hydroxy-γ-pyron-α,α'-dicarbonsäure, an die der überwiegende Teil der Opiumalkaloide gebunden ist, mit Fe^{3+}-Ionen eine Rotfärbung (während phenolische Verbindungen meist blaue Farbtöne zeigen). Mit einer Gerbstofflösung geben Mekonate (ebenso wie Salze der nahe verwandten Chelidonsäure)

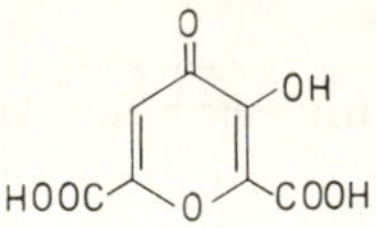

Mekonsäure

darüber hinaus charakteristische Fällungen („Flagellocystenreaktion"), die im Mikroskop beobachtet werden können; vgl. Abb. 80. Der Gesamtalkaloidnachweis kann mit dem Reagenz nach Marquis geführt werden. Morphin, Codein, Narcotin und Papaverin bilden rotviolette Färbungen. Auf spezifische Einzelnachweise, die im allgemeinen eine vorherige DC-Auftrennung erfordern, soll hier nicht näher eingegangen werden.

4.2.13. Cellulose

Die Cellulose [Poly-(1→4)-β-D-glucopyranose] gibt mit Iodlösung nur eine leicht gelbliche Färbung. Erst nach einer Vorbehandlung mit quellenden Agentien (80%ige Schwefelsäure oder konzentrierte

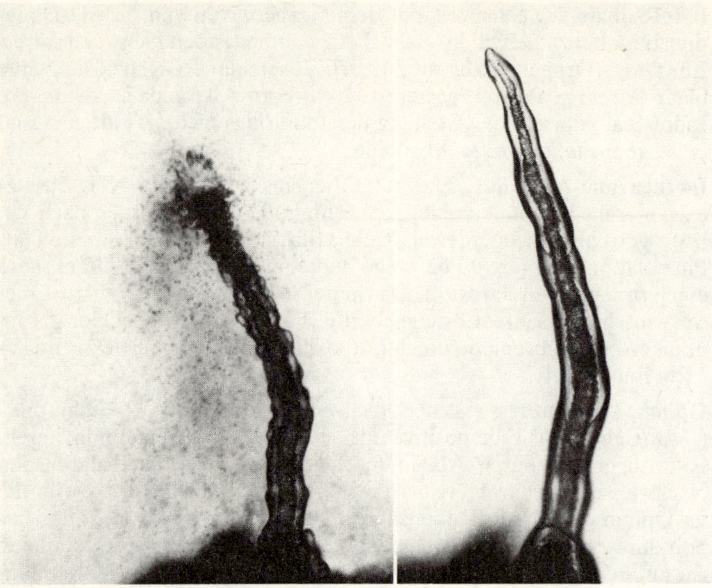

Abb. 80 Flagellocystenreaktion. Härchenartiges Gebilde während der Entstehung (links) und nach Beendigung der Reaktion (rechts); s. S. 145.

Lösung von Zinkchlorid) tritt eine blauviolette Färbung mit Iodlösung auf. Die am häufigsten verwendete Chlorzinkiodlösung enthält sowohl das Zinkchlorid als auch Iod in KI-Lösung und färbt Cellulosewände bereits in der Kälte blauviolett. Auf diese Weise kann der Nachweis pflanzlicher Zellwände erbracht werden, was z. B. bei forensischen Untersuchungen von Bedeutung sein kann.

Als Wandsubstanzen vorkommende Hemicellulosen (s. dazu auch im Kap. 3, Abschn. 16 u. 17, die Angaben zum Hornendosperm) sind chemisch uneinheitliche Verbindungen, z. T. Pentosane, aber auch Hexosane oder Mischpolymere aus Pentosen und Hexosen. Sie verhalten sich teilweise wie Cellulose, sind aber fermentativ leichter angreifbar. Einige dieser Wandsubstanzen quellen bereits in heißer Chloralhydratlösung (Strychni semen, Brechnußsamen) oder färben sich schon mit Iodlösung blau an (Amyloid).

4.2.14. Lignin

Als inkrustierende Substanz pflanzlicher Cellulosewände ist das Lignin von besonderer Bedeutung. Es ist als Polymerisationsprodukt der

Phenylpropankörper Coniferyl-, Sinapyl- und *p*-Hydroxyzimtalkohol (und der entsprechenden Aldehyde) aufzufassen, dessen Struktur noch nicht in allen Einzelheiten bekannt ist, und das zweifellos auch nicht bei allen Pflanzen die gleichen Bausteine in gleichen Mengenverhältnissen enthält.

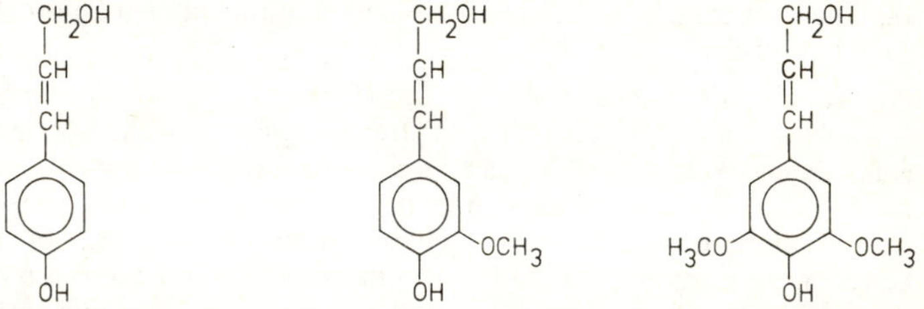

p-Hydroxyzimtalkohol Coniferylalkohol Sinapylalkohol

Der bekannteste Nachweis des Lignins ist die Wiesner-Reaktion mit **Phloroglucin/HCl,** durch die lignifizierte Zellwände rot angefärbt werden. Verantwortlich für die Wiesner-Reaktion ist der im Lignin etherartig gebundene Coniferylaldehyd, mit dem das Phloroglucin in einer durch Mineralsäuren katalysierten Reaktion zu einer chromophoren Gruppierung vermutlich folgender Art kondensiert:

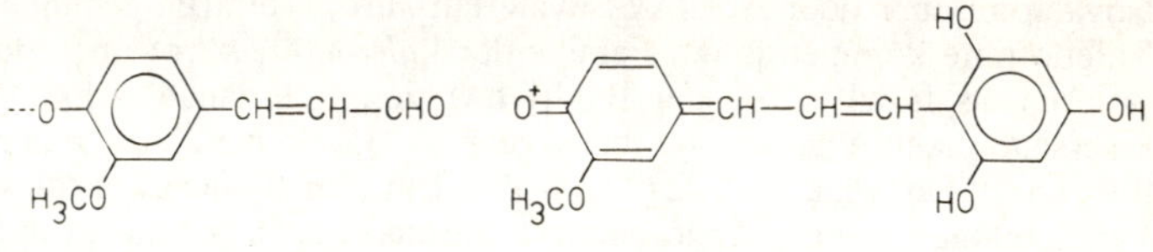

Coniferylaldehyd im Lignin chromophore Gruppierung der Wiesner-Reaktion (nach PEW)

Bei der Bildung des roten Farbkomplexes können an die Stelle der beiden Komponenten Coniferylaldehyd und Phloroglucin auch andere Stoffe treten: z. B. Vanillin oder andere, Methoxyl- und Hydroxyl-Gruppen enthaltende Aldehyde einerseits und den Phloroglucinring enthaltende Verbindungen wie Catechine, Leucoanthocyane, Catechingerbstoffe und die wurmwirksamen Phloroglucide andererseits (s. auch Gerbstoffnachweise).

Interessehalber sei erwähnt, daß ein Gemisch von Phloroglucin und Vanillin (Günzburg-Reagenz) auch zum Nachweis von Säure (z. B.

freier Salzsäure des Magens) benutzt werden kann: nur in Gegenwart freier Säure bildet sich der rote Farbkomplex!

Bisweilen kann die Phloroglucin-HCl-Reaktion negativ ausfallen, obwohl mit anderen Reagentien (s. u.) der Nachweis der Verholzung erbracht werden kann. Man muß annehmen, daß in solchen Fällen (Gefäße von Rhei radix) die Coniferylaldehydkomponente so in das Ligningerüst eingebaut ist, daß eine Kondensation mit dem Phloroglucin nicht möglich ist.

Als weiterer Ligninnachweis kann die Reaktion nach Mäule dienen. Verholzte Wände färben sich nach Behandlung mit Kaliumpermanganatlösung, verdünnter Salzsäure und Ammoniak intensiv rot. Die Reaktion ist auf die Syringylkomponente* des Lignins zurückzuführen. Coniferenholzlignin, das ausschließlich aus Coniferylalkohol aufgebaut wird (nach neueren Untersuchungen sind höchstens Spuren der Syringylkomponente enthalten), gibt daher die Mäule-Reaktion nicht.

Eine Gelbfärbung verholzter Wände kann mit Anilinsulfatlösung erzielt werden. Hierbei reagiert Anilin mit den im Lignin enthaltenen Aldehyd-Gruppen unter Bildung gelbgefärbter Azomethine (Schiffsche Basen).

4.2.15. Valepotriate

Valepotriate (**Val**eriana-**epo**xi-**tri**ester) sind iridoide Verbindungen mit einer charakteristischen Epoxidgruppe im Molekül. Über drei Hydroxyl-Gruppen sind verschiedene Säuren, darunter Essigsäure, Isovaleriansäure oder Acetoxy-isovaleriansäure, esterartig gebunden. Valepotriate kommen in der Familie der *Valerianaceae* vor und interessieren als Inhaltsstoffe der Baldrianwurzel, Valerianae radix. Mit Eisessig/Salzsäure geben sie blau gefärbte Cyclopenta[c]-pyryliumsalze; die Farbreaktion wird von Ph. Eur. zum Nachweis dieser Verbindungen in der Droge benutzt und kann auch für die Prüfung von Baldrianpräparaten herangezogen werden (Schimmer und Merz, 1984). Zum Nachweis auf der DC-Platte wird mit Dinitrophenylhydrazin-Reagenz (Ph. Eur.) oder mit Nitrobenzylpyridin, NBP (Braun et al., 1983) gesprüht. Zur Droge Valerianae radix s. auch S. 198.

* Syringaaldehyd ist der dem Sinapylalkohol entsprechende Aldehyd.

5. Diagnostische Hinweise bei Verwendung verschiedener allgemeiner Reagenzien

Mit den bisher besprochenen mikrochemischen Nachweisen kann die Anwesenheit oder das Fehlen bestimmter Inhaltsstoffe festgestellt werden. Oft wird man bei der mikroskopischen Untersuchung in verschiedenen Medien auffällige Färbungen beobachten. Bestimmte Drogenfarbstoffe lösen sich in der Untersuchungsflüssigkeit und können so diagnostisch wichtige Hinweise geben. Auch in Laugen oder in konzentrierter Schwefelsäure (80–96%) können Farbveränderungen auftreten, wobei zu berücksichtigen ist, daß konzentrierte Schwefelsäure nach kurzer Zeit allgemeine Schwarzfärbung (Verkohlung) des organischen Materials bedingt. Nur kurz nach Zugabe der Säure zu beobachtende Färbungen sind daher auswertbar.

Die folgenden Übersichten geben einige Hinweise auf solche Färbungen oder anderweitige Reaktionen.

Färbungen in Chloralhydrat:

rot:	Secale cornutum
	Santali rubr. lignum
	Hyperici herba
	Malvae silv. flos
	Crataegi flos (Endothecium in kaltem Chloralhydrat rot)
	Cacao semen (Farbstoffzellen)
	Lauri fructus
	Teile von Frangulae cortex (Kork)
gelb:	Curcumae rhizoma
	Piperis nigri fructus
	Anthraglykosid-Drogen
	Hydrastis rhizoma
	Crocus (auch in Wasser)

Lauge (KOH, NaOH, auch konz. Ammoniaklösung):

Außer der schon auf S. 136 erwähnten Rotfärbung der Anthraglykosiddrogen (Bornträger-Reaktion) geben folgende Drogen auffällige Färbungen:

violett:	Secale cornutum
	Santali rubr. lignum
tieforange:	Curcumae rhizoma
rotbraun:	Viburni cortex

gelb: Flavonoid-Drogen wie z. B. Aurantii immaturi fructus oder Aurantii pericarpium (s. auch S. 141)
Sinapis semen (Gewebe des Keimlings)
Erucae semen (Gewebe des Keimlings), Färbung geht nach orangegelb (Sinalbinreaktion)
Althaeae radix (mit NH_3)

Zu erwähnen ist in diesem Zusammenhang, daß Schierlingskraut (Conii herba), insbesondere auch Conii fructus, deren Nachweis neben anderen Umbelliferenfrüchten analytisch von Interesse ist, nach Befeuchten mit Lauge nach „Mäuseurin" riecht (Freisetzung der flüchtigen Base Coniin durch Lauge).

Mit 50%iger KOH können im Pulver der Gewürz-Nelken (Caryophylli flos) evtl. Kristalle von Eugenolkalium, im Pulver von Cinchonae succirubrae cortex, der Chinarinde, Chininkristalle ausfallen.

Mit 20%iger KOH gibt Chelidonsäure gelbliche, verfilzte Kristalle von Kaliumxanthochelidonat (Milchsaft von *Chelidonium majus,* aber auch bei *Amaryllidaceae,* manchen *Liliaceae* oder den *Lobeliaceae*).

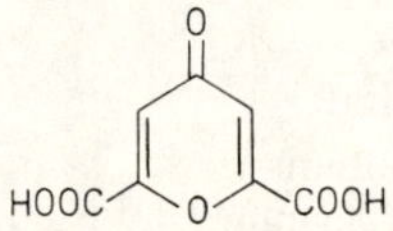

Chelidonsäure

Grünfärbung eines Extraktes von ungeröstetem Kaffee mit KOH ist durch die darin enthaltene Chlorogensäure bedingt (Name!).

Konzentrierte Schwefelsäure:

rotbraun: Laricis fungus
Piperis fructus (über gelb→rot→braun)
Zingiberis rhizoma

orangegelb: Veratri rhizoma (in Rotfärbung übergehend)
Liquiritiae radix; statt nach Ph.Eur. und DAB 8 mit konz. H_2SO_4 besser mit 80%iger Säure.

Die Reaktion beruht auf der Umwandlung des Flavanonglykosids Liquiritin bzw. seines Aglykons(I) in das Chalkon Isoliquiritigenin(II), das durch Protonierung am Carbonylsauerstoff ein orangegelb gefärbtes Kation bildet (III); vgl. Formeln S. 151.

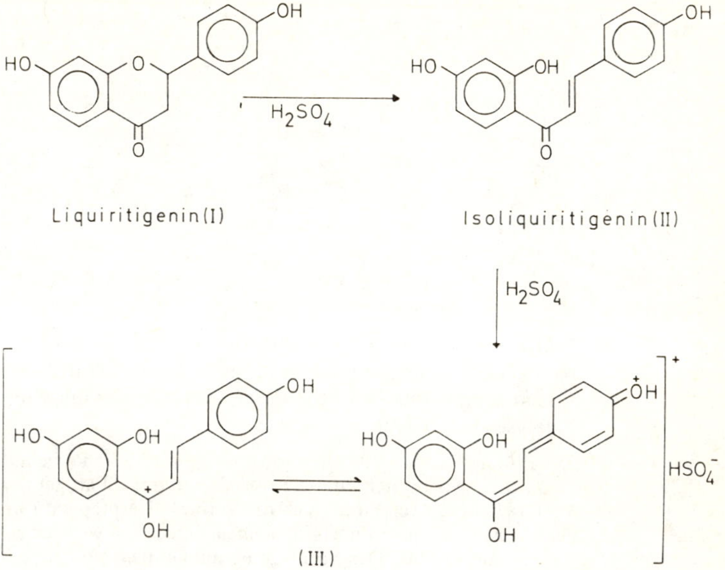

Liquiritigenin (I) Isoliquiritigenin (II)

(III)

gelb: Ammi visnagae fructus (Identitätsreaktion mit dem Methanolextrakt). Die in der Droge enthaltenen γ-Pyronderivate (Khellin, Visnagin) bilden mit starken Mineralsäuren zitronengelb gefärbte Oxoniumsalze. Früchte von *Ammi majus,* die keine γ-Pyronderivate, sondern Furanocumarine enthalten, geben nur eine grünbraune Färbung.

rot: Colocynthidis fructus
Pollenkörner von Cardui benedicti herba
Beimengungen von *Curcuma*-Partikeln in gepulverter Süßholzwurzel
Cubebae fructus (kirschrot mit 80%iger Säure)

Die Farbreaktion beruht auf dem Vorhandensein des Lignans Cubebin. Da dieser Inhaltsstoff in den Früchten von *Piper nigrum* fehlt, kann die Reaktion zur Unterscheidung der beiden Gewürzdrogen herangezogen werden. Es empfiehlt sich, die Probe zugleich mit authentischem Vergleichsmaterial durchzuführen und zu beurteilen, da auch die Piperis fructus mit Schwefelsäure eine rotbraune Färbung geben (s. S. 150).

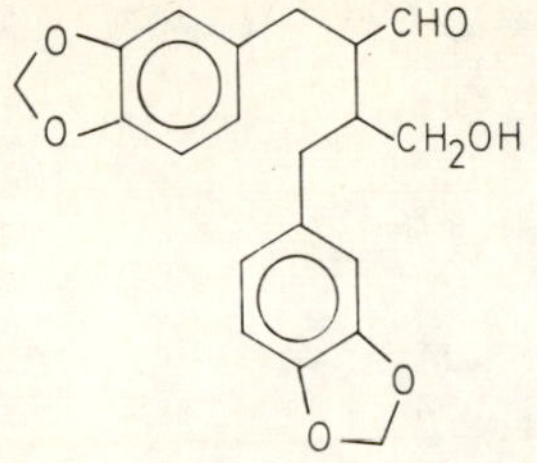

Cubebin

Blattfragmente von *Cassia auriculata* und *Cassia goratensis* als Verunreinigung der offizinellen Sennesblätter von *Cassia senna* und *C. angustifolia.* Zur mikroskopischen Analyse s. auch Kap. 9.

Zur Prüfung der Schnitt- oder Pulverdroge wird eine Probe auf konzentrierte Schwefelsäure (Petrischale) gestreut. Partikel der Verfälschungsdrogen färben sich rot an (im Pulverpräparat rote Schlieren) und können noch in Beimengungen von weniger als 5% erkannt werden. Der Nachweis beruht auf dem Vorhandensein eines Leucoanthocyanidins („Goratensidin") in den Blättern von *Cassia auriculata* und *Cassia goratensis,* das in den Blättern von *Cassia senna* fehlt. Durch starke Säuren, eventuell schon beim Erhitzen in Chloralhydrat, wird es unter Wasserabspaltung in das entsprechende Anthocyanidin überführt, das in saurer Lösung als rotgefärbtes Oxoniumsalz vorliegt.

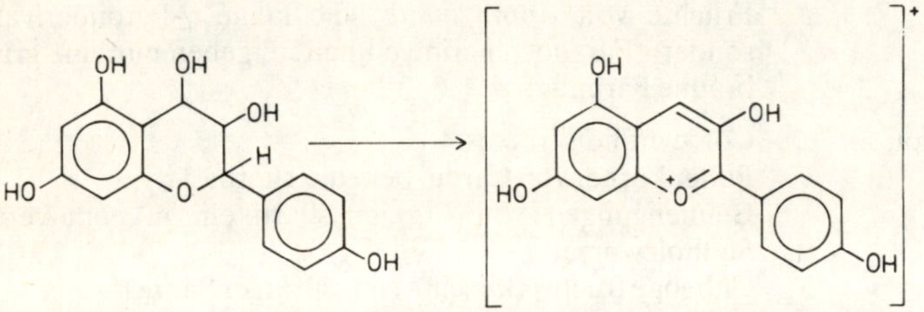

Goratensidin (farblos) Anthocyanidin-oxoniumion (rot)

Auch andere, leucoanthocyanhaltige Drogen geben die Reaktion, die in einigen Fällen zur Identitätsprüfung herangezogen wird: z. B. Wacholderbeeren, Juniperi fructus (Rotviolettfärbung eines Methanolextrakts).

Eine Rotfärbung mit konz. H_2SO_4 tritt auch mit Drogeninhaltsstoffen triterpenoider Struktur auf: Reaktion nach

Salkowski (Sterine, Digitaloidaglyka, Saponinaglyka: wohl auch die triterpenoiden Cucurbitacine, s. S. 151: Colocynthidis fructus).

blau: Croci stigma (Crocus, Safran) – Färbung vergeht schnell wieder.

Es handelt sich um einen allgemeinen Carotinoid-Nachweis, der von den in der Droge enthaltenen Farbstoffen gegeben wird. Diese sind Glykoside der höher ungesättigten Diterpen-dicarbonsäure Crocetin (Crocin u. a.) und somit keine eigentlichen Carotinoide.

braungrün: Capsici fructus (über bläulich-grün); nicht rot!

grün: Steinzellen, Rinde von Colombo radix (70%ige Säure)
Strophanti kombé und hispidi semen
Strophanti grati semen dagegen: rosaviolett!

Konzentrierte Salzsäure:

orangegelb/grün: Aurantii pericarpium (im Gegensatz zu Citri pericarpium).

Salpetersäure:

Ausfallen von Berberinnitrat: Hydrastis rhizoma.

6. Mikrosublimation

Als Sublimation bezeichnet man die Erscheinung, daß feste Stoffe beim Erhitzen ohne vorheriges Schmelzen verdampfen. An einer kälteren Vorlage können sich solche Substanzen wieder als Sublimat (oft in kristalliner Form) niederschlagen. Durch eine Mikrosublimation, d. h. durch Erhitzen einer sehr kleinen Drogenmenge – zweckmäßigerweise als Pulver – können also subliminierbare Drogeninhaltsstoffe auf einfache Weise aus dem Gewebe isoliert und in verhältnismäßig reiner Form gewonnen werden. Falls das Mikrosublimat aus Kristallen besteht, kann ihre unter dem Mikroskop erkennbare Kristallform schon wichtige diagnostische Hinweise geben. Allerdings ist zu berücksichtigen, daß in Abhängigkeit von den Sublimationsbedingungen Form und Beschaffenheit der Kristalle einer Substanz sehr unterschiedlich sein können. Ebenso hängt es sehr von den Arbeitsbedingungen ab, ob es überhaupt zu einer Kristallbildung kommt. Vielfach kann man statt dessen nur Tröpfchen oder ein amorphes Mikrosublimat beobachten. Durch Lösen in einem geeigneten Lösungsmittel und anschließendes Verdunsten kann man gegebenenfalls nachträglich noch eine Kristallisation erreichen (s. Abb. 82).

An die mikroskopische Untersuchung des Sublimats sollte sich nach Möglichkeit noch die **mikrochemische Identifizierung** anschließen. Grundsätzlich ist dabei zu beachten, daß wegen der sehr geringen Mengen des Mikrosublimats auch nur sehr kleine Volumina der Nachweisreagenzien zugesetzt werden dürfen. So läßt sich z. B. die charakteristische Rotfärbung eines Mikrosublimats aus Anthrachinondrogen mit KOH eindeutig beobachten, wenn man aus einer Kapillarpipette einen sehr kleinen Tropfen KOH zugibt, während in einer etwas größeren Menge Lauge die Färbung so stark geschwächt wird, daß sie nicht mehr mit Sicherheit wahrzunehmen ist.

Zur Technik der Mikrosublimation. Da sublimierbare Stoffe sich bei einer bestimmten Sublimationstemperatur – meist ein 20–30 Grad umfassendes Temperaturintervall – verflüchtigen, können bei Verwendung eines mit Thermometer versehenen Sublimationsblocks bereits durch die Beobachtung der Sublimationstemperatur Rückschlüsse auf die Substanz und damit auf die Droge gezogen werden.

Geeignet ist z. B. ein für Schmelzpunktbestimmungen vorgesehener Metallblock (sog. Böhme-Block des DAB 7), auf den man beiderseits plangeschliffene Glasringe (3–4 mm hoch, ca. 10 mm Durchmesser) aufsetzt (Glasringverfahren nach Molisch). Auch der TAS-Ofen

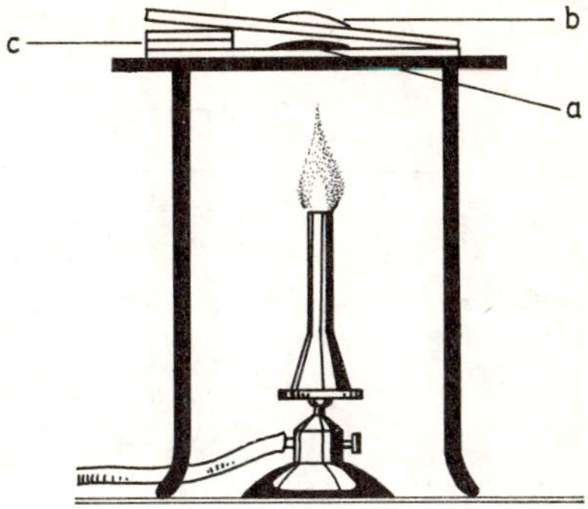

Abb. 81 Einfache Anordnung zur Durchführung der Mikrosublimation, a = Drogenpulver, b = Wassertropfen zur Kühlung, c = 2 Objektträger, quer

(Näheres zu diesem Gerät in Kap. 8) kann für die Durchführung von Mikrosublimationen eingesetzt werden.

Meist wird es genügen, sich einer vereinfachten Anordnung zur Mikrosublimation zu bedienen, die in Abb. 81 skizziert ist.

Auf ein Drahtnetz wird ein Objektträger gelegt und in der Mitte mit dem Drogenpulver (Skalpellspitze voll) beschickt. Zwei querliegende Objektträger (oder ein entsprechend dickes Stückchen Holundermark bzw. Polystyrolhartschaum) bilden die Auflagefläche für den Objektträger, an dem sich das Sublimat niederschlagen soll. Mit kleiner Flamme eines Bunsenbrenners (nicht Sparflamme, da dann leicht der untere Objektträger springt) wird vorsichtig erhitzt. Ein Stückchen feuchtes Filtrierpapier oder ein Tropfen kalten Wassers auf dem als Rezipienten dienenden Objektträger kann die Abscheidung des Sublimats an dieser Stelle fördern. Bei genauer Beobachtung kann man während des Erhitzens zunächst einen leichten Anflug eines „Sublimats" sehen, der schnell wieder verschwindet; hierbei handelt es sich um die in jeder Droge vorhandene Feuchtigkeit, die sich am oberen Objektträger niederschlägt und dann wieder verdampft. Niedrigsublimierende Substanzen können sich bereits während dieser Phase oder vorher niederschlagen (s. Tab. 3).

Sobald das Drogenpulver zu verkohlen beginnt, ist der Sublimationsvorgang abzubrechen. Der Gefahr, daß bei zu starkem Erhitzen sich das bereits am oberen Objektträger niedergeschlagene Sublimat wieder verflüchtigt, kann man dadurch begegnen, daß man während des Erhitzens mehrfach den Rezipienten wechselt. Auf diese Weise kommt es zu einer „fraktionierten Sublimation", und man wird mindestens auf einem der Objektträger das gesuchte Sublimat finden. Unter dem Mikroskop muß bei schwächerer Vergrößerung der ganze Bereich des Sublimats abgesucht werden, da häufig nur an bestimmten Stellen Kristallisation eingetreten ist. Einige Verbindungen, die leicht durch

Tabelle 3

	Sublimat aus:	Subl. Temperatur in °C
Benzoesäure	Benzoe tonkinensis (Siambenzoe), Peru-, Tolu-Balsam	ab 50
Zimtsäure	Tolu-Balsam	ab 80
Coffein	Coffeae semen, Colae semen Maté folium, Theae folium Pasta Guarana	ab 130
Theobromin	Cacao semen	ab 150
Anthrachinon-Derivate	Frangulae cortex, Rhei radix u. a. Anthraglykosiddrogen	150–180
Gentisin	Gentianae radix	130–180
Santonin	Cinae flos (Prüfung auf santoninfreie Droge!)	170–190
Onocol	Ononidis radix	210–240

Mikrosublimation gewonnen werden können und daher für die Drogendiagnostik von Interesse sind, sind in Tabelle 3 zusammengestellt.

Sublimierbar sind u. a. auch: Alantolacton aus Helenii radix; Cumarin (Asperulae herba, Meliloti herba), auch andere Cumarin-Derivate wie z. B. Scopoletin aus Belladonnae radix; Vanillin aus Vanillae fructus; Fumarsäure (Lichen islandicus); Ursolsäure aus Uvae ursi folium oder Naphthochinonderivate wie das Juglon (Juglandis folium, meist jedoch nur aus Frischmaterial) oder das Lawson der Hennablätter. Manche Substanzen werden erst nach der Aufspaltung eines Drogeninhaltsstoffs sublimierbar, Beispiel: Hydrochinon nach salzsaurer Spaltung von Arbutin.

Zur Identifizierung der in Tab. 3 aufgeführten Sublimate können folgende mikrochemische Reaktionen herangezogen werden:

Benzoesäure: Beim Erhitzen mit Alkohol + konz. H_2SO_4 tritt Geruch nach Benzoesäureethylester auf (die Ethylester analoger Säuren riechen ähnlich). – Nach Lösen des Sublimats in NH_3 fallen auf Zugabe von $AgNO_3$ + HNO_3 Silberbenzoatkristalle aus. Aus Benzoe tonkinensis sublimiert Benzoesäure in langen Nadeln, während bei der nichtoffizinellen Sumatra-Benzoe das Gemisch von Benzoe- und Zimtsäure nur ein tröpfchenförmiges Sublimat ergibt.

Zimtsäure: Mit Kaliumpermanganat Oxidation zu Benzaldehyd (Geruch!). Dieser Nachweis dient auch als Identitätsreaktion beim Perubalsam (DAB 8).

Coffein und andere Purin-Derivate: Zur Durchführung der Murexid-Reaktion wird das Sublimat mit Salzsäure/H_2O_2 befeuchtet und wieder zur Trockne eingedampft (evtl. mehrmals). Der rotgefärbte Rückstand färbt sich beim Räuchern mit konz. NH_3 violett (Murexid = violettgefärbtes Ammoniumsalz der Purpursäure, die sich durch oxidative Spaltung des Puringerüsts und Kondensation verschiedener Spaltprodukte bildet).

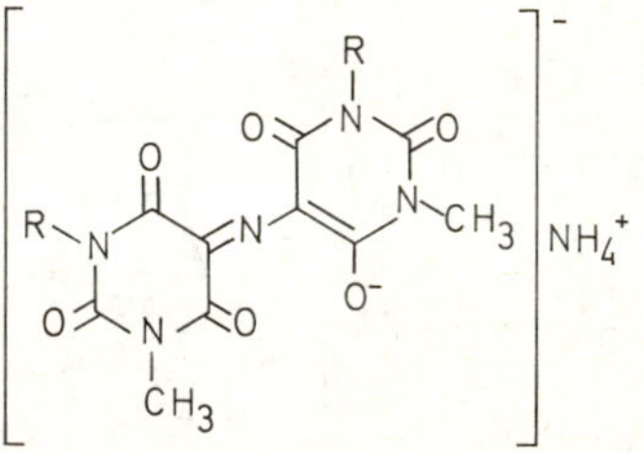

Murexid

Anthrachinon-Derivate: Durch die Bornträger-Reaktion.

Gentisin (Trihydroxy-xanthonmonomethylether): Wird mit je 1 Tropfen konz. H_2SO_4 und HNO_3 bis zur Blasenbildung erwärmt: Nach einiger Zeit kristallisieren chromgelbe Kristalle (Nadeln) von Dinitrogentisin.

Hydrochinon: Schwarzfärbung mit ammoniakalischer Silbernitratlösung.

Santonin: Rotfärbung des Sublimats mit Natrium- bzw. Kaliummethylatlösung (20% Natrium bzw. Kalium in Methanol gelöst). Der histo-

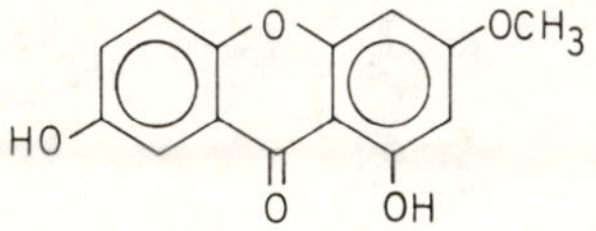

Gentisin

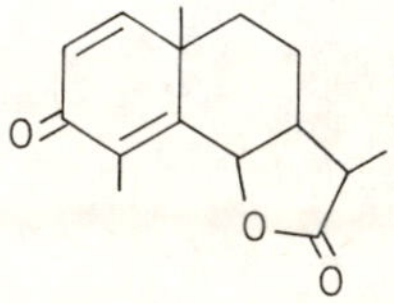

Santonin

chemische Nachweis des Santonins in den Drüsenschuppen ist ebenfalls mit diesem Reagenz möglich, jedoch stören Begleitstoffe der Droge.

Onocol: Geschwungene Nadeln, die nach Zusatz von Vanillin/Schwefelsäure mit violetter Farbe in Lösung gehen (Reaktion jedoch nicht spezifisch).

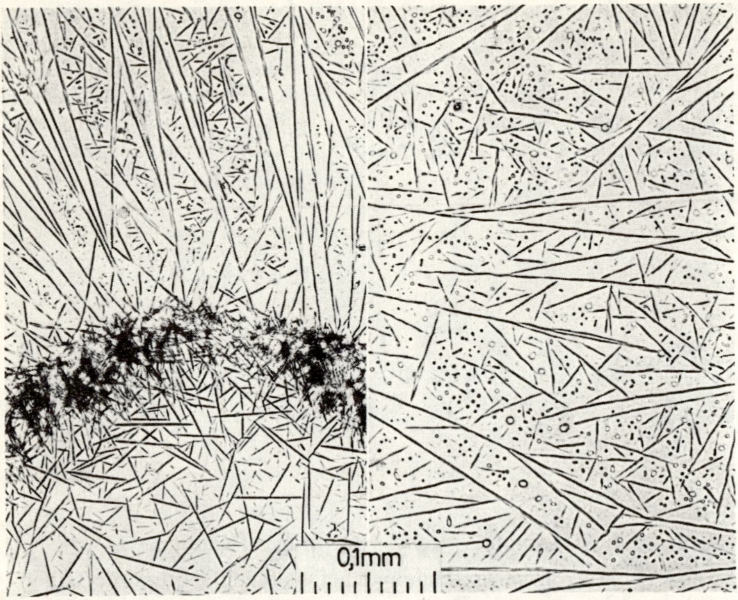

Abb. 82 Coffeinnadeln; Mikrosublimat aus Colae semen. Links: Ursprünglich amorphes Sublimat nach Umkristallisation aus Chloroform

Die Abbildungen 82 und 83 zeigen Mikrosublimate von Coffein und Onocol.

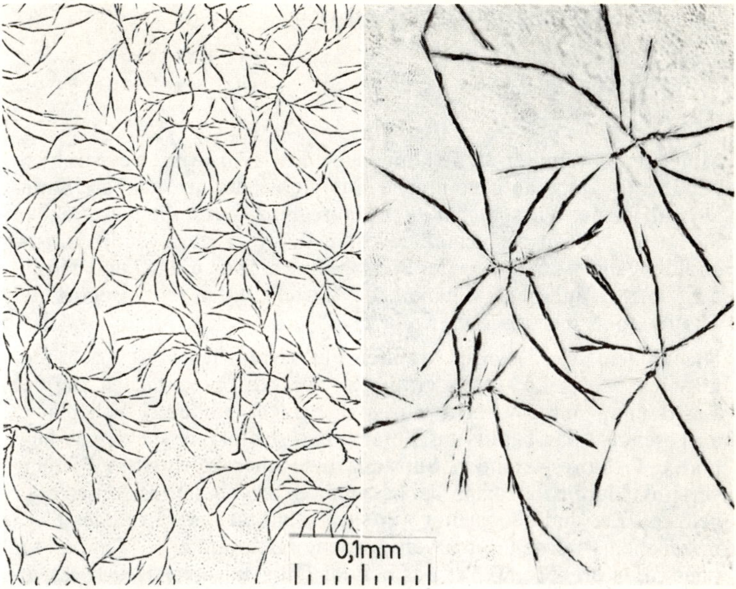

Abb. 83 Mikrosublimat aus Ononidis radix: geschwungene Onocolnadeln unterschiedlicher Größe im gleichen Sublimat

7. Fluoreszenzanalyse

Molekeln bestimmter Stoffe können die durch Absorption einstrahlender Lichtquanten aufgenommene Energie wieder als sichtbare Strahlung abgeben. Wir sprechen von **Fluoreszenz,** wenn die betreffenden Stoffe nur so lange leuchten, wie die fluoreszenzerregende Primärstrahlung auf sie trifft (bei der Phosphoreszenz hält die Sekundärstrahlung länger an; beide Phänomene werden unter dem Begriff der Photolumineszenz zusammengefaßt).

Die Wellenlänge des ausgestrahlten Fluoreszenzlichtes ist – dem Stokes-Gesetz folgend – stets größer als die des Erregerlichts. Bei der Bestrahlung mit UV-Licht wird daher Licht größerer Wellenlänge ausgesendet, das bereits im Bereich des sichtbaren Spektrums liegt und der fluoreszierenden Substanz eine charakteristische Färbung verleiht. Fluoreszenz kann bei bestimmten Stoffen im festen und/oder gelösten Zustand beobachtet werden. Intensität und Farbe des Fluoreszenzlichts werden durch verschiedene Faktoren, z. B. Temperatur oder pH-Wert, beeinflußt, was bei der Drogendiagnostik berücksichtigt werden muß (pH der Untersuchungsflüssigkeit!). Für die Identifizierung von Drogen sind nicht nur primär unter UV-Strahlung fluoreszierende Inhaltsstoffe von Bedeutung wie z. B. Cumarin-Derivate, manche Alkaloide (Berberin, Chinin), Flavonoide, Anthraglykoside oder Rhaponticin, es können auch Fluoreszenzerscheinungen, die erst nach Zugabe von Reagenzien auftreten, diagnostisch ausgewertet werden (Digitaloide, Saponine).

Die Untersuchung von Drogen oder von Drogenextrakten nach dünnschichtchromatographischer Auftrennung der Inhaltsstoffe erfolgt im allgemeinen unter Verwendung von langwelligem UV-Licht (365 nm). Eine Beobachtung unter kurzwelligem UV-Licht (254 nm) bringt nur in wenigen Fällen zusätzliche Information. Chalkone, Aurone oder Isoflavone benötigen zur Fluoreszenzanregung jedoch kurzwelliges UV, das außerdem zur Anregung von DC-Fluoreszenzindikatoren und somit zur Beobachtung von Fluoreszenzminderungen auf DC-Platten dient. UV-Lampen werden von verschiedenen Firmen angeboten (Hanau, Camag, Desaga, Hormuth/Vetter). Während die preisgünstigeren mit einer Schwarzglas-Leuchtstoffröhre für langwelliges UV-Licht ausgerüstet sind, kann bei anderen Geräten wahlweise auch auf kurzwelliges UV einer Quecksilber-Niederdruckleuchte mit entsprechendem Schwarzglasfilter umgeschaltet werden. Lampen hoher Strahlungsintensität enthalten einen Quecksilber-Hochdruckstrahler mit Schwarzglaskolben, der erst nach einigen Minuten seine volle

Leistung bringt. Nach dem Abschalten müssen derartige Geräte erst völlig abkühlen, ehe sie erneut in Betrieb genommen werden können.

Für die Möglichkeiten, die die makroskopische und mikroskopische Fluoreszenzanalyse bei der Untersuchung von Drogen bietet, sind im folgenden einige Beispiele aufgeführt:

(1) **Cumarin-Derivate.** Cumarin und seine Derivate, insbesondere die in Drogen verbreitet vorkommenden Hydroxycumarine und deren Glykoside, aber auch Furano- und Pyranocumarinderivate, geben blaugrüne Fluoreszenzfarben, die sich im alkalischen Medium (Öffnung des Lactonrings) noch verstärken. Dieser Nachweis kann zur Identifizierung entsprechender Drogen mit herangezogen werden. Erwähnt seien Steinklee (Meliloti herba), Waldmeister (Asperulae herba), die Tonkabohnen (Tonco semen), das Bruchkraut (Herniariae herba), Eschenblätter (Fraxini folium) sowie die von *Fraxinus ornus* stammende Droge Manna; schließlich auch die Roßkastanien, Hippocastani semen, mit dem stark fluoreszierenden Aesculin der Samenschalen. Bei den ätherischen Ölen der Citrusfrüchte (Citronenöl, Bergamotteöl) kann durch den Nachweis von Cumarin- oder Furanocumarin-Derivaten eine Aussage über ihre Gewinnung gemacht werden. In den durch Auspressen gewonnen Ölen sind diese nicht- bzw. schwerflüchtigen Substanzen enthalten, während sie in den durch Destillation gewonnenen, geruchlich weniger geschätzten Ölen fehlen. Fluoreszenz zeigen – als Cumarin-Derivate – auch Aflatoxine*, was für ihren Nachweis in Lebensmitteln von Interesse ist.

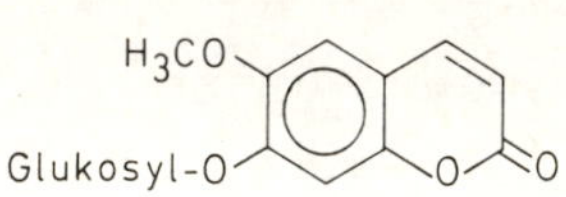

Scopolin

In den ober- und unterirdischen Organen der Solanaceen, die Tropanalkaloiddrogen liefern, ist das Hydroxycumarinderivat Scopolin, das Glucosid des Aesculetin-6-methylethers, des Scopoletins, enthalten. Während in den Blättern von *Atropa bella-donna,* der Tollkirsche (Belladonnae folium), der Scopolingehalt relativ hoch ist, so daß in Drogenextrakten dessen blaugrüne Fluoreszenz im alkalischen Milieu die mehr gelbliche Fluoreszenz der mitextrahierten Flavonoide überdeckt, enthalten die Blätter von Stechapfel (*Datura stramonium)* und Bilsenkraut *(Hyoscyamus niger)* zwar auch Scopolin, jedoch nur in sehr geringen Mengen. Geeigneter ist auf jeden Fall die Dünnschicht-

* Toxische Stoffwechselprodukte von *Aspergillus flavus*.

chromatographie, mit deren Hilfe Scopolin und das Flavonoidspektrum getrennt werden können (s. folgendes Kapitel). Ob eine Drogenzubereitung von unterirdischen Organen, z. B. der als Droge gebräuchlichen Belladonnawurzel stammt, läßt sich durch die Fluoreszenzanalyse insofern leicht nachweisen, als hier Flavonoide fehlen und dementsprechend nur die rein blaugrüne Fluoreszenz des Scopolins hervortritt.

Die Untersuchung und Identifizierung von Umbelliferenwurzeldrogen auf Grund des unterschiedlichen Spektrums fluoreszierender Hydroxy- und Furanocumarine setzt ebenfalls eine DC-Trennung voraus.

(2) **Anthraglykoside** fluoreszieren in vielfältigen Farben, vor allem, wenn sie in der Anthronform vorliegen. Für Aloe wird z. B. die grüngelbe Fluoreszenz einer Prüflösung nach Zugabe von Natriumtetraboratlösung in Arzneibüchern (z. B. Ph. Eur. III) als eine Identitätsprobe angegeben. Verfälschungen des Arzneirhabarbers, Rhei radix, mit den Wurzeln anderer *Rheum*- Arten können durch mikroskopisch-anatomische Untersuchung nicht mit Sicherheit erkannt wer-

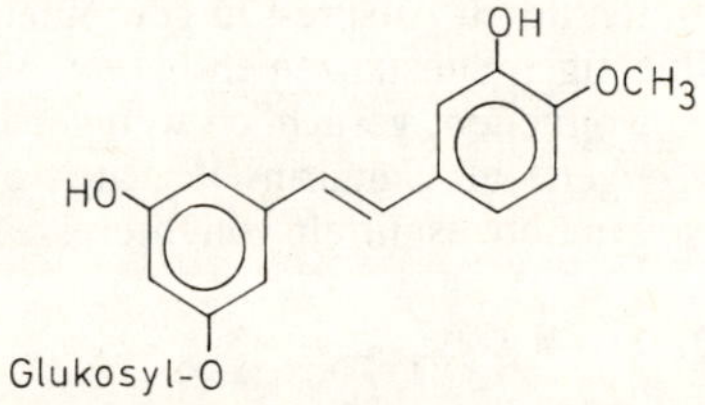

Rhaponticin

den. Durch die bläuliche Fluoreszenz des Stilben-Derivates Rhaponticin läßt sich aber die Anwesenheit rhaponticinhaltiger Wurzeln – die in der offizinellen Droge fehlen sollen – sowohl in der Ganz- oder Schnittdroge als auch in gepulvertem Material feststellen. Die Verfälschung ist also, obwohl sie auch Anthraglykoside enthält, durch die stärkere und andersartige Fluoreszenz des unerwünschten Begleitstoffes zu erkennen. Gleiches gilt auch für die Reinheitsprüfung der Faulbaumrinde, wo die Fluoreszenz einer Prüflösung unter bestimmten Bedingungen auf eine nicht zugelassene *Rhamnus*- Rinde hinweisen kann; vgl. dazu auch die Angaben in den beiden folgenden Kapiteln 8 und 9.

(3) Eine ganze Zahl von **Alkaloiden** bzw. Alkaloidsalzen gibt Fluoreszenzerscheinungen, die zur Erkennung und Unterscheidung von Drogen herangezogen werden können. Die charakteristische blaue Fluo-

reszenz des Chinins und Chinidins nach Zugabe von verdünnter Schwefelsäure (oder anderen sauerstoffhaltigen Säuren) zu den Alkaloidlösungen oder auch zu Pulversuspensionen kann zur Identifizierung der Chinarinde herangezogen werden, zumal nach Zugabe von Chloridionen in spezifischer Weise eine Fluoreszenzlöschung beobachtet werden kann. Berberin, Hydrastin bzw. dessen Oxidationsprodukt Hydrastinin sind weitere, auch in Drogen vorkommende Alkaloide, die ausgeprägt fluoreszieren.

(4) **Crocus.** Die getrockneten Narbenschenkel von *Crocus sativus* fluoreszieren nicht, wohl aber Blütenblätter von *Carthamus tinctorius* oder Zungenblüten von *Calendula officinalis,* die als Verfälschungen der Droge Croci stigma beobachtet worden sind. Durch die Anwendung der Fluoreszenzanalyse ist also bereits eine schnelle Prüfung der Droge auf Verunreinigungen und Verfälschungen möglich; vgl. auch Kap. 9.

(5) Die anatomischen Unterschiede verschiedener **Zimtrinden** sind gering. Zur Orientierung, ob Ceylonzimt oder chinesischer Zimt vorliegt, kann die unterschiedliche Fluoreszenz der Droge nach Befeuchten mit frisch bereiteter Bariumhydroxydlösung als Merkmal herangezogen werden. Während der Ceylonzimt nur schwach blau fluoresziert, zeigt die chinesische Zimtrinde, Cinnamomi cassiae cortex, eine gelbgrüne Fluoreszenz, die sich nach ein- bis zweiminütiger Bestrahlung mit UV_{365} noch verstärkt. Auch die ätherischen Öle beider Drogen sind auf diese Weise zu unterscheiden. Nach Karig (1975) ist dieser altbekannte Schnelltest auf das Vorhandensein von Cumarin im chinesischen Zimt zurückzuführen. Der Gehalt schwankt bei verschiedenen Drogenmustern allerdings innerhalb weiter Grenzen, so daß die Fluoreszenz von intensiv bis nur schwach gelbgrün variieren kann. Zur DC-Unterscheidung der Zimtrinden s. Kap. 8.

(6) **Curcuma.** Die Rhizomdrogen von *Curcuma longa (= C. domestica)* und *Curcuma zanthorrhiza* („Temoe Lewak"; Javanische Gelbwurz DAB 8) sehen als Ganzdroge zwar sehr verschieden aus, Schnitt- und Pulverdroge sind jedoch schwer zu unterscheiden, da anatomische Differenzierungsmerkmale fehlen. Lediglich die in stärkerem Maße verkleisterte Stärke der *longa*-Droge – eine Folge der Hitzeanwendung bei der Aufbereitung der Droge – ist gegenüber der größeren Zahl unversehrter Stärkekörner beim *zanthorrhiza*-Rhizom, wie bereits erwähnt, ein Unterscheidungsmerkmal. Werden wenige (5–10) mg Drogenpulver mit 2 ml Essigsäureanhydrid angeschüttelt, so tritt nach Zugabe eines Tropfens konz. Schwefelsäure bei beiden Drogen eine blaue, dann rote Färbung auf, die sich jedoch bei Betrachtung unter langwelligem UV-Licht verschieden verhält:

Während die Probe der *longa*-Droge intensiv rot fluoresziert, zeigt die *zanthorrhiza*-Probe keine oder nur eine schwach graugelbe Fluoreszenz. Verantwortlich für das Fluoreszieren der *longa*-Probe ist das – in der *zanthorrhiza*-Droge fehlende – Bisdesmethoxycurcumin (vgl. dazu auch die DC-Prüfung!).

(7) Für die Beispiele 1 bis 6 genügt die makroskopische Beobachtung der Fluoreszenz; zahlreich sind jedoch auch die Angaben über mikroskopisch zu erkennende Unterschiede im Fluoreszenzverhalten einzelner Drogenpulverbestandteile. So zeigen z. B. die Fasern verschiedener Zingiberaceenrhizome in Chloralhydratlösung unterschiedliche Fluoreszenzfarben. Pulverpartikel der echten Kamillenblüten, Matricariae flos, und der Anthemidis flos (römische Kamille, Blütenköpfchen von *Chamaemelum nobile*) geben in Natronlauge unterschiedlich fluoreszierende „Höfe"; Teilchen von mitvermahlenem Mutterkorn fallen im Mehl durch ihre orangefarbene Fluoreszenz auf (Prüfung von Mehl aus alternativem Getreideanbau!).

Diese Beispiele sollen deutlich machen, daß dann, wenn die anatomisch-mikroskopische Erkennung schwierig ist, die Beobachtung von Fluoreszenzerscheinungen zusätzliche Informationen geben kann. Wie schon bei einigen Beispielen dieses Kapitels erwähnt, ist die Beobachtung primär oder sekundär – nach dem Besprühen mit geeigneten Reagentien – fluoreszierender Substanzflecke auch für die DC eine wichtige Nachweismethode.

8. Chromatographische Methoden

Mikrochemische Reaktionen, durch die Drogeninhaltsstoffe in Extrakten nachgewiesen werden können, sind für die Drogendiagnostik von erheblichem Wert. Allerdings können Begleitstoffe die einwandfreie Beurteilung des Reaktionsausfalls erschweren; vielfach sind derartige Reaktionen auch nur Gruppennachweise, die nicht zur Identifizierung von Einzelkomponenten geeignet sind und manchmal sogar sehr unterschiedliche Substanzen anzeigen (Beispiel: Liebermann-Burchard-Reaktion wird von Triterpenen und Steroiden gegeben). Wenn es gelingt, nach Vorschaltung geeigneter Trennoperationen gezielt über die Anwesenheit (oder das Fehlen) mehrerer Inhaltsstoffe Aussagen zu machen, so steigt der Wert derartiger Nachweise. Für die Auftrennung von Stoffgemischen haben **chromatographische Methoden** in zunehmendem Maße Bedeutung erlangt und werden daher, wie schon in den Vorbemerkungen erwähnt, auch für die Drogenanalyse herangezogen. Für Identitäts- und Reinheitsprüfungen haben sie in alle modernen Pharmakopoen Eingang gefunden.

Chromatographische Verfahren – der Name ist historisch zu verstehen, da diese Verfahren zuerst zur Trennung von Farbstoffen dienten – beruhen auf der Anwendung chemisch-physikalischer Vorgänge (der Adsorption; der Verteilung eines Stoffes zwischen zwei nicht mischbaren Phasen oder des Ionenaustauschs). Sie gestatten durch kontinuierliche Wiederholung dieser Prozesse während des Chromatographiervorgangs eine Trennung von Stoffen, auch wenn diese in ihren chemischen Eigenschaften sehr ähnlich und nur in sehr geringer Menge vorhanden sind. Es gelingt mit diesen Verfahren, in Drogen vorliegende Stoffgemische unter Verwendung geringster Extraktmengen aufzutrennen, so daß anschließend die einzelnen Komponenten durch geeignete Nachweisreaktionen sichtbar gemacht werden können. Wird authentisches Vergleichsmaterial in gleicher Weise chromatographiert, so können durch den Vergleich solcher Chromatogramme bereits wichtige Hinweise auf die Identität einer Droge oder auf das Vorliegen von Verwechslungen und Verfälschungen gewonnen werden. Der Vergleich kann auch die Unterscheidung morphologisch-anatomisch schwer abzugrenzender Drogen erleichtern oder eine sichere Unterscheidung überhaupt erst ermöglichen. Für den rein diagnostischen Zweck ist die Identifizierung der Substanzflecken eines Chromatogramms von sekundärer Bedeutung, für eine Qualitätsbeurteilung wird die Bestimmung der als wirksam geltenden Inhaltsstoffe angestrebt. Aus Drogen isolierte Reinsubstanzen können, soweit solche zur Verfügung stehen, als Bezugs- oder Referenzsubstanzen dabei von besonderem Wert sein.

Dem Charakter dieser Einführung entsprechend, sollen hier nur einige Hinweise auf dasjenige chromatographische Verfahren gegeben werden, das unter Anwendung einfachster Methodik insbesondere für die Drogendiagnostik von Bedeutung ist, die Dünnschichtchromatographie (s. S. 167ff.). Im übrigen kann bezüglich weiterer Informationen auf Luckner (1967), Stahl (1967, 1970) und Wichtl (1971) sowie auf die neueren Bücher von Pachaly (1983), das besonders für die Apothekenpraxis geeignet ist, Stahl und Schild (1981) und Wagner, Bladt und Zgainski (1983) verwiesen werden.

Weitere chromatographische Verfahren, die für die Untersuchung von Drogen herangezogen werden, sind:

Die **Säulenchromatographie** – Durchführung von chromatographischen Trennprozessen, bei denen die stationäre Phase in Säulen (meist aus Glas) eingefüllt ist – wird häufig für die präparative Auftrennung von Drogenextrakten eingesetzt. In den Monographien einiger Arzneibücher für quantitative Bestimmungen von Drogeninhaltsstoffen wird dieses Verfahren auch zur Reinigung der Rohextrakte vorgeschrieben, so z. B. im DAB 8 bei der Morphin-Bestimmung im Opium. Hierbei handelt es sich nicht um eine „Chromatographie" im eigentlichen Sinne, sondern um eine Abtrennung störender Farb- und sonstiger Begleitstoffe, die von einem als Säulenfüllung verwendeten sauren Aluminiumoxid (bei anderen Drogen wird auch Kieselgur-Filtrierhilfsmittel benutzt) durch adsorptive Bindung aus dem Drogenextrakt herausgefiltert werden.

Als Weiterentwicklung der Flüssigkeitschromatographie in gepackten Säulen – Säulenchromatographie im klassischen Sinne – sind Verfahren erarbeitet worden, die unter Verwendung besonders feinkörniger Sorbentien eine erheblich bessere Trennleistung zeigen. Höherem Strömungswiderstand und damit geringerer Durchflußgeschwindigkeit durch die Säulen mußte durch Anwendung hohen Drucks begegnet werden: Die Hochdruck-Flüssigkeitschromatographie (HPLC)* erfordert daher einen relativ hohen apparativen Aufwand**. Sie ist vor allem für quantitative Bestimmungen von Drogeninhaltsstoffen eine wichtige Methode geworden, für die qualitative Analyse jedoch von geringerer Bedeutung.

Ein sowohl für die Wertbestimmung von Drogen als auch für die Drogendiagnostik wichtiges chromatographisches Verfahren ist die **Gaschromatographie (GC).** Sie dient zum Nachweis flüchtiger Sub-

* HPLC = High pressure (performance) liquid chromatography
** daher auch High price liquid chromatography!

stanzen (die bis ~ 450 °C unzersetzt verdampfen) und spielt insbesondere für die Untersuchung von Drogen mit ätherischen Ölen eine Rolle. Nichtflüchtige Drogeninhaltsstoffe sind der Untersuchung ebenfalls zugänglich, wenn von ihnen durch besondere chemische Umsetzung flüchtige Derivate hergestellt werden können.

Die Gaschromatographie, die nur mit einem erheblichen apparativen Aufwand betrieben werden kann (Gaschromatographen als industrielle Fertigprodukte), wird seltener als Adsorptionsverfahren, sondern meist als Verteilungschromatographie an einer flüssigen Phase durchgeführt (GLC = Gas-Liquid-Chromatography). Die flüchtigen Substanzen werden mittels eines Gasstroms („Trägergas" als mobile Phase) an die ein inertes Trägermaterial imprägnierende flüssige Phase herangetragen und in unterschiedlichem Maße in der Säule zurückgehalten (Retentionsfaktor der einzelnen Substanzen). Bei kontinuierlich steigender Temperatur können sie nacheinander mit dem Trägergas getrennt wieder eluiert und anschließend durch geeignete Detektoren nachgewiesen werden. Bezüglich der technischen Einzelheiten und der Anwendungsmöglichkeiten dieser leistungsfähigen Methode muß hier auf entsprechende Literatur verwiesen werden.

Von den papierchromatographischen (PC) Verfahren sei die **Circularchromatographie** (Rundfiltertechnik) kurz erwähnt. Sie gestattet wie die DC mit einfachsten Mitteln in sehr kurzer Zeit Trennungen von Substanzgemischen in Mikromengen und wird bei einigen Substanzgruppen immer noch mit Erfolg eingesetzt (zur Cirkular-DC s. S. 175).

In die Mitte eines Rundfilters (Durchmesser 10–14 cm) wird ein Loch gestanzt und die Lösung des zu trennenden Gemisches am Rand des Loches aufgetragen. Durch das Loch wird ein Filtrierpapierdocht gesteckt, der in das im Boden einer Petrischale befindliche Fließmittel eintaucht. Das kapillar aufsteigende Fließmittel breitet sich radial im Rundfilter aus und trennt dabei das Substanzgemisch auf. Eine genau passende, obere Petrischale führt zwar zu einer geschlossenen Kammer, jedoch ist die Kammersättigung bei der Rundfiltertechnik im allgemeinen schlechter zu erreichen als bei anderen chromatographischen Techniken.

Dünnschichtchromatographie (DC). Der chromatographische Trennprozeß läuft in geeigneten Sorptionsmitteln ab, die in „dünner Schicht" auf Glasplatten, Metall- (Alu-) oder Kunststoffolien haften (stationäre Phase) und in denen das Fließmittel, die mobile Phase, kapillar aufsteigt. Gearbeitet wird meist mit Platten im Format 20 × 20 oder 10 × 20 cm. Je nach Art der benutzten Trennschicht kann es sich um eine **Adsorptionschromatographie** (selektive Adsorption an der stationären Phase) oder um eine **Verteilungschromatographie** (unterschiedliche Löslichkeit der aufzutrennenden Substanzen in zwei begrenzt mischbaren Phasen) handeln.

Als **stationäre Phasen** werden anorganische [insbesondere Kieselgel (Silicagel) und Aluminiumoxid, aber auch Kieselgur oder Calcium- bzw. Magnesiumsilikat] oder organische Materialien (Cellulose und deren Derivate, Polyamide, Stärke, vernetzte Dextrangele u. a.) benutzt. Sie sollen eine möglichst einheitliche und in den meisten Fällen auch eine möglichst kleine Korngröße aufweisen. Für das in der Drogenanalytik überwiegend eingesetzte Kieselgel 60 beträgt der mittlere Porendurchmesser 6 nm (60 Å). Kieselgel 40 mit seiner geringeren Porengröße gibt etwas verkürzte Laufzeiten; das großporige Kieselgel 100 eignet sich besonders für die Verteilungschromatographie. Damit die Substanzen auf dem Trägermaterial besser haften, werden vielfach in geringer Menge Hilfsstoffe zugesetzt, die den chromatographischen Trennprozeß nach Möglichkeit nicht beeinflussen sollen. Bekanntestes Bindemittel ist für Kieselgel Gips (entsprechende Sorbentien meist mit dem Zusatz G im Handel; zugesetzte Menge 13%; H bedeutet gipsfreies Sorptionsmittel), während von organischen Stoffen Stärke als Bindemittel zu nennen ist. Organische Bindemittel in anorganischen Trennschichten haben den Nachteil, daß zur Detektion nicht mit aggressiven Reagenzien (z. B. konz. Schwefelsäure) gesprüht werden kann.

Häufig wird der stationären Phase ein im kurzwelligen UV-Licht (254 nm) intensiv grüngelb fluoreszierender Indikator (Zinkcadmiumsulfid; Mangan-aktiviertes Zinksilikat) beigemischt. Auf derartigen Schichten (Zusatzbezeichnung F_{254}) können Substanzen, die bei dieser Wellenlänge Licht absorbieren, zu einer Fluoreszenzminderung (evtl. -löschung) führen und als dunklere Flecken hervortreten (s. Detektion).

Welche stationäre Phase eingesetzt wird, hängt vom speziellen Trennproblem ab. Allgemein kann gesagt werden, daß organische Trennschichten überwiegend zur Trennung hydrophiler Substanzen eingesetzt werden (Verteilungschromatographie); Polyamide dienen vor allem zur Trennung von phenolischen Stoffen.

Die **Herstellung dünner Schichten** erfolgt in der Regel mit besonderen Streichgeräten, mit deren Hilfe die in Flüssigkeit aufgeschlämmten Sorptionsmittel auf Glasplatten gleichmäßig verteilt werden. Sorptionsmittel mit Gipszusatz müssen relativ schnell verarbeitet werden, da der Gips sonst bereits abbindet und die Masse klumpig wird. Je nach Material läßt man die Feuchtigkeit nur bei Zimmertemperatur verdunsten oder muß anschließend stärker trocknen (Aktivierung bei 100 bis 130 °C). Die Aufbewahrung der Platten sollte geschützt vor zu hoher Feuchtigkeit und Labordämpfen erfolgen. Eine nochmalige Aktivierung vor Gebrauch ist überflüssig, da die Schicht sofort wieder Wasserdampf absorbiert und sich unter Berücksichtigung der relativen Luftfeuchte der Raumluft ein Gleichgewicht einstellt. Die Dicke der nassen Schichten beträgt im Normalfall 250 μm, für präparative Arbeiten können auch dickere Schichten eingesetzt werden. Die in breitem Umfange von der Industrie angebotenen **Fertigplatten** sind immer dann zu empfehlen, wenn nur gelegentlich dünnschichtchromatographisch gearbeitet wird und sich die Anschaffung eines Streichgerätes nicht lohnt. In der Regel sind diese Platten, wenn Erfahrung und Routine im Selberstreichen fehlen, auch qualitativ besser, d. h. gleichmäßiger. Als Trägermaterial dienen auch hier Glasplatten, Metall- (Alu-) oder Kunststoff-Folien. Die Abriebfestigkeit wird durch Zugabe von polymerisierenden Substanzen (z. B. PVC, Polyvinylalkohol oder Acrylharzen) zum Sorptionsmittel erreicht. Auf den Nachteil organischer Bindemittel beim Sprühen mit aggressiven Reagentien wurde bereits hingewiesen. Meist zeichnen sich Fertigplatten gegenüber selbstgestrichenen durch etwas langsamere Laufzeiten aus, was im Hinblick auf den Zeitaufwand von Nachteil ist. Infolge der längeren Laufzeit können sich evtl. Diffusionseffekte stärker bemerkbar machen und die Zonen unschärfer erscheinen lassen.

Platten mit Konzentrierungszone bestehen aus zwei Schichten: am unteren Rand eine ca. 2,5 cm hohe Schicht inaktiven Materials, an die sich nahtlos das eigentliche Sorptionsmittel anschließt. Beim Aufsteigen des Fließmittels werden die im Bereich der inaktiven Schicht aufgetragenen Drogenextrakte an die Grenzschicht herantransportiert, dort strichförmig konzentriert und anschließend als engbegrenzte, schmale Zone chromatographiert.

Zur **Durchführung des chromatographischen Trennprozesses** wird die Lösung des aufzutragenden Substanzgemisches (Drogenextraktes) punkt- oder auch bandförmig ca. 1,5 cm vom unteren Plattenrand aufgetragen; geeignete Auftragsschablonen sind im Handel. Auftragsmenge bei punktförmigem Auftrag 5–20 μl, bei bandförmigem Auftrag auch mehr. Zum Auftragen werden Mikrospritzen oder verschiedenartige Mikropipetten angeboten, für den bandförmigen Auftrag, außer dem praktischen „Microapplicator“ (Fa. Cordis), auch kompliziertere (teurere) Geräte. Durch mehrmaliges Auftragen kann bei punktförmigem Auftrag (Voraussetzung: leicht flüchtige Lösungsmittel) auf dem Startpunkt auch eine größere Substanzmenge lokalisiert werden. Die Größe des Startflecks sollte 5 mm nicht überschreiten, eine Verletzung der Schicht beim Auftragen ist nach Möglichkeit zu vermeiden. Ehe die Platten in das entsprechende Fließmittel, das sich im Boden der Trennkammer befindet, eingestellt werden, sollten die Auftragspunkte ganz getrocknet sein (evtl. Föhn benutzen).
Flüchtige Substanzen können aus Drogen in einfacher Weise mit Hilfe des **TAS-Ofens*** direkt auf die Dünnschichtplatte aufgedampft oder

* TAS = Thermomikroabtrenn- und Auftrageverfahren von Substanzen (nach Stahl).

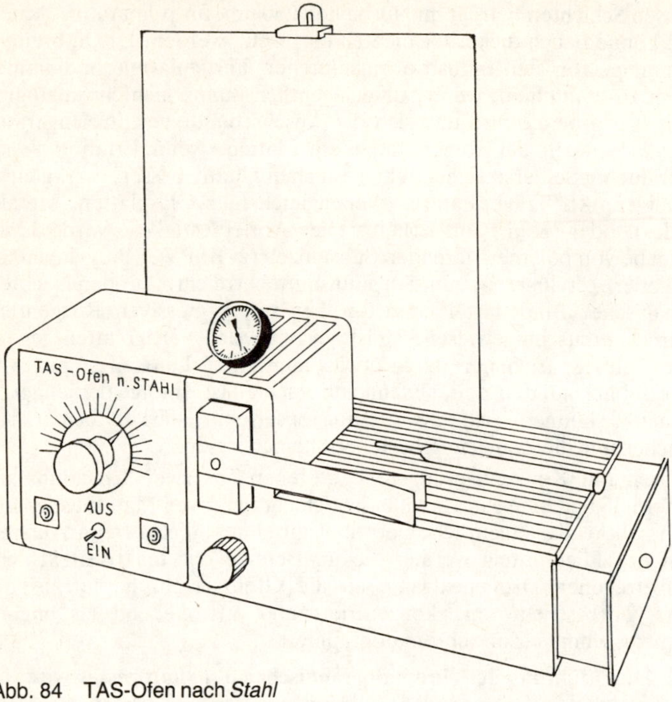

Abb. 84 TAS-Ofen nach *Stahl*

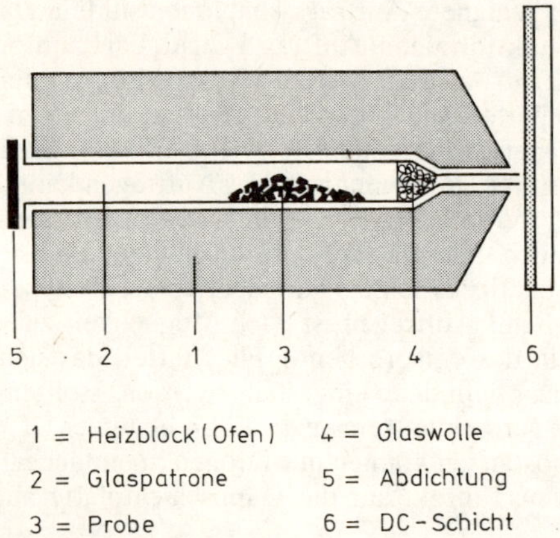

Abb. 85 Prinzip des TAS-Ofens

sublimiert werden. Das Gerät zeigt Abb. 84 und das Prinzip die Abb. 85. Geringe Drogenmengen (es genügen meist 10–30 mg Drogenpulver) werden in eine Glaspatrone mit kurzer Kapillare eingebracht. Nach dem Verschließen der rückwärtigen Öffnung wird die Patrone in die Bohrung eines vorgeheizten Alu-Blocks eingeführt und die flüchtigen Substanzen auf die Sorptionsschicht überführt. Durch Hinzufügen von wasserhaltigem Kieselgel („Rosagel") oder mit Wasser beladenem Molekularsieb-Granulat als Treibmittel kann das Verfahren auch zu einer Mikro-Wasserdampfdestillation umgestaltet werden. Das TAS-Verfahren ermöglicht auch die thermische Spaltung von Substanzen und den gleichzeitigen Transfer der Spaltprodukte auf die DC-Platte (z. B. Spaltung von Arbutin und Methylarbutin zu Hydrochinon bzw. Methylhydrochinon).

Wenn man die Temperatur des Heizblocks bei eingelegter Patrone allmählich steigert und dabei die vorgelegte DC-Platte verschiebt, können auch fraktioniert Substanzen transferiert und somit nebeneinander auf getrennten Bahnen chromatographiert werden. Der TASOMAT ist ein derartiges, aus dem TAS-Ofen weiterentwickeltes Gerät zur Thermofraktographie.

Bezüglich der Auswahl der geeigneten **mobilen Phase** muß auf die im Literaturverzeichnis angeführten Bücher verwiesen werden. Als Grundregel kann gelten, daß lipophile Substanzen am besten mit unpolaren Fließmitteln an einer adsorptiv bindenden stationären Phase und hydrophile Stoffe durch Verteilungschromatographie mit polaren Fließmitteln an inaktiven Schichten aufgetrennt werden. Für die Adsorptionschromatographie lassen sich die Fließmittel nach dem Grad ihrer Elutionswirkung (die parallel zur Dielektrizitätskonstanten zunimmt) in eine Reihung bringen. Diese sog. eluotrope Reihe führt von Petrolether, Cyclohexan oder Tetrachlorkohlenstoff als ausgesprochen lipophilen Flüssigkeiten über Benzol*, Chloroform, Diethylether zu Aceton, Ethanol, Methanol und Wasser auf der anderen Seite. Nach Möglichkeit wird man bestrebt sein, für drogenanalytische Arbeiten mit wenigen Standardfließmitteln auszukommen: etwa CCl_4 oder Hexan als extrem lipophile Fließmittel, Benzol*, Toluol oder Chloroform mit Zusätzen von Methanol und als hydrophile Fließmittel Ethylacetat-Methanol-Wasser-Gemische.

Wenn die einfache „Entwicklung" (durch einmaliges kapillares Aufsteigen des Fließmittels) nicht zu befriedigenden Trennungen führt, kann mit Zwischentrocknung der Schicht mehrfach in der gleichen Richtung oder auch zweidimensional chromatographiert werden. Auf weitere spezielle Techniken (z. B. das Arbeiten mit Gradientschichten u. a.) kann in diesem Rahmen nicht eingegangen werden.

---

* Benzol sollte wegen carcinogener Wirkungen nicht mehr verwendet werden.

Zur Chromatographie können im einfachsten Falle größere Weckgläser mit dichtschließendem Deckel benutzt werden. Die für die DC entwickelten Trennkammern (vgl. Abb. 86) sind Glaströge mit ebenem Boden (und dichtschließendem Deckel), die zur Sättigung der Atmosphäre im Kammerraum mit Filtrierpapier ausgekleidet werden sollen, das in das Fließmittel hineinragt („Kammersättigung“).

Bei der sog. Sandwichkammer ist die beschichtete Trägerplatte die Rückwand einer schmalen Kammer, die dadurch entsteht, daß eine zweite Glasplatte, durch einen dünnen Papprahmen getrennt, aufgeklemmt wird. Das Ganze kann in einen – dann sehr schmalen – Fließmitteltrog eingestellt werden, so daß auf diese Weise die Fließmittelmenge klein gehalten werden kann (vgl. Abb. 86). Der chromatographische Trennvorgang wird abgebrochen, wenn das Fließmittel etwa 10–12 cm hoch gestiegen ist. Nach der Entnahme der Platten aus der Trennkammer ist sofort die Laufmittelfront zu markieren, sofern nicht bereits von vornherein durch einen waagerechten Strich die Höhe begrenzt worden war. Anschließend müssen nach dem Verdunsten des Fließmittels die Substanzflecken sichtbar gemacht werden, soweit es sich nicht um Stoffe mit deutlicher Eigenfärbung handelt.

Mikro-DC. Bedingt durch die Weiterentwicklung der üblichen Sorbentien, genügen für die Auftrennung von Substanzgemischen, wie sie

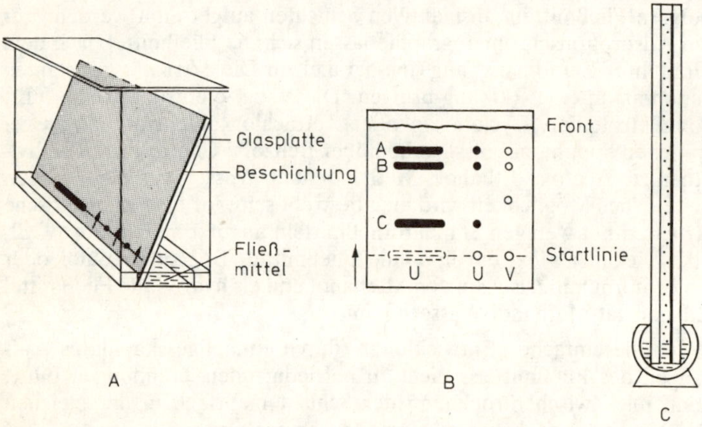

Abb. 86 DC. A = Chromatographie in normaler Trennkammer; Filtrierpapier-Innenauskleidung nicht mitgezeichnet. B = Dünnschichtplatte nach der „Entwicklung“; U = Substanzgemisch mit den Komponenten A, B und C, strichförmig bzw. punktförmig aufgetragen. V = Vergleichssubstanzen zur Identifizierung. C = Sandwichkammer im Querschnitt. A und B (aus *Richter*, Stoffwechselphysiologie der Pflanzen)

in Drogenextrakten vorliegen, in vielen Fällen auch kürzere Laufstrekken. Diese Erkenntnis hat zur Entwicklung der Mikro-DC geführt, bei der auf Fertigfolien 4 × 8 cm in kleinen Entwicklungskammern (Färbetröge; Aletegläser) chromatographiert wird. Von Kraus et al. (1981) wird auch ein Verfahren beschrieben, das unter Verwendung von 5 × 5 cm Platten mit konventionellem Schichtmaterial und einer Mikrokammer mit horizontaler Entwicklung arbeitet. Abgesehen von der Kostenersparnis durch den geringeren Fließmittelbedarf – 5 bis 10 ml gegenüber 60 bis 80 ml – ist der Zeitgewinn infolge der kürzeren Laufstrecke beachtlich. Zwar erfordert das Auftragen mit Mikrokapillaren eine gewisse Übung, doch wird im übrigen in gleicher Weise wie bei der „großen“ DC gearbeitet. Zum Besprühen der Mikroplatten sind allerdings besonders fein vernebelnde Geräte erforderlich.

Nano-DC. Eine weitere Optimierung der Sorptionsmittel durch die Entwicklung besonders gleichmäßiger, feinkörniger dünner Schichten hat zur Hochleistungs-Dünnschichtchromatographie (HPDC; HPTLC) geführt, die vor allem in Verbindung mit Kammern zur horizontalen Entwicklung dünnschichtchromatographische Auftrennungen im Nanogrammbereich und auch quantitative Auswertungen ermöglicht. HPTLC-Sorbentien gibt es bisher nur in Form von Fertigplatten; für die meisten drogenanalytischen Probleme ist diese aufwendige (und teurere) Methode nicht notwendig.

Detektion. Der schonendste Nachweis ist die Beobachtung unter UV-Licht, wo das Auftreten von Fluoreszenzen, evtl. auch eine Fluoreszenzminderung bei Verwendung fluoreszierender Schichten beobachtet werden kann. Der chemische Nachweis von Substanzen kann durch Räuchern (z. B. Ioddämpfe; die Platten sind in eine geschlossene Kammer einzustellen) oder durch Besprühen mit den verschiedensten Nachweisreagenzien geführt werden. Geeignet sind nur Sprühgeräte mit feinster Verteilung der Tröpfchen. Oftmals ist eine Nachbehandlung durch Erhitzen im Trockenschrank erforderlich, wobei die Beeinträchtigung des Schrankes durch verdunstende Reagenzien berücksichtigt werden sollte. Zum Nachweis eignen sich auch biologische Verfahren, z. B. der Saponin-Nachweis durch Hämolyse im Blutagar, der auf die DC-Platte aufgetragen wird (vgl. auch S. 138).

Dokumentation. Nach der Sichtbarmachung der Substanzflecken kann durch Aufsprühen z. B. von Neatan-Kunststoffdispersion zum Sprühen (Merck) die Schicht mit einer Folie überzogen und später Folie und anhaftende Schicht abgezogen werden. Sonst wird meist das Ergebnis auf Transparentpapier übertragen. Alu- und Kunststoff-Folien können auch, vorausgesetzt, daß die Flecken nicht verblassen, direkt abgeheftet werden.

Auf die Möglichkeit der direkten quantitativen Auswertung von Dünnschichtchromatogrammen, die allerdings einen erheblichen apparativen Aufwand erfordert, sei hingewiesen.

Zur Charakterisierung von Substanzen werden Rf- bzw. hRf-Werte herangezogen:

$$\textbf{Rf-Wert} \text{ (Retentionsfaktor)} = \frac{\text{Abstand Startfleck*} \rightarrow \text{Substanzfleck*}}{\text{Abstand Startfleck} \rightarrow \text{Laufmittelfront}}$$

Der sog. hRf-Wert ist gleich dem Rf-Wert × 100; man bekommt also hRf-Werte von 0 bis 100, während Rf-Werte zwischen 0,00 und 1,00 liegen. Der Rf-Wert einer Substanz wird von einer Reihe verschiedener Faktoren beeinflußt, seine exakte Reproduzierbarkeit würde einen sehr hohen apparativen Aufwand (z. B. klimatisierbare Kammern) erfordern. Es ist daher realistisch, Rf bzw. hRf-Werten die Qualität eines „Richtwertes" zuzuschreiben und evtl. nur Rf-(hRf-)Bereiche anzugeben.

Für die Drogendiagnostik ist die DC aus verschiedenen Gründen eine besonders geeignete Methode. Der chromatographische Trennprozeß ist mit einfachsten Mitteln durchführbar; infolge der Empfindlichkeit der Methode ist eine Trennung von Substanzen in µg-Mengen möglich; der Zeitbedarf ist gering: in den meisten Fällen wird man mit einer Laufzeit des Chromatogramms von 30 min. (bei der Mikro-DC mit 10 min.) rechnen können.

Im folgenden sollen einige Beispiele für die Anwendung chromatographischer Methoden in der Drogendiagnostik angeführt werden, wobei bezüglich ausführlicher Arbeitsvorschriften auf die auf S. 166 angegebene Literatur verwiesen wird.

1. **Anthraglykosid-Drogen** enthalten in der Regel verschiedenartige Anthracen-Derivate (Anthron-, Anthranol-, Anthrachinonglykoside oder -aglyka, Dianthronverbindungen), deren Spektrum nach dünnschichtchromatographischer Auftrennung zur Identitäts- und Reinheitsprüfung herangezogen werden kann. Zur Extraktion der Drogen genügt meist Methanol, als Fließmittel hat sich das Gemisch Ethylacetat/Methanol/Wasser (100 : 13,5 : 10; V:V:V) für die Auftrennung auf Kieselgel bewährt. Zur Detektion können Fluoreszenzminderungen bei 254 nm, die Beobachtung der Eigenfluoreszenz bei 365 nm und die Anfärbung mit KOH („Bornträger"-Reaktion) herangezogen werden. Lediglich für die Sennes-Drogen mit ihren Dianthronen sind spezielle Vorschriften notwendig. Da verschiedene Anthra-Referenzsubstanzen zur Verfügung stehen, brauchen keine sonstigen Vergleichssubstanzen eingesetzt werden.

---

* Jeweils Mittelpunkt der Flecken als Bezugspunkt.

a) Rhabarber: Die offizinelle Droge, die von *Rheum palmatum* s. l. und *Rh. officinale* stammen soll, enthält Anthraglykoside, die sich von insgesamt 5 Aglyka ableiten; vgl. Formelübersicht. Durch eine Prüfung mittels DC – zweckmäßigerweise mit den nach Hydrolyse erhaltenen Aglyka (Fließmittel dann Petrolether/Ethylacetat/Ameisensäure 75 : 25 : 1) – kann festgestellt werden, ob eine fragliche Droge sich

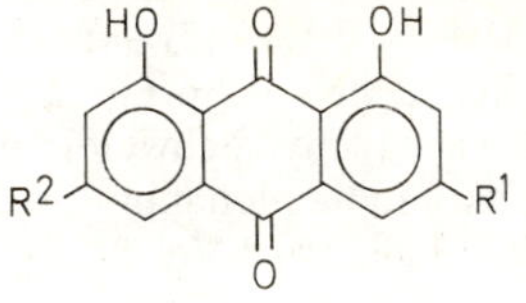

Aglyka der Rhabarber-Anthraglykoside.

	R^1	R^2
Rheumemodin	CH_3	OH
Aloeemodin	CH_2OH	H
Chrysophanol	CH_3	H
Physcion	CH_3	OCH_3
Rhein	COOH	H

durch diese Merkmalsführung auszeichnet, ohne daß damit allerdings ihre botanisch-systematische Herkunft genau festgelegt ist. Nicht vorhanden sein dürfen die stark hellblau fluoreszierenden Zonen des Rhapontikosids bzw. Desoxyrhapontikosids oder deren Aglyka; s. auch Kap. 7.

b) *Rhamnus*-Rinden: Durch ihr unterschiedliches Anthraglykosidspektrum lassen sich die offizinellen Rinden, Frangulae cortex und Rhamni purshiani cortex ebenso voneinander unterscheiden wie auch von möglichen Verfälschungen abgrenzen: Während die Rinde von *Rhamnus catharticus* durch stark blau fluoreszierende Naphthalid-Verbindungen auffällt, zeichnet sich die *fallax*-Rinde (von *Rh. alpinus,* ssp. *fallax*) durch das gelbgrün fluoreszierende Xanthorhamnin aus; s. auch Kap. 7. Von dem in Ph. Eur. beschriebenen Anthronnachweis mittels 4-Nitroso-*N,N*-dimethylanilin (Bildung graublau gefärbter Azomethine) ist wegen der Cancerogenität des Sprühreagenzes dringend abzuraten.

c) Aloe: Die in Ph. Eur. III neben Aloe capensis als offizinelle Droge aufgeführte Aloe barbadensis (Curaçao-Aloe) kann im Dünnschichtchromatogramm durch einen dicht unterhalb der Barbaloinzone auftretenden Fleck (violettrot mit methanolischer KOH) identifiziert werden, der bei Kap-Aloe fehlt; nach Rauwald und Voetig (1982) handelt es sich um das 7-Hydroxyaloin.

d) Sennes-Drogen: Die Untersuchung der Sennesblätter, Sennae folium Ph. Eur. ebenso wie der Sennae fructus (Alexandriner- und Tinnevelly-Droge jeweils mit einer Monographie in Ph. Eur. enthalten) kann auch mittels Circular-DC durchgeführt werden (Wagner et al. 1983). Zum Nachweis müssen die Sennoside zunächst mit HNO_3 oxidativ gespalten werden, ehe mit KOH besprüht wird. Man kann auch 1% Natriummetaperiodat als Oxidationsmittel zum KOH-Sprühreagenz geben.

2. **Drogen mit ätherischen Ölen.** Zur Chromatographie können Methylenchloridextrakte oder, falls eine Öldestillation durchgeführt wurde, Proben des ätherischen Öls (mit Toluol 1 : 5 verdünnt) verwendet werden. Eine weitere Möglichkeit besteht im Direktauftrag der flüchtigen Substanzen mittels TAS-Verfahren. Als universelles Fließmittel eignet sich Toluol/Ethylacetat (93 : 7 V : V) für Trennungen auf Kieselgel. Zur Detektion kommt eine Reihe von Sprühreagentien zum Einsatz, von denen vor allem Anisaldehyd/Schwefelsäure vielfältig differenzierte Anfärbungen der Ölkomponenten gibt. Geeignete Referenzsubstanzen stehen in fast allen Fällen zur Verfügung.

a) Zimtrinden. Wenn mit Hilfe des Fluoreszenz-Schnelltests zwischen Ceylonzimt und chinesischer Zimtrinde unterschieden werden soll, so kann, falls es sich beim chinesischen Zimt um eine Charge mit geringem Cumaringehalt handelt, das Ergebnis nicht eindeutig ausfallen. Es empfiehlt sich dann eine DC-Auftrennung der mit dem TAS-Verfahren aufgedampften flüchtigen Komponenten. Cumarin ist im Chromatogramm nach dem Besprühen mit KOH beim chinesischen Zimt, Cinnamomi cassiae cortex, in jedem Fall als gelbgrün fluoreszierende Zone deutlich zu sehen, während bei Cinnamomi ceylanici cortex allenfalls ein ganz schwacher Fleck zu erkennen ist (Karig, 1975).

b) Pulver der Apiaceenfrüchte (Anis, Kümmel, Fenchel, Koriander u. a.) lassen sich auf Grund gemeinsamer Merkmale bei der mikroskopischen Analyse als Gruppe gut erkennen, ihre Differenzierung voneinander ist jedoch, wenn nicht so typische Merkmale wie die Haare von Anisi fructus vorliegen, schwierig. Da sie sich im Komponentenspektrum der ätherischen Öle unterscheiden, bietet die DC Möglichkeiten der Identifizierung; dabei genügen 10–30 mg Drogenpulver, dessen flüchtige Anteile mit Hilfe des TAS-Ofens aufgetragen werden, zur Untersuchung. Die Unterscheidung Anisöl – Sternanisöl ist, soweit nicht die GC herangezogen werden kann, auch mittels DC möglich (Nachweis eines von Kubeczka als 2-Methylbuttersäureester des 2-Hydroxy-5-methoxytranspropenylbenzols identifizierten Substanzflecks im Öl von *Pimpinella anisum*).

Auch die Apiaceenwurzeldrogen (Pimpinellae-, Levistici-, Angelicae radix sowie die häufig als Verfälschung zu beobachtenden Wurzeln von *Heracleum sphondylium,* dem Bärenklau) lassen sich mikroskopisch nur schwer unterscheiden. Die dünnschichtchromatographische Analyse bietet auch hier Möglichkeiten der Identifizierung, da die einzelnen Drogen sich deutlich im Spektrum ihrer Inhaltsstoffe, vor allem der Cumarin- und Furanocumarinderivate unterscheiden. Cumarine werden mit Methanol extrahiert und zeigen im DC verschiedenartige Fluoreszenzen (UV 365).

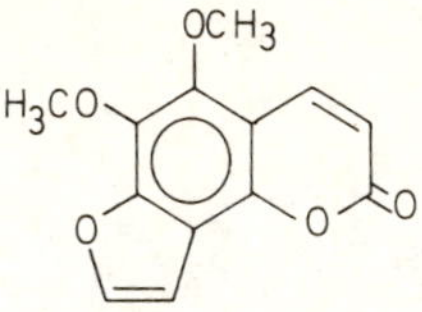

Pimpinellin
(7,8-Furanocumarin)

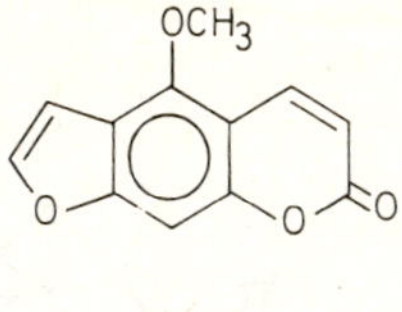

Bergapten
(7,6-Furanocumarin)

c) *Curcuma.* Auf die Schwierigkeit, die Rhizome von *Curcuma zanthorriza,* Javanische Gelbwurz DAB 8, und *C. longa* mikroskopisch zu unterscheiden, wurde bereits hingewiesen (S. 118). Abgesehen von der Differenzierung durch Anwendung der Fluoreszenzanalyse (S. 163) kann durch DC-Auftrennung sowohl der ätherischen Öle wie auch der Curcuminoide zwischen beiden Drogen unterschieden werden.

Bei der Untersuchung der ätherischen Öle dient vor allem das phenolische Sesquiterpen Xanthorrhizol, das mit Echtblausalz B eine kräftige Rotfärbung gibt, zur Differenzierung, da es nur im Öl von *C. zanthorrhiza* vorkommt.

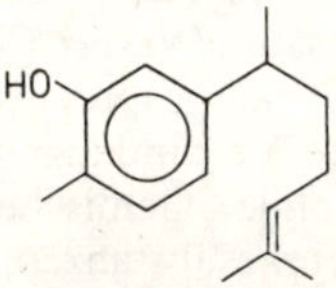

Xanthorrhizol

Von den durch Methanol extrahierbaren Diferuloylmethanfarbstoffen sind im Chromatogramm (Mikro-DC empfehlenswert) das Curcumin s. str. und das *p*-Hydroxycinnamoylferuloylmethan in beiden Drogen nachweisbar; bei der *longa*-Droge taucht als weiterer Fleck der des *p p'*-Dihydroxydicinnamoylmethans auf. Die Curcuminoide sind auf Grund ihrer Eigenfarbe bereits im Tageslicht als gelbliche Flecken zu erkennen, durch Besprühen mit Borsäure/Oxalsäure-Reagenz erfolgt eine Farbvertiefung (Bildung eines Rubrocurcuminkomplexes, der im übrigen auch für die quantitative Curcuminbestimmung herangezogen wird).

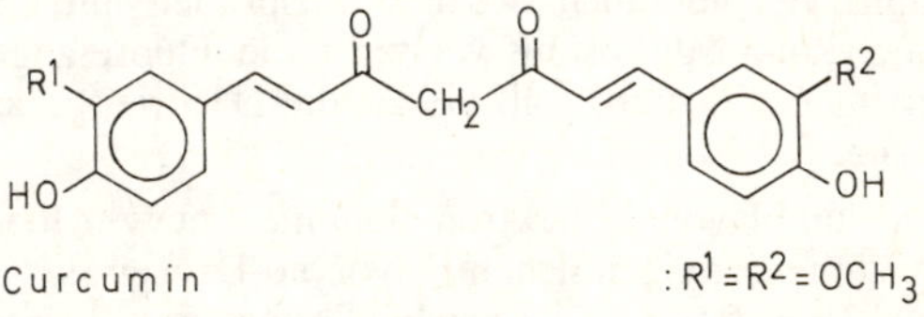

Curcumin : $R^1 = R^2 = OCH_3$

p-Hydroxycinnamoyl-feruloylmethan: $R^1 = OCH_3$; $R^2 = H$

p,p'-Dihydroxy-dicinnamoylmethan : $R^1 = R^2 = H$

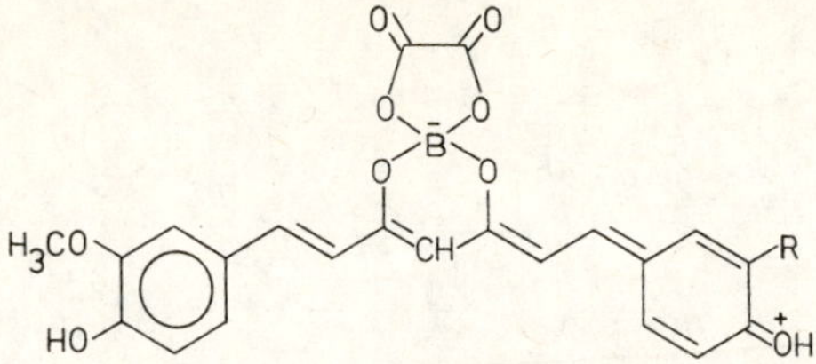

Rubrocurcumin

Durch eine DC-Auftrennung der flüchtigen Komponenten können auch die übrigen Zingiberaceen-Rhizome (Zingiberis-, Galangae- und Zedoariae rhizoma) differenziert werden.

3. **Flavonoid-Drogen.** Zur Herstellung der Untersuchungslösung genügt die einfache Methanolextraktion: 0,5 bis 1 g Drogenpulver werden mit 10 ml Methanol 5 min. bei 60°C unter Umschütteln extrahiert und das Filtrat zur DC verwendet. Für die Trennung auf Kieselgel läßt sich in vielen Fällen das Fließmittelgemisch Ethylacetat/Methylethylketon/Ameisensäure/Wasser (50 : 30 : 10 : 10) einsetzen. Lediglich bei Drogen mit ausgesprochen lipophilen Flavonoiden (Aglyka oder methoxylierte Verbindungen) wie z. B. Orthosiphonis folium sind stärker lipophile Gemische (Chloroform/Ethylacetat 60 : 40) erforderlich. Referenzsubstanzen stehen bei dieser Verbindungsklasse reichlich zur Verfügung. Ein häufig verwendetes Testgemisch umfaßt Rutin, Hyperosid und Chlorogensäure. Phenolcarbonsäuren vom Typ der Chlorogensäure sind häufig Begleitstoffe in Flavonoiddrogen und zeigen blaue Fluoreszenzen.

Detektion. Abgesehen von der Fluoreszenzminderung, die alle Flavonoide geben, ist die Beobachtung der Fluoreszenzfarben bei 365 nm von besonderer Bedeutung. Bei den Orthosiphon-Blättern ist auf diese Weise bereits ohne weitere Nachbehandlung die Auswertung möglich. Ansonsten kann eine Verstärkung der blauen, gelben oder grünen Eigenfluoreszenzen durch Sprühreagentien erreicht werden, von denen vor allem das sogenannte „Naturstoffreagenz" (Diphenylboryloxyethylamin) viel gebraucht wird. Nachsprühen mit ethanolischer Polyethylenglykol-4000 Lösung verstärkt die Fluoreszenz nochmals und steigert nach Wagner et al. (1983) die Nachweisgrenze um eine Zehnerpotenz.

Die Analyse von Flavonoidspektren dient nicht nur zur Identitäts- und Reinheitsprüfung der eigentlichen Flavonoid-Drogen (s. auch Kap. 9: Arnicae flos; Tiliae flos u. a.). Auch bei Drogen mit anderen Wirkstoffen kann die Flavonoid-DC von Nutzen sein. So sind, um nur ein Beispiel zu nennen, Bärentraubenblätter und Preißelbeerblätter, als

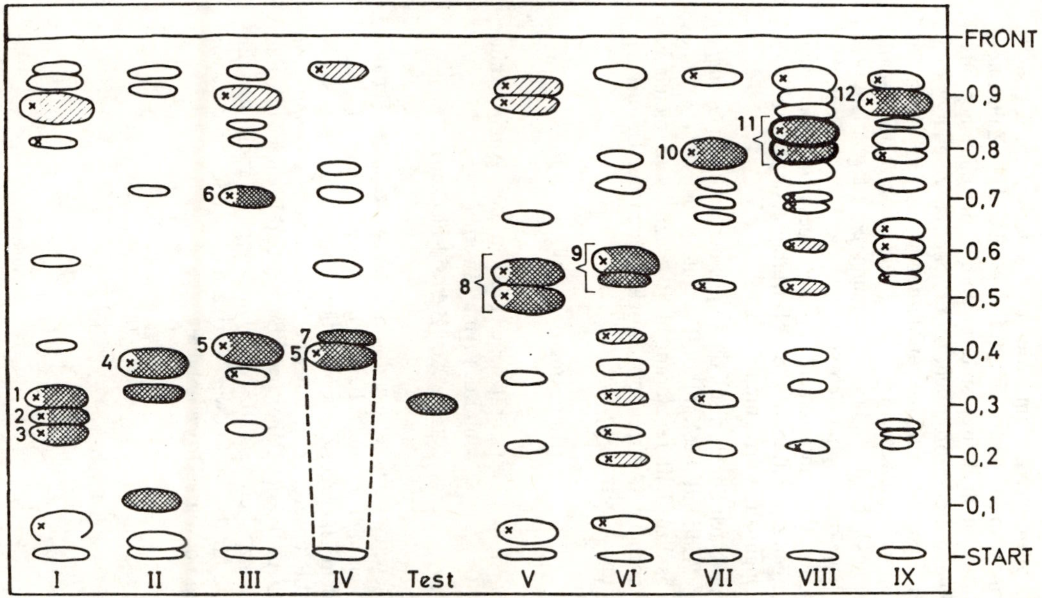

Abb. 87 Dünnschichtchromatographisches Screening von Bitterstoffdrogen

- Fluoreszenzminderung bei 254 nm
- Fluoreszenz bei 365 nm
- H_2SO_4-Vanillin (Tageslicht)

I Aurantii pericarpium; Test = Naringin
II Harpagophyti radix; V Condurango cortex
III Gentianae radix; VI Trifolii fibrini folium
IV Centaurii herba; VII Cnici(Cardui)benedicti folium
VIII Absinthii herba
IX Quassiae lignum

(nach *Wagner* et al. 1975)

Arbutindrogen hinsichtlich ihrer Wirkstoffe sehr ähnlich, auf Grund ihres unterschiedlichen Flavonoidspektrums sehr gut zu unterscheiden; s. auch Kap. 9: z. B. Farfarae folium oder Equiseti herba.

4. **Bitterstoffdrogen** werden mit Methanol oder einem Gemisch Methanol/Chloroform (2 : 1) extrahiert. Entsprechend der Zahl unterschiedlicher Bitterstoffstrukturen sind für die DC der einzelnen Drogen spezielle Fließmittel erforderlich; für ein erstes „Screening" kann jedoch mit den Systemen Ethylacetat/Methanol/Wasser (77 : 15 : 8) oder Aceton/Chloroform/Wasser (80 : 20 : 5) auf Kieselgel für fast alle Bitterdrogen eine befriedigende Auftrennung erzielt werden; vgl. Abb. 87. Zur Detektion eignet sich vor allem das Vanillin/Schwefelsäure-Reagenz, mit dem unterschiedliche, im Tageslicht zu beobachtende Anfärbungen der Bitterstoffe erzielt werden. Als Referenzsubstanz steht Naringin zur Verfügung.

a) Enzianwurzel. Nach Ph. Eur. soll die Droge nur noch von *Gentiana lutea* stammen. Während die Xanthon-Derivate (Gentisin u. a.) und das Gentiopikrosid zur Differenzierung nicht geeignet sind, bieten die Acylglykoside nach DC-Auftrennung Möglichkeiten der Unterscheidung (Wagner und Vasirian, 1974):

Gentiana lutea	: nur Amarogentin
G. pannonica, punctata, purpurea	: zusätzliche Flecken des Amaropanins und des Amaroswerins
G. asclepiadacea	: keine Acylglykosid-Flecken.

b) Teufelskrallewurzel. Diese, aus den Speicherwurzeln der Pedaliacee *Harpagophytum procumbens* bestehende Droge enthält Iridoidbitterstoffe mit dem Harpagosid als Hauptkomponente. Harpagosid ist auch im Kraut unserer einheimischen Braunwurz *(Scrophularia nodosa)* enthalten, die sich daher nach Becker und Richter (1975) als „Referenzsubstanz" bei der DC von Harpagophyti radix und als Austauschdroge für die aus Südwest-Afrika stammende und dort von der Ausrottung bedrohte Droge anbietet.

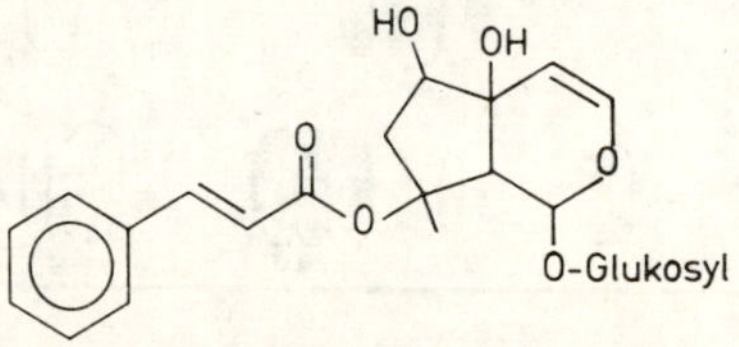

Harpagosid

Es muß betont werden, daß neben den erwähnten, besonders instruktiven Beispielen inzwischen für eine große Anzahl anderer Drogeninhaltsstoffe chromatographische Trennungen beschrieben worden sind. Grundsätzlich muß jedoch berücksichtigt werden, daß für die Feststellung der Identität einer Droge stets auch die biologische Struktur mit herangezogen werden sollte.

9. Drogenverfälschungen

In den vorangehenden Kapiteln ist bereits von Drogenverfälschungen und den Möglichkeiten ihrer Erkennung die Rede gewesen. In diesem Kapitel sind in knapper Form Angaben über beobachtete Verfälschungen oder Verwechslungen bekannter Drogen zusammengetragen, ohne daß diese Zusammenstellung Anspruch auf Vollständigkeit erhebt. Es soll nur verdeutlicht werden, wie sehr eine sorgfältige Prüfung der auf dem Drogenmarkt angebotenen Produkte notwendig ist; vgl. dazu Schier 1981, 1983; Schilcher 1981; Harbaum-Neuhaus 1984.

Grundsätzlich sind bei jeder Droge Verwechslungen auf irgendeiner Handelsstufe möglich, dies um so mehr, je geringer die Sachkunde des entsprechenden Sammlers, Anbauers, Aufkäufers oder Händlers ist. In zunehmendem Maße erscheinen als willkürliche Substitutionen auch Drogen auf dem Markt, die hinsichtlich ihrer Herkunft (der „Stammpflanze") nicht den Anforderungen der Arzneibücher entsprechen und daher, soweit sie nicht eindeutig deklariert sind, als Verfälschungen anzusehen sind. Auf die mannigfaltigen Gründe für diese Entwicklung (Verlust oder Aufgabe traditioneller Sammel- und Anbaugebiete z. B.) kann hier nicht eingegangen werden.

Noch immer ist – das wurde bereits in den einleitenden Bemerkungen gesagt – der Apotheker für die Prüfung der von ihm abgegebenen oder verarbeiteten Drogen nach den Vorschriften des Arzneibuchs verantwortlich. Die Frage, inwiefern es sinnvoll ist, daß jeder Apotheker jede auch noch so geringe Menge einer Droge (für Chemikalien gilt das Gleiche) zu prüfen hat, ist hier nicht zu beantworten. Hingewiesen sei aber in diesem Zusammenhang auf die in den letzten Jahren entstandenen Institutionen in der BRD, die in rationeller Weise die Untersuchung größerer Drogenchargen durchführen können: Deutsches Arzneimittelprüfungsinstitut, Zentrallabor der STADA und Zentrallaboratorium Deutscher Apotheker e. V., das für die von ihm geprüften Chargen ein „ZL-Prüfzeichen" vergibt, wenn die Arzneibuchforderungen erfüllt werden. Es entbindet den Apotheker von seiner Pflicht zur Prüfung jedoch nicht. Nicht gering ist die Zahl der Drogenchargen, für die wegen qualitativer Mängel oder Nichterfüllung der quantitativen Forderungen keine Prüfzeichen vergeben werden. Ob bei einer solchen Ablehnung allein die Kriterien der derzeit gültigen Pharmakopoe oder auch darüberhinausgehende Vorschriften anderer Arzneibücher anzuwenden sind, bedarf der Abklärung (Kreutzig, 1984; Fehr, 1984). Ein Teil der folgenden Angaben ist den

Tätigkeitsberichten dieser Institutionen entnommen; in anderen Fällen werden die Literaturstellen angegeben.

Adonidis herba. Adoniskraut DAB 8 soll von *Adonis vernalis* L., dem Frühlings-Adonisröschen stammen, einer Pflanze, die bei uns unter Naturschutz steht. In importierter Ware wurden z. T. die oberirdischen Teile anderer *Adonis*-Arten gefunden (Schier 1981). *A. aestivalis* (mit wesentlich niedrigerem Gehalt an Digitaloiden) läßt sich von *A. vernalis* u. a. durch die unbehaarten Früchtchen und grobgefurchte, hohle Stengel unterscheiden.

Althaeae radix. Während früher nur geschälte Eibischwurzeln zugelassen waren, kann nach den Vorschriften mehrerer Pharmakopoen, so z. B. auch DAB 8, jetzt ebenfalls die ungeschälte Droge verwendet werden. Auf „Schönung" durch Kalken oder durch Bleichen mit SO_2 ist zu prüfen (Sulfitionennachweis nach DAB 8 mit Kaliumiodat-Stärkepapier).

Anisi fructus. Die früher beschriebene Beimengung von *Conium*-Früchten zum Anis ist praktisch nicht mehr anzutreffen; Nachweis von Conii fructus: Nach Befeuchten der zerstoßenen Früchte mit KOH Geruch „nach Mäuseurin" (freie Base Coniin). Anis ist heute sehr häufig mit (bis zu 1%) Korianderfrüchten verunreinigt.

Arnicae flos. Arnikablüten DAB 8 sollen von *Arnica montana* stammen. Im Gegensatz zu älteren Vorschriften sind jetzt die Pseudanthien, d. h. der ganze Blütenstand als Droge zugelassen. Teile des Blütenbodens oder des Hüllkelchs gelten also nicht mehr als unzulässige Beimengungen. Auf einen Befall des Blütenbodens mit den Larven einer Bohrfliege sollte allerdings stichprobenartig geprüft werden. Als Arzneibuchdroge nicht zugelassen sind die Blüten der nordamerikanischen Wiesenarnika, *A. chamissonis,* die das 2. AB-DDR aufführt. Mikroskopisch lassen sich beide Drogen kaum unterscheiden, jedoch ist dies durch eine DC-Untersuchung möglich, da sie sowohl im Flavonoidspektrum als auch hinsichtlich der Sesquiterpenlactone nicht identisch sind. Nach Willuhn et al. (1983) zeigen jedoch auch die beiden Unterarten von *A. chamissonis,* die ssp. *chamissonis* und die ssp. *foliosa* ein unterschiedliches Flavonoid- und Sesquiterpenlacton-Muster. Lediglich die Blüten der ssp. *foliosa* ähneln in ihrem Inhaltsstoff-Spektrum den echten Arnikablüten und wären als (möglicherweise bald notwendige*) Austauschdroge geeignet.

* *Arnica montana* ist bei uns geschützt und hat weltweit durch das Washingtoner Artenschutzabkommen weiteren Schutz erhalten, so daß auch beim Import der Droge mit Schwierigkeiten zu rechnen ist. *A. chamissonis* ssp. *foliosa* läßt sich im Gegensatz zu *A. montana,* relativ leicht kultivieren und könnte Grundlage für einen Arnika-Anbau werden.

Eine seit längerer Zeit im Handel als „mexikanische Arnika“ angebotene Blütendroge stammt nach Untersuchungen von Willuhn und Röttger (1980) von *Heterotheca inuloides* Cass., einer Asteracee, die verbreitet in Mexiko wächst und von dort importiert wird. Sie läßt sich zwar durch eine Reihe morphologisch-mikroskopischer Merkmale (Form der Narbe [Abb. 88], unterschiedliche Pappusbildung: Röhrenblüten mit zweireihigem, Zungenblüten ohne Pappus, Fehlen der charakteristischen Phytomelan-Einlagerungen in der Fruchtknotenwand) gegen die echte Arnika abgrenzen, doch ist vor allem das Fehlen jeglicher Sesquiterpenlactone (Prüfung durch DC) ein wichtiges Unterscheidungsmerkmal. Auch im Flavonoidspektrum zeigen sich deutliche Unterschiede, wobei der hohe Gehalt an Rutin in der „mexikanischen Arnika“ zu erwähnen ist, das in der echten Droge fehlt; vgl. Abb. 88. Blütenköpfchen anderer gelbblühender Asteraceen, darunter von *Calendula officinalis, Inula-,* oder *Doronicum*-Arten (auch *Taraxacum,* obwohl nur mit Zungenblüten!), die gelegentlich als Verfälschungen oder unzulässige Beimengungen beobachtet werden, lassen sich unschwer bereits bei makroskopischer Prüfung erkennen (Zungenblüten weniger als 7 Nerven, *Arnica* 7–15). Dies gilt auch für die Blütenköpfchen von *Pulicaria dysenterica* („portugiesische Arnika“).

Belladonnae folium. Nach Ph. Eur. kann die Droge auch blühende Zweigspitzen enthalten, ist also eigentlich eine herba-Droge. Es ist daher nicht verwunderlich, daß sich im Drogenpulver – abzugeben ist nur das eingestellte Pulver – neben Bestandteilen der Blüte häufig auch Teile der Samen finden. Auffällig sind die dickwandigen, an die

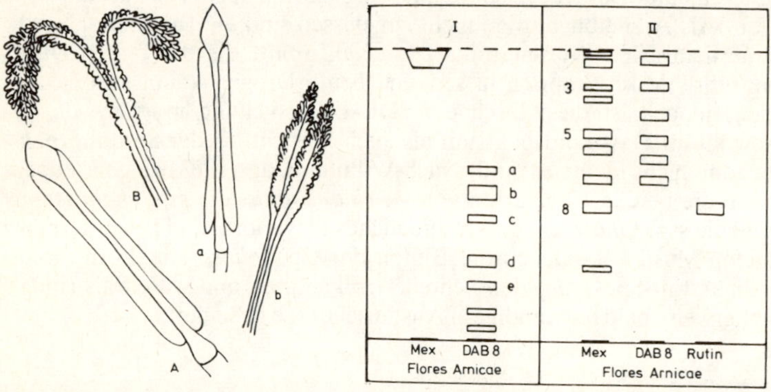

Abb. 88 Antheren und Narbenschenkel von *Arnica montana* (A bzw. B) und *Heterotheca inuloides* (a bzw. b); linke Bildhälfte.
DC-Untersuchung von Arnicae flos und „Mexikanischer Arnika“, rechte Bildhälfte. Links: Sesquiterpenlacton-Spektrum, rechts: Flavonoid-Spektrum (nach *Willuhn* und *Röttger*, 1980)

„Gekrösezellen“ der Paprika-Samen erinnernden Zellen der Samenschalenepidermis. Das unterschiedliche Vorkommen von Oxalat (bei den Tollkirschenblättern Oxalatsand, keine Drusen oder Einzelkristalle) gestattet die Abgrenzung gegen die übrigen Solanaceenblattdrogen, aber auch gegen andere Blätter, die gelegentlich als Verfälschungen vorkommen können: Die Blätter des Götterbaums, *Ailanthus altissima,* haben Drusen, diejenigen der Kermesbeere, *Phytolacca americana,* Raphiden; diese sind allerdings in den Palisadenzellen lokalisiert, so daß bei Oberflächenbetrachtung der Eindruck von Oxalatsandzellen hervorgerufen wird (Schier, 1981).

Möglichkeiten zur Unterscheidung der Solanaceen-Drogen bietet auch die Prüfung durch DC der Flavonoid- und Cumarinspektren, die darüberhinaus auch eine Abgrenzung der Wurzeldrogen (Belladonnae, Mandragorae, Scopoliae radix) von den Blatt- oder Krautdrogen gestattet; vgl. dazu auch Kap. 7. Zur Identifizierung und Abgrenzung verschiedener Solanaceen-Wurzeldrogen vgl. auch Kartnig und Gunzer (1984).

Cannabis herba. Die Droge hat arzneilich keine Bedeutung mehr; wegen der weiten Verbreitung als Rauschmittel ist die Kenntnis der analytischen Möglichkeiten zur Identifizierung von *Cannabis* jedoch auch für den Apotheker von Interesse. Während für das Harz („Haschisch“) und für das Haschischöl nur chemische Nachweise in Frage kommen, können für die aus den zerkleinerten Zweigspitzen weiblicher Hanfpflanzen bestehende Droge („Marihuana“) auch mikroskopische Merkmale herangezogen werden. Neben den Cystolithen enthaltenden Borsten- und Retortenhaaren der Blätter sind es vor allem die harzführenden, meist auf einem Stiel (Emergenz) sitzenden Drüsenschuppen, die zur Identifizierung dienen können. Sie finden sich vor allem auf den Deckblättern und geben eine charakteristische Rotfärbung mit Vanillin in ethanolischer H_2SO_4 (Corrigan und Lynch, 1980). Bei der mikroskopischen Untersuchung von Zigaretten ist mit Beimischungen von echtem Tabak (Oxalatsandzellen!) oder von anderen Solanaceenblättern (Stramonii folium als angebliche Asthmazigarette) zu rechnen. Von Bedeutung ist aber auch der negative Befund, wenn für Proben verdächtigen Pflanzenmaterials keine der typischen *Cannabis*-Merkmale nachgewiesen werden können. Über den Opiumnachweis s. S. 145. Zum Nachweis der *Cannabis*-Inhaltsstoffe empfiehlt sich in jedem Falle die DC-Auftrennung, jedoch kann auch mit mikrochemischen Methoden das Vorhandensein von Δ-9-Tetrahydrocannabinol wahrscheinlich gemacht werden, sofern mehrere Nachweise positiv ausfallen. Für derartige Vorproben wird zweckmäßigerweise ein Petroletherextrakt verwendet: ca. 10 mg Pflanzenmaterial (Haschisch: 3 mg) werden nach dem Ansäuern mit wenig H_2SO_4 dil. mehrmals mit einigen ml Petroether extrahiert. Nach dem Filtrieren und Abdampfen des Petrolethers wird der Rückstand in 2 Tropfen Chloroform aufgenommen.

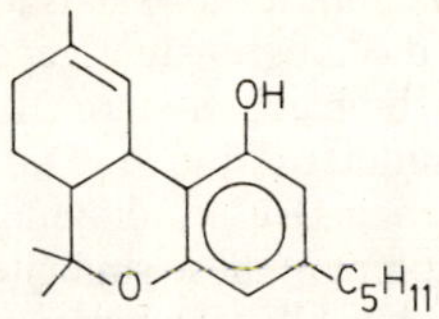

Tetrahydrocannabinol

Beam-Test: Violettfärbung einer Drogenprobe beim Erhitzen mit ethanolischer KOH. Dieser altbekannte Test wird heute nicht mehr empfohlen.

Duquenois-Test: 2 mg Haschisch oder 10 mg Marihuana werden mit 2 ml frisch bereitetem Vanillin/Acetaldehyd-Reagenz 1 min. lang geschüttelt. Auf Zusatz von 2 ml konz. Salzsäure entsteht eine blauviolette Färbung, die mit Chloroform ausgeschüttelt werden kann.

Ghamrawy-Test: Der Petroetherextrakt der Probe wird mit 1 Tropfen *p*-Dimethylaminobenzaldehyd-Reagenz versetzt und 1 min. im siedenden Wasserbad erhitzt. Es entsteht eine rote Farbe, die nach dem Abkühlen auf Zusatz von 1 ml Wasser nach Dunkelblau umschlägt.

Reaktion mit Echtblausalz B: Der Petroletherextrakt der Probe wird mit 1 Tropfen 0,1 *N*-ethanolischer KOH und 1 Tropfen 0,5%iger Echtblausalz B-Lösung versetzt. Es entsteht eine blauviolette Färbung.

Reagentien s. Kap. 10; industriell hergestellte Schnelltests auf Rauschgiftinhaltsstoffe beruhen auf den gleichen Anfärbeprinzipien.

Zur weiteren Information sei auf Stahl und Brombeer (1978), Kovar et al. (1982) und Ditzel und Kovar (1983) verwiesen.

Cinchonae succirubrae cortex, Chinarinde. Neben der „roten Apothekenrinde" von *Cinchona pubescens* Vahl (syn. *C. succirubra* Pavon) sind auch chininreichere Rinden von *C. calisaya* oder *C. ledgeriana* im Handel („gelbe Fabrikrinde"), die aber nach Ph. Eur. als Arzneibuchware nicht zulässig sind.

Cinnamomi cortex. Außer dem Ceylonzimt und dem „chinesischen" Zimt (Cinnamomi ceylanici und cassiae cortex) sind auch andere, meist hinsichtlich der Geruchs- und Geschmacksqualitäten als weniger wertvoll eingestufte Zimtrinden im Handel anzutreffen (Seychellenzimt oder der Padangzimt von *C. burmanni*). Zur Unterscheidung unter UV s. Kap. 7; ferner auch Kap. 8. Die anatomischen Merkmale sind – abgesehen von Unterschieden, die durch die Bearbeitung entstehen (geschälte, weniger gut geschälte Drogen; vgl. dazu auch S. 86)

– einander sehr ähnlich (lediglich quantitative Abstufungen). Bei den minderwertigen Sorten ist der Schleimgehalt höher (die Zahl der Schleimzellen größer).

Crocus, Safran. Die unter der Bezeichnung Croci stigma in Ph. Eur. III aufgenommene Droge besteht aus den braunroten Narbenschenkeln von *Crocus sativus* L. mit allenfalls kurzen Stückchen der Griffelenden. Als Würz- und Färbemittel, aber auch als Bestandteil populärer Kräutermischungen („Schwedenkräuter") heute wieder gefragt, reizt die Droge wegen ihres hohen Preises (Apothekenverkaufspreis ca. DM 10,-/g) zu Verfälschungen und Zusatz von Streckungsmitteln. Von 96 Safranpulverproben waren 82 verfälscht (Czygan, 1984). Die Verfälschungen lassen sich in drei Gruppen einteilen:

1. Nichtzulässige Blütenbestandteile von *Crocus sativus* oder anderen *Crocus*-Arten, insbesondere gelbe Griffel – früher als Droge „Feminell" bekannt –, Blütenblätter oder Antherenteile (im Pulver durch das Vorkommen von Endotheciumfragmenten erkennbar).

2. Zusatz von Anilinfarbstoffen in Verbindung mit nichtfärbenden Streckungsmitteln wie z. B. Sägemehl.

3. Sonstige Verfälschungen oder Streckungsmittel pflanzlicher Herkunft wie Blüten von *Carthamus tinctorius* (Saflor, Färberdistel) oder Zungenblüten von *Calendula officinalis;* vgl. dazu auch Kap. 7. In der vor allem verfälschten Pulverdroge waren auch häufig Paprikapulver (Capsici fructus plv.) oder gelegentlich Hagebuttenpulver nachzuweisen.

Lipophile Blüten- und Fruchtcarotinoide sowie Anilinfarbstoffe lassen sich beim Schütteln einer Safranprobe mit Chloroform erkennen: deutliche Gelbfärbung! Umgekehrt färbt sich eine wässrige Anschüttlung des echten Safrans dunkelgelb (wasserlösliches Crocin!).

Zwar sind auch in der gepulverten Droge Fremdzusätze mikroskopisch nachzuweisen, doch empfiehlt sich der Bezug von Ganzdroge, weil hier Surrogate einfacher und schneller erkannt werden können.

Curcumae rhizoma, Kurkumawurzelstock. Da unter der Bezeichnung „Javanische Gelbwurz" im DAB 8 nur das Rhizom von *Curcuma zanthorrhiza* zugelassen ist, muß sorgfältig auf eine Verwechslung oder Substitution mit *Curcuma longa*-Droge geprüft werden, die nicht selten vorkommt. Die Möglichkeiten der mikroskopischen Unterscheidung sind beschränkt (vgl. dazu S. 118), es wird daher auf die Angaben in Kap. 7 und 8 verwiesen.

Cynosbati fructus (Pseudofructus Rosae), Hagebutten. Früchte von *Rosa rugosa* sind als Verfälschung im Handel angetroffen worden.

Droserae herba. Die vom Drogenhandel angebotene Droge stammt praktisch nicht mehr von *Drosera rotundifolia* (bei uns unter Naturschutz!), sondern von anderen Sonnentau-Arten, insbesondere von der auf Madagaskar und in Ostafrika vorkommenden *Drosera ramentacea* bzw. *D. madagascariensis ssp. ramentacea* (Droserae longifoliae herba). Diese Art, die im 2. AB-DDR als Stammpflanze der Droge genannt ist und einen geringeren Gehalt an Naphthochinon-Derivaten aufweist, hat keine grundständige Blattrosette wie *D. rotundifolia,* sondern am Stengel wechselständig angeordnete, längliche Blätter. Der Stengel fühlt sich durch Blattnarben rauh an. Sonnentaukraut ist in der Regel mit Moos und anderen fremden Bestandteilen stark verunreinigt (Schier, 1981).

Epilobii herba, Weidenröschenkraut. Die auf Grund volkstümlicher Anpreisungen viel gefragte Droge soll vom „Kleinblütigen Weidenröschen" stammen, worunter nicht nur *Epilobium parviflorum* selbst, sondern auch andere *Epilobium*-Arten mit kleinen Blüten verstanden werden. Es wären demnach Drogen, die von großblütigen Weidenröschen stammen (insbesondere von *Chamaenerion angustifolium = Epilobium angustifolium*) auszuschließen. Ohne auf die Frage einzugehen, ob diese Differenzierung überhaupt sinnvoll ist (nur die kleinblütigen Weidenröschen als Prostatamittel wirksam??), sei an dieser Stelle auf die Arbeit von Wichtl und Tadros (1982) verwiesen, in der Möglichkeiten der Unterscheidung auch in einer Teedroge aufgezeigt werden (Anordnung der Seitennerven, Art und Umfang der Behaarung, Lage der Raphidenzellen: die Nerven begleitend beim großblütigen Weidenröschen, sonst meist gleichmäßig im Blatt verteilt).

Equiseti herba. Schachtelhalmkraut DAB 8 soll aus den grünen, sterilen Sprossen von *Equisetum arvense* L., dem Ackerschachtelhalm, bestehen und keine Anteile des giftigen Sumpfschachtelhalms, *Equisetum palustre* („Duwock") oder anderer Schachtelhalmarten enthalten. Der Nachweis derartiger, offensichtlich häufig vorkommender Beimengungen ist nicht immer leicht zu führen, zumal auch eine Reihe von Bastarden (mit *E. arvense* als einem Elter) existieren, die ebenfalls gesammelt werden. Durch den vom Arzneibuch beschriebenen dünnschichtchromatographischen Nachweis des Alkaloids Palustrin kann allenfalls *E. palustre* als reine Verfälschungsdroge erkannt werden, nicht jedoch Beimengungen des Sumpfschachtelhalms oder anderer alkaloidführender Arten bzw. Bastarde zur offizinellen Droge. Besser gelingt die Unterscheidung der einzelnen *Equisetum*-Arten auf Grund ihres unterschiedlichen Flavonoidmusters, wobei die Flavonoid-DC entsprechend den Angaben in Kapitel 8, S. 178, durchgeführt werden kann. Zweckmäßigerweise sollte ein Extrakt authentischer Vergleichsdroge von *E. palustre* mitchromatographiert werden; vgl. dazu auch Burkartsmaier (1984). Allerdings ist auch hier zu beachten, daß infolge der hohen Bastardisierungstendenz von *Equisetum* das Flavonoidmuster stark variieren kann.

Bei der makroskopischen Begutachtung der Ganzdroge (bzw. mit Lupe oder Binokular) sind die Verzweigungsstellen der Seitenäste ein gutes Unterscheidungsmerkmal:

- Erstes Internodium des Seitenastes **länger** als die entsprechende Blattscheide am Hauptsproß: *E. arvense.*
- Erstes Internodium des Seitenastes **kürzer** als die entsprechende Blattscheide am Hauptsproß: *E. palustre.*

Dieses Merkmal kann in der concis-Droge dann nicht mehr festgestellt werden. Hier sollte aber auf jeden Fall auf das Vorkommen von Sporangienständen geprüft werden. Findet man diese (oder Teile davon), so ist eine Beimengung von Sumpfschachtelhalm wahrscheinlich; der umgekehrte Schluß ist allerdings nicht zulässig, da *E. palustre* nicht selten auch ohne dem sterilen Sproß aufsitzende Sporangienstände angetroffen wird.

Schließlich sei darauf hingewiesen, daß insbesondere auch die mikroskopische Untersuchung Unterscheidungsmerkmale liefert. So sind z. B. die auf der Oberfläche des Stengels befindlichen Höcker bei *E. arvense* aus zwei Epidermiszellen gebildet, bei *E. palustre* nur aus einer Zelle (Schier, 1981). Bei Bastarden wird auch dieses Merkmal wieder variabel. Zum Thema Schachtelhalmkraut-Verfälschungen seien noch folgende, in jüngster Zeit erschienene Arbeiten genannt: Hefendehl u. Kuhne, 1984; Lander, Trill u. Umbreit, 1984; Schier u. Lube, 1984 und Veit u. Fehr, 1984. Das Zentrallabor vergibt bis zur Klärung der angesprochenen Probleme kein ZL-Prüfzeichen für die Droge (ZL-Mitteilung, 1984).

Farfarae folium. Huflattichblätter DAB 8 sind nicht selten mit den Blättern verschiedener Pestwurzarten *(Petasites hybridus, P. paradoxus, P. albus)* verfälscht. Zwar bevorzugt *Tussilago farfara* trockene Standorte, doch kommt er auch an feuchten Stellen und somit mit *Petasites* vergesellschaftet vor. Solange die z. T. sehr groß werdenden Pestwurzblätter noch nicht ausgewachsen sind, bestehen daher Verwechslungsmöglichkeiten. Wegen der andersgearteten Inhaltsstoffe der *Petasites*-Blätter (u. a. spasmolytisch wirksame Ester von Sesquiterpenalkoholen: „Petasine") ist eine sorgfältige Prüfung der Arzneibuchdroge notwendig. Durch den dünnschichtchromatographischen Nachweis des Petasins und seiner Isomeren (nach dem Besprühen mit Anisaldehyd/Essigsäure + konz. H_2SO_4 bei UV_{365} grün fluoreszierend) können Beimengungen von *Petasites*-Blättern in der Droge auch in geringer Menge erkannt werden. Da aber auch petasinfreie Rassen bekannt sind, empfiehlt sich eher ein DC-Vergleich der Flavonoidspektren, der Unterschiede zwischen Huflattich- und Pestwurzblättern aufzeigt.

Im übrigen bietet auch die mikroskopische Untersuchung Möglichkeiten der Unterscheidung. Während die obere Blattepidermis von *Tussilago farfara* eine deutliche Cuticularstreifung erkennen läßt, fehlt dieses Merkmal bei allen *Petasites*-Arten. Zwar finden wir in beiden Fällen Wollhaare mit peitschenartiger Endzelle auf der Blattunterseite, doch kommen bei *Petasites* außerdem auf beiden Seiten sog. Tonnenhaare (mehrzellige Haare mit breiten unteren Zellen; vgl. Abb. 89) vor, die auf der Oberseite wegen der sonst fehlenden Behaarung besonders hervortreten. Auffällig sind auch die verdickten Nervenendigungen in den Intercostalfeldern der Blätter von *P. paradoxus*.

Als weitere Verfälschung der Huflattichblätter wurden auch Blätter der Klette, *Arctium lappa,* beobachtet (Schier, 1981).

Frangulae cortex, Faulbaumrinde. An Stelle der offizinellen Rinde (Ph. Eur.), die von *Frangula alnus* (= *Rhamnus frangula*) stammen soll, ist im Handel häufig die aus Südosteuropa importierte Rinde von *Rhamnus alpina, ssp. fallax* (= *Oreoherzogia fallax*) anzutreffen, die einen geringeren Gehalt an Anthraglykosiden aufweist. Sie läßt sich als Schnittdroge an dem grobfaserigen Bruch und mikroskopisch durch

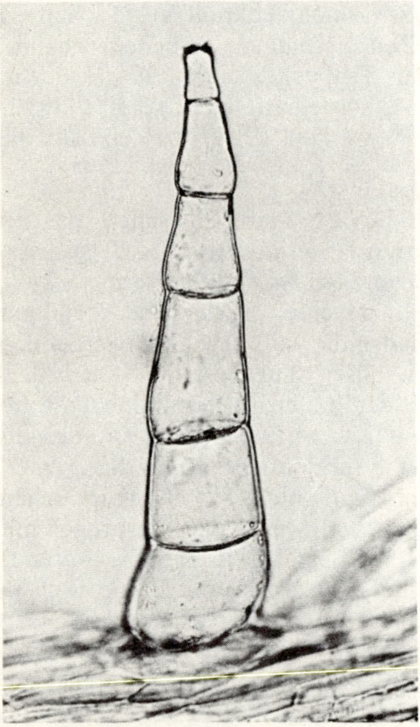

Abb. 89 Tonnenhaar von *Petasites* spec., Blattoberseite

den höheren Anteil an langen Fasern, stark erweiterten Markstrahlen und vereinzelten Steinzellgruppen erkennen und von einer offizinellen Rinde unterscheiden; zur morphologisch-anatomischen Unterscheidung der *Rhamnus*-Rinden und ihrer Verfälschungen s. Schier (1979).

Beide Drogen sowie die amerikanische Faulbaumrinde von *Rhamnus purshiana* (ebenfalls Ph. Eur.) zeigen, wie bereits im Kap. 8 erwähnt, ein unterschiedliches Anthraglykosid-Spektrum nach dünnschichtchromatographischer Auftrennung. Zur Abgrenzung der einzelnen Drogen kann auch der Nachweis des Flavonolglykosids Xanthorhamnin in *fallax*-Rinde dienen, das in den beiden anderen Rinden nicht vorkommt. Dieser Nachweis kann in einem Extrakt mit Hilfe des Wilson-Tauböck-Tests erbracht werden (vgl. dazu Kap. 7). Auch im Dünnschichtchromatogramm ist der Xanthorhamninfleck ein auffälliges Unterscheidungsmerkmal; eine blaufluoreszierende Zone würde auf die Rinde von *Rhamnus catharticus* hinweisen.

Fucus vesiculosus, Tang. An Stelle des Blasentangs, *Fucus vesiculosus,* sind seit langem auch die Thalli von *Ascophyllum nodosum,* dem Knotentang, als Droge im Handel. In der Monographie „Tang“ DAB 8 ist diesem Umstand insofern Rechnung getragen worden, als beide Braunalgen als Stammpflanzen zugelassen worden sind. Zur vergleichenden Morphologie und Anatomie der beiden Tange s. Stahl et al. (1976). Als ebenfalls iodhaltige Braunalge kommt gelegentlich auch *Fucus serratus,* der Sägetang, in Drogen vor, der nach 2. AB-DDR als Stammpflanze zugelassen ist.

Gentianae radix, Enzianwurzel. Nach Ph. Eur. ist nur noch *Gentiana lutea* als Stammpflanze zugelassen. Makro- und mikroskopisch kann jedoch nicht nachgeprüft werden, ob sie von anderen, früher zugelassenen *Gentiana*-Arten *(G. punctata, pannonica, purpurea)* stammt. Durch den DC-Nachweis der Acylglykoside (s. Kap. 8) ist dies zwar möglich, für die Praxis jedoch von geringem Wert, da die Bitterwerte dieser Wurzeln meist höher liegen als bei *G. lutea.*

Graminis rhizoma, Queckenwurzel. Einen Hinweis auf gelegentlich beobachtete Verfälschungen mit dem Rhizom des Bermudagrases, *Cynodon dactylon,* gibt der positive Ausfall der Iodreaktion; die echte Droge ist stärkefrei.

Hyoscyami folium, Bilsenkrautblätter. Das von einem obskuren Versandhandel „zur Bewußtseinserweiterung“ angebotene „Traumkraut“ erwies sich als Hyoscyami mutici herba mit einem im Vergleich zur offizinellen Droge sehr hohen Gehalt an Tropan-Alkaloiden (Pfänder, Sokoll, Frohne, 1983).

Ipecacuanhae radix. Durch das Fehlen von Stärke und nur geringen Alkaloidgehalt sind die Wurzeln von *Cephaelis emetica* Pers., die sog. „Schwarze Ipecacuanhawurzel“ ausgezeichnet. Sie sind gelegentlich im Handel anzutreffen ebenso wie auch die Wurzeln von *Richardsonia scabra* L., die äußerlich der echten Droge ähneln, aber statt Raphiden Oxalatdrusen führen und emetinfrei sind.

Lavandulae flos. Im Handel anzutreffende Lavendelblüten stammen gelegentlich von *Lavandula hybrida* (= *L. x intermedia*); die Zusammensetzung des ätherischen Öls unterscheidet sich von der der offizinellen Droge.

Liquiritiae radix, Süßholz. Auch hier ist, wie bei der Eibischwurzel, jetzt meist die ungeschälte Droge neben der geschälten zugelassen, so daß Stücke mit anhaftendem Periderm nicht mehr als unzulässig gelten.

Für die Bundesrepublik Deutschland ergibt sich die Kuriosität, daß zwei Monographien existieren: Liquiritiae radix Pharm Eur. beschreibt die ungeschälte Droge, während das DAB 8 „Geschälte Süßholzwurzel“ (Liquiritiae radix sine cortice) vorschreibt.

Lycopodium. Da *Lycopodium clavatum,* der Keulenbärlapp, dessen Sporen die Droge darstellen, selten geworden ist, werden nicht selten Verfälschungen oder Streckungsmittel festgestellt (andere Sporen, Maismehl, Schwerspat). „Lycopodium-Ersatz“ besteht aus Stärke, meist Kartoffelstärke mit einem gewissen Anteil gelb gefärbter Stärkekörner, so daß etwa die Farbe des Lycopodiums erreicht wird. Die neuerdings propagierte Droge Bärlappkraut darf nicht von einheimischen Bärlapparten stammen (Naturschutz!).

Malvae folium. Einer aus Jugoslawien stammenden Droge (Wildsammlung) waren Stechapfelblätter beigemengt. Diese nicht ungefährliche, makroskopisch nur schwer erkennbare Verfälschung, konnte mikroskopisch und durch DC nachgewiesen werden. Die Tatsache, daß bei einer größeren Sendung nur in einem Gebinde Stechapfelblätter zu finden waren, macht die Notwendigkeit einer sorgfältigen Drogenprüfung deutlich (Wienerroither, 1982).

Matricariae flos, Kamillenblüten. Der Bohrfliegenbefall bei ägyptischer Kamille war bei vielen Chargen so hoch, daß kein Prüfzeichen gegeben werden konnte (ZL, 1983). Über das Auftauchen proazulenfreier Kamillenblüten im Handel ist berichtet worden. Der Gehalt an Chamazulen, früher ein wichtiges Qualitätsmerkmal, hat insofern an Bedeutung verloren, als heute auch α-Bisabolol und ähnliche Verbindungen sowie Polyine für die antiphlogistische Wirkung als bedeutsam erkannt worden sind.

Kamillentee in Filterbeuteln besteht oftmals nicht nur aus den Blüten, sondern enthält auch feinzerschnittenes Kraut. Eine derartige Droge ist zwar nach lebensmittelrechtlichen Bestimmungen zulässig, entspricht jedoch weder im Gehalt an ätherischem Öl noch in der Zusammensetzung der vom Arzneibuch geforderten Qualität.

Origani herba, Dost. Während das als Gewürz gebräuchliche Dostenkraut von *Origanum vulgare* stammt, ist für das gelegentlich angebotene „Kretische Dostenkraut" *Origanum heracleoticum* die Stammpflanze. Die Blätter können auch Bestandteil des „Oregano" sein. Von *Origanum dictamnus* schließlich stammt der Kretische Diptam oder Diptamdost, Dictamni cretici herba, mit weißwollig behaarten, nach Poleiminze riechenden Blättern. Zur Anatomie der Droge vgl. Langhammer u. Räuchle (1984); ferner auch Seidel (1984) und Langerfeldt (1984). Der weiße Diptam ist dagegen die Rutacee *Dictamnus albus,* von der die Handelsdroge Dictamni radix stammt, die – sprachlich verstümmelt – als „Diatöm" Bestandteil von Schwedenkräutermischungen sein kann.

Orthosiphonis folium. Von Java importierte Droge bestand wiederholt aus Blättern dort heimischer *Eupatorium*-Arten, die makroskopisch den Blättern von *Orthosiphon aristatus (O. spicatus)* sehr ähnlich waren; es fehlen bei ihnen die Lamiaceen-Drüsenschuppen (Deutschmann et al. 1979). Blätter anderer *Orthosiphon*-Arten lassen sich bei der DC der lipophilen Flavonoide, wie sie vom Arzneibuch zur Identitätsprüfung vorgeschrieben ist, erkennen (nur eine fluoreszenzmindernde bzw. bei UV_{365} fluoreszierende Zone!).

Petroselini fructus. Als Verwechslungen oder Verfälschungen der Petersilienfrüchte sind im Handel die Früchte von *Carum ajowan* angetroffen worden, die sich makroskopisch durch etwas hellere Farbe und mikroskopisch z. B. durch die papillenartigen Ausstülpungen der Exokarpzellen von den Petersilienfrüchten unterscheiden. Durch DC läßt sich im Öl der Ajowanfrüchte Thymol als Hauptbestandteil nachweisen (meist auch schon zu riechen!) (Wagner u. Hölzl 1968).

Pimpinellae radix. Zur Unterscheidung der Bibernellwurzel von anderen Umbelliferenwurzeln und zur Erkennung der sehr häufigen Verfälschungen mit den Wurzeln des Wiesenbärenklaus, *Heracleum sphondylium* (auch als Radix Pimpinellae franconiae bezeichnet) eignet sich am besten die Dünnschichtchromatographie (vgl. dazu Kap. 8). Angeboten wird im Handel auch die Wurzel von *Pimpinella peregrina* mit weißlicher bis hellbrauner Rinde, die sich hinsichtlich des Cumarinspektrums und der Zusammensetzung des ätherischen Öls kaum von der echten Droge unterscheiden läßt.

Piperis fructus. An Stelle der von *Piper nigrum* stammenden Früchte (s. S. 108) werden gelegentlich auch die Früchte von *Schinus terebinthifolius* als sog. „Rosa Pfeffer" angeboten. Auf Grund der bei Anacardiaceen verbreitet vorkommenden hautreizenden Stoffe ist von der Verwendung als Gewürz abzuraten (Stahl, 1982; Stahl et al. 1983).

Der Szechuan-Pfeffer (auch als Japanischer Pfeffer bezeichnet) stammt von der Rutacee *Zanthoxylum piperascens;* vgl. dazu Pfänder und Frohne 1985.

Als analytische Aufgabe stellt sich der Nachweis gemahlener Pfefferfrüchte auch bei der Untersuchung von Niespulver. Während Pfefferpulver als Ingredienz derartiger Produkte erlaubt ist, sind Nieswurzrhizom (Veratri rhizoma), Seifenrinde (Quillajae cortex) oder Holzstaub einzeln oder in Mischung mit Pfeffer nicht zugelassen. Alle diese Pulver lassen sich ebenso wie das ebenfalls gefundene Kardamomen-Schalenpulver durch eine mikroskopische Analyse schnell und sicher nachweisen.

Primulae radix. Die Primelwurzel DAB 8 besteht aus Wurzeln und Rhizomstückchen verschiedener *Primula*-Arten *(Primula veris, P. officinalis* oder *P. elatior).* Während die Wurzeln von *P. veris* weißlich aussehen, sind diejenigen von *P. elatior* bräunlich; in der gepulverten Droge ist das Vorkommen großer Gruppen von Steinzellen mit dicker, grünlicher Wand ein Hinweis auf die Wurzeln von *P. elatior.*

Da echte Primelwurzel nur noch schwer erhältlich ist (*Primula*-Arten im Balkan vielfach unter Naturschutz gestellt), sind mehrfach im Handel als Primelwurzel deklarierte Verfälschungen, insbesondere die unterirdischen Organe von *Cynanchum hirundinaria (C. vincetoxicum; Vincetoxicum officinale)* angetroffen worden. *C. hirundinaria,* die Schwalbenwurz, ist der einzige einheimische Vertreter der Asclepiadaceen und gilt als giftig. Während makroskopisch die Erkennung dieser nicht unbedenklichen Verfälschung (oder Verwechslung?) kaum möglich ist, läßt sich durch die mikroskopische und histochemische Prüfung sehr schnell die Diagnose stellen; vgl. Tab. 4.

Mikrochemisch kann der Nachweis des „Vincetoxins“ (Gemisch verschiedener, conduranginähnlicher Steroidglykoside der Schwalbenwurz) in folgender Weise erbracht werden. Der Rückstand eines

Tabelle 4

Primulae radix	Vincetoxici radix
Rinde ohne Kristalle	Drusen im Rindenparenchym
Rinde mit Gerbstoffzellen	Gerbstoffzellen fehlen
Vanillin/HCl-Reaktion + (Gerbstoffzelleninhalt!)	Vanillin/HCl-Reaktion negativ
Wandstärke der Exodermiszellen gleichmäßig	Außenwand der Exodermiszellen bisweilen stark verdickt
Leitbündel mehrstrahlig	Leitbündel diarch

Benzolextrakts der Wurzel wird mit 1 Tropfen eines Reagenzes versetzt, das durch Mischung von 15 ml absolutem Alkohol mit 5 ml konzentrierter Schwefelsäure und Zusatz von 1 Tropfen wäßriger, 50%iger Eisenchloridlösung hergestellt wird. Es tritt eine violettblaue, in Blaugrün übergehende Färbung auf. Beimengungen von ~ 10% Vincetoxici radix in geschnittener oder gepulverter Primelwurzeldroge können auf diese Weise noch erkannt werden.

Schließlich bietet die dünnschichtchromatographische Untersuchung Möglichkeiten zur Reinheits- und Identitätsprüfung der Droge. Die Steroidglykoside der Verfälschungsdroge geben grünlich-blau fluoreszierende Flecken im Rf-Bereich 0,1–0,3 (Anisaldehyd/Schwefelsäure); durch das unterschiedliche Spektrum der Saponine – zusätzlicher Saponinfleck bei *Primula veris* – lassen sich sogar die beiden zugelassenen Stammpflanzen unterscheiden.

Quercus cortex. Eichenrinde in der vom DAC beschriebenen Qualität ist kaum im Handel anzutreffen. Statt der Rinde junger Zweige oder Stockausschläge („Spiegelrinde") findet man Schnittdrogen, die entweder nur aus Borke älterer Stämme oder aus quadratisch zerkleinerten dünnen Zweigen bestehen, d. h. also auch den – gerbstoffärmeren – Holzkörper enthalten (Schier 1981; ZL 1983).

Ratanhiae radix, Ratanhiawurzel. Die Droge wird aus Peru importiert. Nach Schier (1981) „scheint im Handel gar keine echte Droge mehr zu sein". Während in dieser die überwiegende Zahl der Zellen, insbesondere der Rinde, Gerbstoffinklusen haben soll, ist dies bei den angebotenen Drogen (möglicherweise von anderen *Krameria*-Arten) nicht der Fall. Der nach Ph. Eur. geforderte Gerbstoffgehalt wird allerdings meist erreicht.

Rhei radix. Zur Prüfung der Rhabarberdroge auf Verfälschung mit rhaponticinhaltigen Wurzeln s. Kap. 8; ferner auch Kap. 7.

Rubi fruticosi folium oder herba. Brombeerblätter werden auch fermentiert im Handel angeboten. Trotz der dunklen Verfärbung der Blätter, die eine makroskopische Beurteilung erschwert, ist die Droge mikroskopisch einwandfrei zu diagnostizieren (z. B. Oxalatdrusen und typische Rosaceen-Borstenhaare, auf der Blattunterseite als mehrstrahlige Büschelhaare). Bei den sehr ähnlichen, insgesamt stärker behaarten Himbeerblättern sind die Haare der Blattunterseite peitschenförmig gewunden. Drogen, die bis zu 40% Himbeerblätter enthielten, wurden im Handel angetroffen. Desgleichen tauchen gelegentlich auch Blätter von stachellosen Sorten auf.

Salep tuber, Salepknollen. Als Verfälschung der Droge, die aus den sog. Tochterknollen verschiedener Orchidaceen (*Orchis-, Platanthera-* und *Anacamptis*-Arten) bestehen soll, wurden vor einiger Zeit *Crocus*-Knollen festgestellt (Hohmann 1968).

Salviae folium. Die als Arznei- und Gewürzdroge verwendeten Blätter des Salbeis, *Salvia officinalis,* können von verschiedenen Unterarten stammen: der sog. spanische Salbei von der ssp. *lavandulaefolia,* der wegen des Fehlens von Thujon im ätherischen Öl nicht dem DAB entspricht, der dalmatinische Salbei von der ssp. *minor* oder ssp. *officinalis.* Vielfach im Handel anzutreffen ist heute auch der griechische Salbei von *Salvia triloba,* der im DAB 8 mit einer eigenen Monographie vertreten ist: Dreilappiger Salbei, Salviae trilobae folium. Diese Droge wird zumeist im Handel angeboten, auch als Salviae folium, was dann einer Verfälschung gleichzusetzen ist. Die Blätter von *Salvia triloba* machen im Vergleich zum echten Salbei einen stärker weißfilzigen Eindruck, da auch die Blattoberseite deutlich behaart ist. Die Gliederhaare der Oberseite sind spitz und starr nach oben gerichtet und sind an der Basis deutlich breiter als bei *S. officinalis* (30–40 μm gegenüber 10–15 μm).

Zur Identitätsprüfung wird die DC des ätherischen Öls herangezogen. Das ätherische Öl von *Salvia triloba* enthält bei hohem Cineolgehalt (ca. 60%) nur wenig Thujon (ca. 5%), Salbeiblätter der ssp. *officinalis* oder *minor* dagegen viel Thujon (ca. 50%) und wenig Cineol (10–20%). Nach der DC-Auftrennung der ätherischen Öle ist eine halbquantitative Abschätzung der vorliegenden Mengen an Thujon und Cineol möglich. Eine weitere Möglichkeit zur Unterscheidung der beiden Drogen besteht im DC-Nachweis des 5-Hydroxy-6,7,4'-trimethoxyflavons Salvigenin, das nur in den Blättern von *Salvia triloba* vorhanden ist (Brieskorn u. Biechele 1971; Hohmann 1970; Schilcher 1966).

Scillae bulbus, Meerzwiebel. Drogenchargen mit einem Anteil bis zu 5% der roten Varietät wurden im Handel angetroffen.

Scrophulariae radix, Braunwurzel. Unter dieser Deklaration ist in den letzten Jahren längere Zeit eine Droge im Handel gewesen, nach deren Verwendung Vergiftungserscheinungen beobachtet worden sind. Auf Grund mikroskopischer (Oxalatsandzellen), fluoreszenzoptischer (fragliche Droge fluoreszierte bläulich unter UV, insbesondere nach Alkalisierung) und dünnschichtchromatographischer Prüfung (Nachweis von Atropin) konnte als nicht ungefährliche Verwechslung die fragliche Droge als Solanaceenwurzel identifiziert werden. Mit großer Wahrscheinlichkeit dürfte es sich dabei um die unterirdischen Teile von *Scopolia carniolica* gehandelt haben, da diese ebenso „knotige Verdickungen" haben wie diejenigen von *Scrophularia „nodosa"* (Frohne 1964).

Senegae radix, Senegawurzel. Als „indische Senegawurzel" sind die unterirdischen Teile von *Glinus oppositifolius (Molluginaceae)* im Handel.

Sennae folium, Sennesblätter. Zum mikrochemischen Nachweis der als Verfälschung anzutreffenden Blätter von *Cassia auriculata* s. Kap. 5. Die mikroskopische Untersuchung bietet weitere Möglichkeiten der Unterscheidung:

Sennesblätter Ph. Eur.: Blatt isolateral, Haare klein, warzig;
Blätter von *C. auriculata:* Blatt dorsiventral, Haare 600–800 μm lang, nur schwach gewarzt.

Sennae fructus, Sennesfrüchte. Die bräunlichen, noch die Samen enthaltenden Hülsen von *Cassia angustifolia* und *C. senna* sind mit je einer eigenen Monographie im Ph. Eur. enthalten (unterschiedliche Gehaltswerte). Im Handel werden die Sennes„schoten" – die Bezeichnung ist ebenso falsch wie Sennes„bälge" = Folliculi Sennae – oftmals in einer besonderen Schnittform („Fadenschnitt") angeboten. Für die Ganzdroge bestehen Möglichkeiten der Unterscheidung: Während bei der „Alexandriner"-Ware von *C. senna* die Hülsen bis 5 cm lang und bis 2,5 cm breit sind, ist die „Tinnevelly"-Ware von *C. angustifolia* bis 6 cm lang und nur 1,5–1,8 cm breit. Nach Lemli et al. (1983) sind die von *C. senna* und *C. angustifolia* stammenden Drogen (Blätter und Früchte) durch ihren unterschiedlichen Gehalt an Naphthalenglykosiden zu unterscheiden.

Thymi herba, Thymian. Als Stammpflanze für die offizinelle Droge Thymian DAB 8 ist außer *Thymus vulgaris* L. jetzt auch *Thymus zygis* L., der sogenannte spanische Thymian mit weißlichen Blüten und am Blattstiel vorhandenen Wimperhaaren zugelassen. Eine Unterscheidung der Drogen ist schwierig; wenn sie von *Thymus zygis* stammt, ist der Gehalt an Thymolmethylether im ätherischen Öl geringer: nur bis 0,3%, bei *Th. vulgaris* 1,4–2,5%.

Tiliae flos, Lindenblüten. Eine Unterscheidung der offizinellen Droge, die von *Tilia platyphyllos* und *T. cordata* stammen soll, von den als Verfälschung geltenden Blüten der Silberlinde *(Tilia tomentosa = T. argentea)* ist auf Grund des unterschiedlichen Flavonoidspektrums (DC-Trennung) möglich. Außerdem sind die Hochblätter der Silberlinde unterseits dicht mit Sternhaaren besetzt und die Blüten tragen kronblattartige Staminodien. Die in der Droge fast immer anzutreffenden Früchte sind eiförmig mit feinwarziger Oberfläche, während diejenigen von *T. cordata* kugelig, von *T. platyphyllos* birnenförmig sind. Blüten der Silberlinde werden sehr häufig, gelegentlich auch solche anderer *Tilia*-Arten (z. B. *T. chinensis* und *T. mandschurica* bei aus China importierter Ware) im Handel angeboten.

„Lindensplint" besteht aus weichen, gelblich-weißen Holzspänen. Im Mikroskop lassen sich die für *Tilia* typischen Gefäße mit dichtgestellten spiraligen Verdickungen und die in der Höhe variablen, ein- bis sechsreihigen Markstrahlen erkennen. Ob es sich um Splintholz handelt, kann nicht entschieden werden, da sich bei der Linde Splint- und Kernholz farblich nicht unterscheiden (Grosser, 1977).

Tormentillae rhizoma, Tormentill„wurzel". Diese Droge ist eine zeitweise nur schwer beschaffbare Gerbstoffdroge, für die Verfälschungen mit Bistortae radix beschrieben worden sind. Eine seit einiger Zeit im Handel anzutreffende, aus Jugoslawien stammende Droge, unterscheidet sich makroskopisch durch auffallende Länge des Rhizoms und etwas hellere Farbe von der echten Droge (von *Potentilla erecta*). Durch die mikroskopische Untersuchung läßt sie sich als Rhizom von *Geum montanum* identifizieren. Obwohl auch *Geum*-Arten wie alle *Rosaceae* gerbstoffhaltig sind, hinsichtlich der Inhaltsstoffe also eine gewisse Ähnlichkeit zwischen beiden Drogen besteht, liegt nach der Deklaration eine Verfälschung vor (Staesche 1968).

Urticae herba, Brennesselkraut. Für diese, in letzter Zeit wieder viel gebrauchte Droge, sind auch in neuerer Zeit Beimengungen von Tollkirschenblättern beobachtet worden (Schilcher, 1981; Scholz et al. 1980). Bei Lupenbetrachtung und mikroskopisch ist diese gefährliche Verfälschung auf Grund unterschiedlicher Behaarung und verschiedenartigen Oxalatvorkommens eindeutig zu diagnostizieren. Verfälschungen des Brennesselkrauts mit den Blättern von *Lamium album,* der weißen Taubnessel, können mikroskopisch oder schon mit dem Binokular leicht erkannt werden. Es fehlen die für *Urtica* typischen Brennhaare und Cystolithen, stattdessen sind einzellige Köpfchenhaare und zweizellige Gliederhaare zu finden.

Uvae ursi folium. Bärentraubenblätter können mit anderen Ericaceen-Blättern verunreinigt sein. Preiselbeerblätter – ebenfalls arbutinhaltig, aber mit geringerem Gehalt – als Beimengung oder Verwechslung lassen sich mittels DC auf Grund ihres unterschiedlichen Flavonoidspektrums eindeutig von Uvae ursi folium abgrenzen. Das Fehlen der feinnetzigen Nervatur und das Vorhandensein von parazytischen Spaltöffnungen auf der Blattunterseite sind weitere Unterscheidungsmerkmale gegenüber den Bärentraubenblättern.

Valerianae radix. Die offizinelle Droge soll nach Ph. Eur. III noch immer von der europäischen Sammelart *Valeriana officinalis* L. stammen. Baldrianwurzeln anderer Herkunft sind nicht zugelassen, obwohl der Gehalt an Valepotriaten oftmals höher ist. Dies gilt z. B. für die Wurzeln des indischen Baldrians, *Valeriana wallichii,* oder des sog. mexikanischen Baldrians von *V. edulis,* die Ausgangsmaterial für die Herstellung entsprechender Arzneifertigpräparate sind. Leitsubstanzen des offizinellen Baldrians, die auch zur Identitätsprüfung der Tinktur herangezogen werden können, sind Valerensäuren und Valerenal. Diese Cyclopentan-Sesquiterpene können mittels HPLC-Technik nachgewiesen werden (Hänsel, Schultz, 1982), auch neben Valepotriaten (Freytag, 1983). Über den DC-Nachweis von Valeren- und Hydroxyvalerensäure (Hänsel, Schultz und Stahl, 1983).

Virgaureae herba, Goldrutenkraut. Nur in Ausnahmefällen stammt die im Handel befindliche Droge von *Solidago virgaurea.* Meist besteht sie aus dem Kraut von *Solidago gigantea (S. serotina)* oder von *Solidago canadensis,* die häufiger vorkommen und daher leichter zu sammeln sind. Die drei Arten unterscheiden sich vor allem durch die Größe der Blütenköpfchen *(virgaurea > gigantea > canadensis)* und können unter Heranziehung weiterer morphologisch-anatomischer Merkmale (Haarformen, Vorkommen von Exkretbehältern in den Blättern) eindeutig voneinander abgegrenzt werden. Da hinsichtlich der als wirksam angesehenen Inhaltsstoffe (Flavonoide, Saponine, ätherisches Öl) erhebliche quantitative Unterschiede bestehen – *S. gigantea* und *S. canadensis* liefern durchweg Drogen mit höherem Wirkstoffgehalt –, ist eine genaue Abgrenzung zweifellos wünschenswert. Virgaureae herba sollte demnach nur von *Solidago virgaurea* stammen, andernfalls sollte die Drogenbezeichnung Solidaginis herba lauten. Zur Abgrenzung der *Solidago*-Drogen von ähnlichen Asteraceen, z. B. *Senecio nemorensis, ssp. fuchsii,* Fuchskreuzkraut, kann der DC-Nachweis von Polygalasäure dienen, einem Triterpensaponin-Aglykon, das sonst nur selten im Pflanzenreich vorkommt (Genius 1980).

10. Reagenzien und Reaktionsausführung

Um von Drogenstücken Schnitte anfertigen zu können, empfiehlt sich je nach Konsistenz der Droge ein ein- bis mehrtägiges **Einweichen** in dem Gemisch Glyzerin/Alkohol/Wasser im Verhältnis 1 : 1 : 1.

Frischmaterial für Vergleichsuntersuchungen wird mindestens 24 Stunden fixiert in der **Fixierungsflüssigkeit** Alkohol (70%)/Formalin (35%)/Eisessig im Verhältnis 80 : 5 : 5 (AFE-Gemisch).

Als **allgemeine Aufhellungs- und Untersuchungsflüssigkeit** wird verwendet: Chloralhydratlösung; 66 g Chloralhydrat $CCl_3CH(OH)_2$ werden unter leichtem Erwärmen in 34 g Aqua dem. gelöst.

Zur **Mazeration** können Drogenstückchen in verd. Salpetersäure gekocht werden; bei hartem Material eignet sich besser das Schulzesche Gemisch: Einige Kristalle Kaliumchlorat werden in konz. HNO_3 gelöst und kleingeschnittene Drogenstückchen in einem Becherglas eben mit dieser Flüssigkeit bedeckt. Bei schwacher Erwärmung setzt intensive Gasentwicklung ein (Abzug!). Nach 10 min. Mazerationsgut mit Wasser waschen; zur Untersuchung isolierter Gewebselemente eignen sich Zupfpräparate.

Zur Herstellung von **Dauerpräparaten** dient die Glyzeringelatine nach Kaiser: Man weicht 1 Teil Gelatine in 6 Teilen Wasser ein, gibt 7 Teile Glyzerin dazu, in dem 0,14 Teile Phenol (krist.) gelöst sind und löst durch Erwärmen im Wasserbad. Anschließend kann durch Glaswolle filtriert werden, die kurz vorher mit heißem Wasser gewaschen worden ist.

Glyzeringelatine kann auch fertig bezogen werden, z. B. Merck-Präparat Nr. 9242, 100 g („Kaisers Glyzeringelatine“).

Anmerkung: Man entnimmt dem Vorratsgefäß nur soviel Glyzeringelatine, wie zur Anfertigung der Dauerpräparate benötigt wird. Mehrfaches Verflüssigen ist zu vermeiden, da sonst die Erstarrungsfähigkeit der Gelatine vermindert wird.

Nachweis von Stärke

Reagenz: 1 g Iod und 2 g Kaliumiodid werden in wenig Wasser gelöst; anschließend wird auf 100 g mit Wasser aufgefüllt. 1 Teil dieser stärkeren Iodlösung mit 3 Teilen Wasser verdünnt ergibt eine schwächere, nicht lange haltbare Iodlösung.

Ausführung. Schnitt bzw. Pulver in Wasser geben, Iodlösung von der Seite zudiffundieren lassen, Blaufärbung der Stärkekörner beobachten; Beobachtung im Grenzbereich der Anfärbung!

Anmerkung: Cellulosewände färben sich gelb an, desgleichen auch die Emulsionskugeln von Jalapae tuber oder Aleuronkörner (mit Ausnahme der Globoide). Nach DAB 8 Anfärbung von Aleuronkörnern mit Iod-Glycerol R.

Nachweis von Schleimsubstanzen

Reagenzien:

a) Thioninlösung 5% in 50%igem Isopropanol oder Toluidinblaulösung 0,2% in 50%igem Isopropanol*. Thionin (Lauths Violett) und Toluidinblau sind basische Thiazinfarbstoffe folgender Struktur:

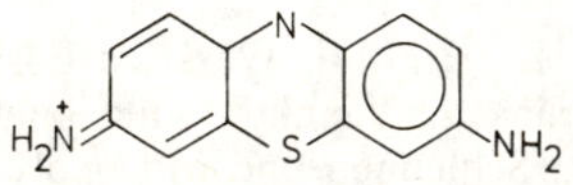

Thionin

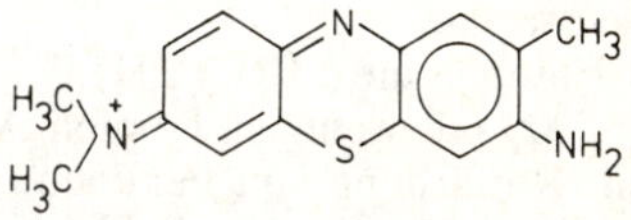

Toluidinblau

b) Tuschesuspension 10% in H_2O.
Es kann „Scriptol" oder „Tusche nach Burri" zur Herstellung der Suspension verwendet werden. Vor Gebrauch aufschütteln!

c) Glyzerin und Wasser.

Ausführung der Schleimnachweise:

a) Schnitt bzw. Pulver zunächst in Wasser quellen lassen, dann Thionin- oder Toluidinblaulösung zugeben, nach 15 min. mit wäßrigem Alkohol Überschuß an Farbstoff auswaschen, rötlichviolette Färbung beobachten.

Anmerkung: Cellulose färbt sich blau an.

b) 1 Tropfen Tuschesuspension mit 1–2 Tropfen H_2O verdünnen, Schnitt bzw. Pulver einbringen, helle Bezirke im dunklen Gesichtsfeld untersuchen.

Anmerkung: Auch Luftblasen oder lufterfüllte Zellen erscheinen hell.

c) Quellen und Entquellen beobachten.

Bestimmung der **Quellungszahl** von Drogen (Vorschrift DAB 8). Die Quellungszahl gibt das Volumen in Millilitern an, das 1 g Droge von einem

* Diese Lösung hat sich nach unseren Erfahrungen besser bewährt als die üblicherweise angegebene 1%ige wäßrige Lösung!

bestimmten Zerkleinerungsgrad nach dem Quellen in einer wasserhaltigen Flüssigkeit nach 4 Stunden einnimmt.

Falls nicht anders angegeben ist, wird 1,00 g der gepulverten Droge in einem verschließbaren, in 0,2 ml unterteilten 25-ml-Meßzylinder (Länge der Einteilung von 0 bis 25 ml etwa 130 mm) mit 1,00 ml Ethanol 96% befeuchtet und mit 25,0 ml Wasser versetzt. Die Probe wird innerhalb 1 Stunde in Abständen von jeweils 10 min. kräftig durchgeschüttelt.

Nach weiteren 3 Stunden wird das Volumen der abgesetzten Droge einschließlich des anhaftenden Schleims abgelesen; größere Flüssigkeitsvolumina in der Drogenschicht oder auf der Flüssigkeitsoberfläche schwimmende Drogenpartikel sind etwa 1½ Stunden nach dem Ansetzen der einzelnen Proben durch Drehen des Meßzylinders um die Längsachse zu beseitigen.

Die Quellungszahl wird als Mittelwert aus 3 Parallelversuchen berechnet.

Nachweis von Pektinen

Reagenzien:

a) Rutheniumrot $[Ru_2(OH)_2Cl_4 \cdot 7\ NH_3 \cdot 3\ H_2O]$. Wässrige Lösung 1 : 5000 mit wenigen Tropfen Ammoniak; im Dunkeln aufzubewahren. Rotfärbung von Pektinen, sauren Schleimen und Mucopolysacchariden. Reagenz nach Ph. Eur.: 80 mg Rutheniumrot werden in 100 ml einer Blei (II)acetat-Lösung (9,5%) gelöst; das Reagenz ist jeweils frisch herzustellen.

b) Hydroxylamin-$FeCl_3$-Lösung. Folgende Lösungen werden benötigt:

(1) 1,4 g Hydroxylaminhydrochlorid in 10 ml Aqua dem.
(2) 1,4 g NaOH in 10 ml Aqua dem.
(3) 1 Teil konz. HCl + 2 Teile Aqua dem. (v : v)
(4) 1 g $FeCl_3 \cdot 6H_2O$ in 10 ml 0,1 n HCl.

Für den histochemischen Nachweis können die Lösungen auch mit wäßrigem Alkohol (50%) angesetzt werden.

Ausführung. Auf dem Objektträger (vorteilhaft sind in diesem Falle solche mit Hohlschliff) werden 2 Tropfen Hydroxylamin-HCl-Lösung (1) mit 2 Tropfen NaOH (2) vermischt und die Schnitte in diese alkalische Hydroxylaminlösung eingebracht. Nach einigen Minuten gibt man 4 Tropfen Salzsäure (3) dazu, saugt anschließend mit Filtrierpapier die Hauptmenge der Flüssigkeit ab und gibt 1–2 Tropfen der salzsauren $FeCl_3$-Lösung (4) dazu. Pektine geben einen rotgefärbten Niederschlag.

Nachweis von Kallose

Reagenz: Resorcinblau. 3 g Resorcin (*m*-Dihydroxybenzol) puriss. werden in 200 ml Aqua dem. gelöst und mit 1 ml NH_3 (ca. 30%) versetzt. In einem lose verschlossenen Erlenmeyerkolben wird ca. 10 min. erhitzt (nicht kochen!). Die dunkelweinrote Lösung bleibt 1–2

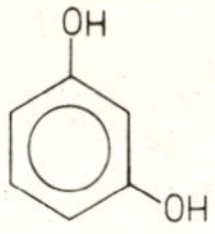

Resorcin

Tage stehen und nimmt dabei eine grünliche Färbung an. Dann wird 1 Stunde auf dem siedenden Wasserbad erhitzt (Lösung wird tiefblau) und in eine flache Abdampfschale filtriert. Auf dem Wasserbad wird eingedampft, bis keine NH_3-Dämpfe mehr entweichen (mit Indikatorpapier prüfen!).

Die nach dieser Vorschrift hergestellte Lösung ist ein Gemisch verschiedener Farbstoffe. Die Hauptkomponente dürfte der unter der Bezeichnung „Lackmoid" im Handel befindlichen Indikatorsubstanz $(OH)_2C_6H_3\text{-}N = [C_6H_2(OH)_3]_2$ ähnlich sein.

Ausführung. Die Schnitte werden in 1–2 Tropfen Resorcinblaulösung eingelegt. Kräftige Blaufärbung der Kallose. Dadurch Lokalisation von Siebröhren möglich (soweit eben Kallose vorhanden).

Anmerkung: Die Lösung ist auch unter Lichtabschluß aufbewahrt nur beschränkt haltbar.

Nachweis von Fructosanen, Inulin

Reagenz: α-Naphthol-Schwefelsäure. I. 20%ige Lösung von α-Naphthol in Alkohol 96%ig. II. Konzentrierte Schwefelsäure. Schnitte bzw.

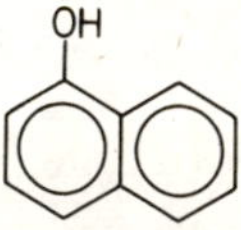

α-Naphthol

das Drogenpulver werden in 1 Tropfen der α-Naphthollösung eingebracht und anschließend 2 Tropfen konzentrierte Schwefelsäure zugegeben. Violettfärbung.

Anmerkung: Allgemeiner KH-Nachweis nach Molisch; nicht spezifisch für Inulin.

Seliwanoffs Reagenz zum Nachweis von Ketosen: 0,5% Resorcin in konz. HCl. Rotfärbung nach Erwärmen. Reagenz muß frisch zubereitet werden.

Phenylhydrazinreagenz: 1,0 g Phenylhydraziniumchlorid gelöst in 10 ml Natriumacetatlösung 15%ig. Schnitte bzw. Drogenpulver in 2–3 Tropfen des Reagenzes einbringen, 2–3 min. erhitzen (evtl. Flüssigkeit ersetzen); nach dem Abkühlen gelbe Nadeln. Nachweis reduzierender Zucker!

Lipophile Substanzen

Reagenz: Lösung von Sudan III in Isopropanol/Glyzerin (1 : 1). Sudan III (Sudanrot B) gehört zur Gruppe der Disazofarbstoffe und hat folgende Struktur:

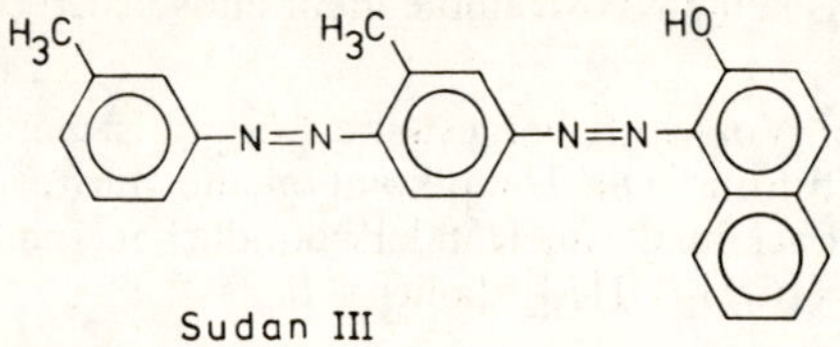

Sudan III

Unter der Bezeichnung Sudan III sind Substanzen recht unterschiedlichen Reinheitsgrades, oft mit Beimengungen sehr ähnlicher gebauter Farbstoffe im Handel. Die Preisunterschiede sind erheblich; Reinheitsprüfung (DC) ist zu empfehlen.

Zur Herstellung der Reagenzlösung werden 0,2 g Sudan III in 50 ml Isopropanol gelöst (Rückfluß!), die Lösung filtriert und anschließend vorsichtig mit 50 ml Glyzerin vermischt.

Ausführung. Schnitt bzw. Pulver in zwei Tropfen Sudan III-Lösung einbringen (Deckglas auflegen), Beobachtung der langsam einsetzenden Rotfärbung frühestens nach 30 min., evtl. leicht erwärmen.

Anmerkung: Nicht eintrocknen lassen (Ausfallen von Sudankristallen in Nadeln oder Büscheln).

Die Sudan IV-(Scharlachrot R) bzw. Sudanschwarz B-Lösungen werden in gleicher Weise angesetzt und verwendet. Sudan IV: 0,3%; Sudanschwarz B: 0,1%.

Nachweis von Stoffen mit phenolischen OH-Gruppen, insbesondere Gerbstoffen

Reagenz: 1% Eisenchlorid ($FeCl_3$) in Wasser; beschränkt haltbar.

Ausführung. Schnitt bzw. Pulver in Wasser einbringen, $FeCl_3$-Lösung zudiffundieren lassen, Dunkelfärbung (Blau-Schwarz-Grün) beobachten.

Anmerkung: Reaktion kommt u. U. langsam, evtl. Reagenz direkt einwirken lassen.

Phosphormolybdänsäurelösung: 10%ig in Ethanol.

Gerbstoffällungsreagenzien:

Gelatinelösung 0,5%ig. Trübung eines klar filtrierten Extrakts nach Zugabe einiger Tropfen Lösung deutet auf Gerbstoffe hin.

Bleiacetatlösung: 2%ige wäßrige Lösung; frisch zubereiten; wird zur Einstellung eines günstigen pH-Wertes meist zusammen mit Natriumacetatlösung verwendet.

Strychnin-Natriumchloridlösung: 0,12 g Strychninnitrat + 0,1 g Natriumchlorid in 10 ml H_2O. Nach Zugabe einiger Tropfen der Reagenzlösung Trübung oder Fällung in einem klar filtrierten Extrakt: Hinweis auf Gerbstoffe.

Nachweis von Cannabis-Inhaltsstoffen

Reagenzien für Vorproben:

a) Vanillin/Acetaldehydreagenz: 0,4 g Vanillin werden in 20 ml Ethanol gelöst und 2 bis 3 Tropfen Acetaldehyd hinzugegeben (Reagenz nach Duquenois).

b) *p*-Dimethylaminobenzaldehydreagenz: 0,1 g *p*-Dimethylaminobenzaldehyd werden in 10 ml konz. Schwefelsäure gelöst (Reagenz nach Ghamrawy).

Nachweis von Stoffen mit Phloroglucingerüst

Dazu gehören neben den wurmwirksamen Phlorogluciden auch die Gerbstoffe vom Catechintyp.

Reagenz: 1%ige Lösung von Vanillin in Isopropanol; Salzsäure 12,5%, evtl. stärker.

Ausführung. Wie beim Ligninnachweis, mit Vanillinlösung anstelle des Phloroglucins.

Nachweis von Proazulenen

Mineralsäuren für den histochemischen Nachweis:

a) Phosphorsäure konz. (85%) für Millefolii herba.

b) Salzsäure 25% für Absinthii herba.

c) 9 ml Phosphorsäure (85%) und 1 ml H_2SO_4 konz. werden gemischt. Violettrote Färbung proazulenhaltiger Drüsenschuppen bei Kamillenblüten, Matricariae flos.

Mikrochemischer Nachweis. Die Herstellung eines geeigneten Drogenextrakts erfolgt entweder entsprechend der Angabe bei Matricariae flos. Ph. Eur. III (Methylenchloridextraktion) oder nach folgender Vorschrift (Schneider und Mielke, 1978):

0,2 g pulverisierte Droge werden mit 5 ml kochendem Leitungswasser versetzt, 5 min. lang unter mehrmaligem Umschwenken stehengelassen, abgekühlt, mit 0,5 ml Bleiacetat-Lösung geklärt und filtriert. Das Filtrat und der mit wenig Wasser nachgewaschene Filtrationsrückstand werden mit 10 ml Dichlormethan ausgeschüttelt. Dieses wird mit entwässertem Natriumsulfat getrocknet, auf etwa 1 ml eingeengt und nach Zusatz von 5 ml Dimethylaminobenzaldehyd-Reagenz 5 min. lang im siedenden Wasserbad erhitzt. Die Lösung färbt sich blau. Die Farbe ist über Stunden haltbar und nimmt allmählich einen blaugrauen Ton an.

Dimethylaminobenzaldehyd-Reagenz: 0,25 g Dimethylaminobenzaldehyd werden in einer Mischung aus 50,0 g Eisessig, 5,0 g Phosphorsäure konz. und 45 g Wasser gelöst. Bei Bedarf frisch herzustellen.

Nachweis von Anthrachinon-Derivaten

Reagenz: KOH oder NaOH 3%ig, wäßrige oder alkoholische Lösung.

Ausführung. Schnitt bzw. Pulver mit Lauge befeuchten, Rotfärbung beobachten (Bornträger-Reaktion).

Histochemischer Nachweis: Mit NH_3 konz. räuchern!

Anmerkung: Es reagieren 1,8-Dihydroxyanthrachinonverbindungen; Glykoside erst nach Spaltung, Anthranolverbindungen erst nach Oxidation!

Nachweis von Saponinen

Reagenz: Iodglyzerin. 0,3 g Iod und 1 g Kaliumiodid werden in wenig Wasser gelöst und 10 ml Glyzerin 50%ig hinzugefügt.

Ausführung. Schnitte bzw. das Drogenpulver werden in 1 Tropfen Iodglyzerin eingebracht: gelbe Schollen oder Klumpen von Saponin (nur bei saponinreichen Drogen).

Anmerkung: Reaktion wenig spezifisch.

Blutgelatine zum Hämolysenachweis: 3–4 g Gelatine werden unter Erwärmen (70–80 °C) und Rühren in 100 ml Kochsalzlösung (0,9%) gelöst. In der auf 40 °C abgekühlten Lösung werden 6 ml defibriniertes (Rinder-)Blut suspendiert. Evtl. Zusatz eines Konservierungsmittels.

Zum makroskopischen Nachweis hämolysierender Saponine wird die Blutgelatine in Petrischalen ausgegossen und nach dem Erstarren (im Sommer evtl. Kühlschrank erforderlich) mit dem Korkbohrer Löcher ausgestanzt, in die das zu prüfende Drogenpulver, mit NaCl-Lösung 0,9% angerieben, eingefüllt wird. Innerhalb weniger Stunden können bei saponinhaltigen Drogen Hämolysehöfe beobachtet werden (vgl. Abb. 79).

Zur mikroskopischen Beobachtung können Drogenpartikel oder Schnitte in Blutgelatine eingebracht werden, die auf Objektträgern ausgegossen wird. Aufbewahrung in feuchter Kammer.

Anmerkungen: An Stelle von Gelatine kann auch Agar (ca. 1%ig) verwendet werden. Zur Herstellung des Agarsols muß auf 100° erhitzt werden. – Defibriniertes Blut ist nur wenige Tage im Kühlschrank haltbar. Wenn die Beschaffung von Rinderblut auf Schwierigkeiten stößt, kann evtl. auf Hammelblutkonserven zurückgegriffen werden, die (für die Wassermann-Reaktion) im Handel sind. – Statt der normalen NaCl-Lösung sollte in kritischen Fällen eine gepufferte, isotonische Lösung benutzt werden (mit Natriumphosphat auf ca. pH 7,4).

Nachweis von Digitaloiden

a) Nachweis des Butenolidringes:

Baljet-Reagenz: Mischung von 9,5 ml Pikrinsäurelösung 1% + 0,5 ml NaOH 10% frisch bereiten.

Kedde-Reagenz: Methanolische Lösung von 3,5-Dinitrobenzoesäure 2%ig. Nach Reagenzzusatz alkalisieren mit 1 normaler KOH.

b) Nachweis von 2,6-Didesoxyzuckern:

Keller-Kiliani-Reaktion: Rückstand eines methanolischen Drogenauszuges in Eisessig (+ 1 Tropfen $FeCl_3$-Lösung) mit konz. H_2SO_4 (ebenfalls Fe^{3+}-Ionen enthaltend) unterschichten: Obere Phase färbt sich allmählich blaugrün.

Xanthydrol-Reaktion: 0,1 ml einer 10%igen Lösung von Xanthydrol (9-Xanthenol) in Methanol werden mit 100 ml wasserfreier Essigsäure und 1 ml Salzsäure (25%) versetzt. Die Lösung muß 24 Stunden stehen. Der Rückstand eines Drogenextrakts (Ph. Eur.) wird mit Xanthydrollösung 3 min. im Wasserbad erwärmt: Gelb- bis Rotfärbung.

Reaktion nach Liebermann-Burchard: Glykosidhaltiger Drogenextrakt in Essigsäureanhydrid wird mit einigen Tropfen konz. H_2SO_4 versetzt: Grünfärbung (allgemeiner Steroid- bzw. Triterpennachweis; z. T. andere Farbnuancen).

Sprühreagenz nach Jensen:

(1) Chloramin T 1%ig in H_2O.
(2) Trichloressigsäure 25%ig in Ethanol.

Es werden (1) und (2) im Volumenverhältnis 2:8 gemischt und nach dem Besprühen die DC-Platte 10 min. auf 105°C erhitzt. Das Reagenz ist ca. 3 Tage haltbar.

Nachweis von Flavonoiden

Zur Vorprobe: Lauge oder NH_3-Lösung: Farbvertiefung; $FeCl_3$-Lösung (s. phenol. Subst.): Grünfärbung.

Beide Proben mit Schnitten, Bruchflächen von Drogenstückchen oder Pulver möglich.

Reaktion nach Wilson-Tauböck: Rückstand eines methanolischen Drogenextraktes mit je 10–20 mg Oxalsäure + Borsäure erhitzen; anschließend Extraktion mit Ether: gelbgrüne Fluoreszenz unter UV (auch schon im Tageslicht).

Shinoda-Test: Rückstand eines methanolischen Drogenextraktes mit ca. 10 mg Magnesiumspänen + 1–2 ml Ethanol versetzen. Nach Zugabe von einigen Tropfen konz. HCl rotviolette Färbung.

„Naturstoffreagenz": Diphenylborsäure-β-ethylaminoester (= Diphenylboryloxyethylamin) 1%ig in Methanol, jeweils frisch herzustellen.

PEG-Lösung: Polyethylenglykol-4000 5%ig in Ethanol.

Beide Reagentien werden nacheinander auf die DC-Platte gesprüht; Beobachtung unter UV_{365}.

Nachweis von Alkaloiden

Mayers Reagenz: 1,35 g Quecksilber-2-chlorid ($HgCl_2$) werden in 100 ml einer Iodkalilösung 5%ig gelöst.

Iodlösung: Lugolsche Lösung unverdünnt; siehe Stärkenachweis!

Pikrinsäure, Pikrolonsäure: gesättigte, wäßrige Lösungen.

b) Reagenzien für Farbreaktionen

Reagenz nach Fröhde: 0,1% Ammoniummolybdat in konz. Schwefelsäure.

Reagenz nach Marquis: 5% offizinelle Formalinlösung (ca. 35%ig) oder 0,1% Paraformaldehyd in konz. Schwefelsäure.

Reagenz nach Mecke: 0,5% selenige Säure in konz. Schwefelsäure.

Reagenz nach Mandelin: 0,1% Ammoniumvanadat in konz. Schwefelsäure.

Alle genannten Reagenzien sind stets frisch zu bereiten.

Als Sprühreagenz zum Nachweis von Alkaloiden auf Chromatogrammen ist vor allem das Reagenz nach Dragendorff zu erwähnen, das in vielfach modifizierter Form angewendet wird (eigentlich ein Fällungsreagenz).

Dragendorffs Reagenz (modifiziert nach Munier und Macheboeuf): Lösung (a): 0,85 g basisches Wismutnitrat werden in einer Mischung von 10 ml Eisessig und 40 ml Wasser gelöst.

Lösung (b): 8 g Kaliumiodid werden in 20 ml Wasser gelöst.

Sprühlösung: 5 ml (a) werden mit 5 ml (b) gemischt, 20 ml Eisessig zugefügt und auf 100 ml mit Wasser aufgefüllt. Alkaloide (allerdings auch einige N-freie Verbindungen) geben rote Anfärbungen.

Reaktion nach Vitali: Alkaloidhaltiger Rohextrakt wird mit 3–5 Tropfen rauchender Salpetersäure eingedampft. Rotviolette Färbung nach Zusatz von wenigen Tropfen alkohol. KOH (0,5 n) + 5 ml Aceton zum erkalteten Rückstand deutet auf Atropin/Hyoscyamin/Scopolamin hin.

Thalleiochinreaktion: Alkaloidhaltiger Rohextrakt + Bromwasser (tropfenweise bis zu schwacher Gelbfärbung) + konz. NH_3: Blaugrünfärbung deutet auf Anwesenheit von Chinin hin.

Murexidreaktion zum Nachweis von Purinderivaten: zur Durchführung s. S. 157.

Benötigte Reagenzien: konz. HCl; H_2O_2 konz; konz. Ammoniak.

Reagenz nach van Urk: 0,2 g 4-Dimethylaminobenzaldehyd werden in einer Mischung von 35 ml H_2O + 65 ml konz. Schwefelsäure gelöst; danach Zugabe von $FeCl_3$-Lösung (10%ig, 0,15 ml). Blaue Farbreaktion zum Nachweis von Secale-Alkaloiden und einigen anderen Indol-Alkaloiden.

Tanninlösung: 5%ig wäßrig zur „Flagellocystenreaktion“ (Nachweis von Salzen der Mekon- oder Chelidonsäure).

Nachweis von Cellulose

Reagenz: Chlorzinkiodlösung. 30 g Zinkchlorid, 5 g Kaliumiodid und 1 g Iod werden in 14 ml H_2O gelöst.

Ausführung. Schnitte bzw. das Drogenpulver werden in 1 Tropfen der Reagenzlösung eingebracht, und es wird die ohne Erwärmen auftretende Blauviolettfärbung beobachtet.

Anmerkung: Das Reagenz ist auch unter Lichtabschluß und im Kühlschrank aufbewahrt nicht lange haltbar.

Nachweis von Lignin und mit Lignin inkrustierten Zellwänden, Phenylpropankörpern mit OH- und CH_3O-Gruppen

Reagenzien:

a) 5%ige Lösung von Phloroglucin (1,3,5-Trihydroxybenzol) in Isopropanol. Salzsäure 12,5% (Wiesner-Reagenz).

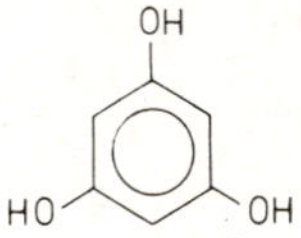

Phloroglucin

Ausführung. Schnitt bzw. Pulver mit 2 Tropfen Phloroglucinlösung befeuchten, etwas warten (bis Phloroglucin am Rande auszukristallisieren beginnt), 1 Tropfen HCl zugeben, Deckglas auflegen, Rotfärbung beobachten.

Um mögliche Schädigungen der Objektiv-Frontlinsen durch HCl-Dämpfe zu vermeiden, wird auch die Verwendung von Perchlorsäure (70%) an Stelle von Salzsäure vorgeschlagen.

Anmerkung: Rotfärbung vergeht relativ schnell wieder.

b) 1%ige wäßrige Lösung von Kaliumpermanganat; Salzsäure 12,5% Ammoniaklösung 10% (Mäule-Reaktion).

Ausführung. Schnitt bzw. Pulver für 5 min. in Kaliumpermanganat einbringen, anschließend mit Wasser auswaschen, mit Hilfe von Filtrierpapier Wasser durch das Präparat saugen; dann 2 min. verdünnte Salzsäure einwirken lassen, wieder waschen und schließlich Ammoniak zugeben oder nur mit konzentriertem Ammoniak räuchern: Rotfärbung verholzter Wände.

Anmerkung: Coniferenholz färbt sich nicht an.

c) 2%ige Lösung von Anilinsulfat in 0,5%iger Schwefelsäure.

Ausführung. Schnitt bzw. Pulver in 2 Tropfen der Lösung einbringen: Gelbfärbung verholzter Wände.

Utensilien für die DC

Das Angebot an Utensilien und Material für die verschiedenen Formen und Arbeitstechniken der Dünnschichtchromatographie – Sorbentien, Fertigplatten, Auftragsgeräte, Entwicklungskammern für Makro- und Mikro-DC, HPTLC usw. ist so umfangreich, daß auf eine Auflistung an dieser Stelle verzichtet und auf die zum Kapitel „Chromatographische Methoden“ aufgeführte Literatur verwiesen wird.

Literatur

In dieser Zusammenstellung, die kein ausführliches Literaturverzeichnis sein soll, sind Bücher aufgeführt, die als einführende oder weiterführende Literatur nicht zu umfangreich sind; es werden ferner durch Hinweise auf Handbuchartikel und Handbücher, die meist in der Instituts- oder Apothekenbibliothek vorhanden sind, weitere Informationsmöglichkeiten aufgezeigt. Bei den letzten Kapiteln sind auch Originalarbeiten, soweit sie dem Apotheker leicht zugänglich sind, zitiert.

Über den Umgang mit dem Mikroskop und mikroskopische Technik

Czaja, A. Th. (1974), Einführung in die praktische Polarisationsmikroskopie, Gustav Fischer Verlag, Stuttgart, New York.

Ehringhaus, A., Trapp, E. (1967), Das Mikroskop, 6. Aufl. Teubner Verlag, Stuttgart.

Freund, H. (1965), Mikroskopie, in Handbuch der Lebensmittelchemie (Schormüller, J., Herausgeb.), Bd. II, 1, Springer Verlag, Berlin, Heidelberg, New York.

Gerlach, D. (1976), Das Lichtmikroskop, Georg Thieme Verlag, Stuttgart, New York.

Ausführliche Angaben zur Präparation findet man bei:

Gerlach, D. (1984), Botanische Mikrotechnik. Georg Thieme Verlag, Stuttgart, New York.

Graebner, K. E. (1973), Mikroskopieren. BLV, München.

Hörhammer, L. (1967), Das Mikroskop und seine Anwendung zur Untersuchung von Drogen, in Hagers Handbuch der Pharmazeutischen Praxis, Bd. I, 4. Aufl. Springer Verlag, Berlin, Heidelberg, New York.

Krauter, D. (1966), Mikroskopie im Alltag, 5. Aufl. Franckh Verlag, Stuttgart.

Möllring, F. K. (1971), Mikroskopieren von Anfang an, Zeiss, Oberkochen.

Perner, E. S. (1957), Methoden der Fluoreszenzmikroskopie, in Handbuch der Mikroskopie in der Technik (Freund, H., Herausgeb.), Bd. I/1, Umschau Verlag, Frankfurt.

Stehli, G., Krauter, D. (1965), Mikroskopie für Jedermann, 19. Aufl. Franckh Verlag, Stuttgart.

Walter, F. (1965), Das mikroskopische Präparat, in Handbuch der Lebensmittelchemie (Schormüller, J., Herausgeb.), Bd. II/1, Springer Verlag, Berlin, Heidelberg, New York.

Zellen und Gewebe; Pflanzliche Organe als Drogen

a) Anatomie

Abgesehen von den entsprechenden Abschnitten in den Lehrbüchern der allgemeinen Botanik sei auf folgende Einführungen in die Pflanzenanatomie hingewiesen:

Biebl, R., Germ, H. (1967), Praktikum der Pflanzenanatomie, Springer Verlag, Berlin, Wien.

Braune, W., Leman, A., Taubert, H. (1979), Pflanzenanatomisches Praktikum, 3. Aufl., Gustav Fischer Verlag, Stuttgart, New York.

Cutler, D. F. (1978), Applied Plant Anatomy. Longman, London, New York.

Esau, K. (1969), Pflanzenanatomie, Gustav Fischer Verlag, Stuttgart, New York (Deutsche Übersetzung dieser ausführlichen Einführung durch Eschrich.).

Eschrich, W. (1976), Strasburger's Kleines Botanisches Praktikum für Anfänger. 17. Aufl., Gustav Fischer Verlag, Stuttgart, New York.

Fahn, A. (1973), Plant Anatomy. Pergamon Press, Oxford, New York.

Fahn, A. (1979), Secretory Tissues in Plants, Academic Press, New York, San Francisco, London.

Grosser, D. (1977), Die Hölzer Mitteleuropas. Ein mikrophotographischer Holzatlas, Springer Verlag, Berlin, Heidelberg, New York.

Guttenberg, H. v. (1966), Pflanzenanatomie (Taschenbuch WTB), Akademie-Verlag, Berlin.

Huber, B. (1961), Grundzüge der Pflanzenanatomie. Springer Verlag, Berlin, Heidelberg, New York.

Kaussmann, B. (1963), Pflanzenanatomie. Fischer Verlag, Jena.

Molisch, H., Höfler, K. (1965), Anatomie der Pflanze, 8. Aufl. Fischer Verlag, Jena.

Nultsch, W., Grahle, A. (1983), Mikroskopisch-Botanisches Praktikum für Anfänger, 7. Aufl. Georg Thieme Verlag, Stuttgart, New York.

Sitte, P. (1965), Bau und Feinbau der Pflanzenzelle, Gustav Fischer Verlag, Stuttgart, New York.

Wattendorf, J. (1980), Cutinisierte und suberinisierte Zellwände: Schutzhüllen der höheren Pflanzen, Biol. i. u. Z. **10** (3), 81–90.

b) Drogenkunde (auch Untersuchung pflanzlicher Nahrungs- und Genußmittel)

Berger, F. (1949–1967), Handbuch der Drogenkunde, 7 Bde., Maudrich, Wien. (Umfangreiches Handbuch; manche Angaben jedoch überholt.).

Czaja, A. Th. (1969), Die Mikroskopie der Stärkekörner, Hdb. der Stärke VI-1, Parey Verlag, Berlin, Hamburg.

Deutschmann, F., Hohmann, B., Sprecher, E., Stahl, E. (1984), Pharmazeutische Biologie, Bd. 3, Drogenanalyse I: Morphologie und Anatomie, Gustav Fischer Verlag, Stuttgart, New York.

Eschrich, W. (1983), Pulveratlas der Drogen des Deutschen Arzneibuchs, 4. Aufl., Gustav Fischer Verlag, Stuttgart, New York.

Fischer, R., Kartnig, Th. (1978), Drogenanalyse. Makroskopische und mikroskopische Drogenuntersuchungen, 5. Aufl., Springer Verlag, Wien, New York.

Gassner, G., Bothe, F. (1972), Mikroskopische Untersuchung pflanzlicher Nahrungs- und Genußmittel, 4. Aufl, Gustav Fischer Verlag, Stuttgart, New York.

Ausführliche Angaben auch zu selteneren Drogen findet man in den Monographien von:

Hagers Handbuch der Pharmazeutischen Praxis, 4. Aufl., Springer Verlag, Berlin, Heidelberg, New York (ab Bd. II, 1969).

Hörhammer, L. (1970), Teeanalyse, 3. Aufl., Springer Verlag, Berlin, Heidelberg, New York (Zur Untersuchung geschnittener Drogen)

Morck, H. (1982), Drogenkunde, 2. Aufl., Gustav Thieme Verlag, Stuttgart, New York.

Seidemann, J. (1966), Stärkeatlas, Parey Verlag, Berlin, Hamburg.

Stahl, E. (Herausgeb.) (1970), Chromatographische und mikroskopische Analyse von Drogen, Gustav Fischer Verlag, Stuttgart, New York.

Wallis, T. E. (1965), Analytical Microscopy, 3. Aufl., (Untersuchung von Drogen, Nahrungsmitteln), Churchill, London.

Wallis, T. E. (1967), Textbook of Pharmacognosy, 5. Aufl. Churchill, London.

Wichtl, M. (Herausgeb.) (1984), Teedrogen. Ein Handbuch für Apotheker und Ärzte. Wiss. Verlagsgesellschaft, Stuttgart.

Ferner entsprechende Abschnitte in dem Handbuch der Lebensmittelchemie, herausgegeb. von J. Schormüller, Springer Verlag, Berlin, Heidelberg, New York.

In Bd. V/1 (1965):

Czaja, A. Th., Mikroskopische Untersuchung der Stärkemehle und Müllerei-Erzeugnisse.

Czaja, A. Th., Mikroskopische Untersuchung der Hülsenfrüchte.

Evenins, J., Focke, E., Mikroskopische Untersuchung des Honigs.

In Bd. V/2, (1968):

Czaja, A. Th., Mikroskopische Untersuchung von Obst- und Obsterzeugnissen.

Czaja, A. Th., Mikroskopische Untersuchung der Gemüse, Salate, Küchenkräuter und Speisepilze.

In Bd. VI, (1970):

Hummel, K., Tee-Ersatz, Maté, Cola (auch Mikroskopie).

Melchior, H., Mikroskopische Untersuchung von Kaffee, Kaffeezusatz- und -ersatzstoffen.

Melchior, H., Mikroskopische Untersuchung von Kakao.

Melchior, H., Mikroskopische Untersuchung von Tabak.

Staesche, K., Gewürze.

Wurzinger, J., Mikroskopische Untersuchung von Tee.

Lokalisation und Nachweis diagnostisch wichtiger Zellbestandteile; Mikrosublimation; Fluoreszenzanalyse

Das alte Standardwerk Tunmann/Rosenthaler, Pflanzenmikrochemie, hat leider seit 1931 keine neue Auflage erlebt.

Arnold, M. (1968), Histochemie, Springer Verlag, Berlin, Heidelberg, New York. (Eine Einführung in die Grundlagen und Prinzipien der Methoden, allerdings aus medizinischem Blickwinkel.).

Berlyn, G. P., Miksche, J. P. (1976), Botanical Microtechnique and Cytochemistry, The Iowa State Univ. Press, Ames, Iowa.

Fischer, R., Kartnig, Th. (1978), Drogenanalyse. Makroskopische und mikroskopische Drogenuntersuchungen, 5. Aufl., Springer Verlag, Berlin, Heidelberg, New York. (Enthält neben der Drogenanatomie relativ ausführliche Angaben.).

Frey-Wyssling, A. (1981), Crystallography of the Two Hydrates of Crystalline Calcium Oxalate in Plants, Am. J. Bot. **68** (1), 130–141.

Glasl, H. (1983), Zur Photometrie in der Drogenstandardisierung. 3. Gehaltsbestimmungen von Gerbstoffdrogen, Dtsch. Apoth. Ztg. **123** (42), 1979–1987.

Harborne, J. B., Mabry, T. J., Mabry, H. (1975), The Flavonoids, Chapman & Hall, London (Ergänzungsband 1982).

Homberg, H., Geiger, H. (1980), Fluoreszenz und Struktur von Flavonen, Phytochemistry **19**, 2443–2449.

Jensen, W. A. (1962), Botanical Histochemistry. Freeman, San Francisco.

Kubeczka, K.-H. (Herausgeb.) (1979), Vorkommen und Analytik ätherischer Öle, Georg Thieme Verlag, Stuttgart New York.

Kubeczka, K.-H. (1982), Qualitätsbeurteilung arzneilich verwendeter ätherischer Öle, Dtsch. Apoth. Ztg. **122** (45), 2309–2316.

Mabry, T. J., Markham, K. R., Thomas, M. B. (1970), The Systematic Identification of Flavonoids, Springer Verlag, Berlin, Heidelberg, New York.

Pfänder, H. J. (1982), Rutheniumrot – ein Reagenz zur differenzierten Darstellung pflanzlicher Zellwände, Mikrokosmos **12**, 368–371.

Schimmer, O., Herz, J. (1984), Valepotriate in Baldrianpräparaten, Pharm. Ztg. **129** (2), 56–58.

Schneider, G., Mielke, B. (1978, 1979), Zur Analytik der Bitterstoffe Absinthin, Artabsin und Matrizin, Dtsch. Apoth. Ztg. **118** (13), 469–472 und **119** (25), 977–982.

Stahl, E., Schild, W. (1981), Pharmazeutische Biologie 4, Drogenanalyse II: Inhaltsstoffe und Isolierungen, Gustav Fischer Verlag, Stuttgart, New York.

Stahl, E., Tugrul, L. (1981), Zur Identifizierung und Wertbestimmung des Traganths, Dtsch. Apoth. Ztg. **121** (27), 1409–1413.

Sticher, O., Meier, B. (1977), Qualitative und quantitative Analyse der Secoiridoidglykoside von Radix Gentianae mit HPLC, Planta med. **1** (32A), 53–54.

Sticher, O., Meier, B. (1978), Identifizierung der Bitterstoffe von Radix Gentianae mit HPLC, Pharm. Act. Helv. **53** (2), 40–45.

Sticher, O., Meier, B. (1980), Quantitative Bestimmung von Harpagosid in Wurzeln von Harpagophytum procumbens mit HPLC, Dtsch. Apoth. Ztg. **120** (34), 1592–1594.

Wagner, H., Münzing-Vasirian, K. (1975), Eine chemische Wertbestimmung der Enziandroge, Dtsch. Apoth. Ztg. **115** (34), 1233–1234.

Wichtl, M. (1971), Die pharmakognostisch-chemische Analyse. Untersuchung und Wertbestimmung von Drogen und galenischen Präparaten, Akad. Verlagsgesellschaft, Frankfurt/M.

Chromatographische Methoden

Becker, H., Richter, S. (1975), Eine einfache dünnschichtchromatographische Untersuchung von Harpagophytum procumbens für das Apothekenlabor, Pharm. Ztg. **120** (14), 441–442.

Braun, R., Dittmar, W., Machut, M., Wendland, S. (1983), Valepotriate – zur Bestimmung mit Hilfe von Nitrobenzylpyridin (NBP-Methode), Dtsch. Apoth. Ztg. **123** (50), 2474–2477.

Bsonek, K. (1979), Mikro-DC, eine rationelle Variante der Dünnschicht-Chromatographie für das Apothekenlabor, Pharm. Ztg. **124**, 755–758.

Eilert, U., Ehmke, A., Wolters, B. (1980), Dünnschicht-Chromatographie – die geeignete Methode zur Identitäts- und Reinheitsprüfung von Drogen? Dtsch. Apoth. Ztg. **120**, 1815–1819.

Götz, W., Sachs, A., Wimmer, H. (1978): Dünnschichtchromatographie, Gustav Fischer Verlag, Stuttgart, New York.

Hesse, G. (1968), Chromatographisches Praktikum, Akad. Verlagsges., Frankfurt.

Jork, H., Kraus, Lj. (1973), Papier- und Dünnschichtchromatographie, in Methodicum Chimicum, Bd. 1, Teil 2.4., Georg Thieme Verlag, Stuttgart, New York.

Karig, F. (1975), Dünnschicht-Chromatographie der Zimtrinde, Dtsch. Apoth. Ztg. **115** (46), 1781–1784.

Kraus, Lj., Stahl, E., Reher, G., Richter, R. (1981), Neue Mikrokammer zur schnellen Dünnschichtchromatographie, Dtsch. Apoth. Ztg. **121**, 2299–2302.

Luckner, M. (1967), Prüfung von Drogen. Fischer, Jena.

Merck (Firmenschrift), Anfärbereagenzien für Dünnschicht- und Papierchromatographie.

Pachaly, P. (1983), Dünnschichtchromatographie in der Apotheke, 2. Aufl., Wissenschaftl. Verl. Ges., Stuttgart.

Randerath, K. (1965), Dünnschichtchromatographie, 2. Aufl., Verl. Chemie, Weinheim.

Rauwald, H.-W., Voetig, R. (1982), 7-Hydroxy-Aloin: die Leitsubstanz aus Aloe barbadensis in der Pharm. Eur. III, Arch. Pharm. **315**, 477–478.

Rohdewald, P. (1982), Dünnschichtchromatographie auf Minifolien für das Apothekenlabor, Pharm. Ztg. **127**, 327–330.

Scholz, K. H. (1980), Verfahrenstechnische Fortschritte der DC aus der Sicht der Apotheke, Dtsch. Apoth. Ztg. **120** (4), 175–179.

Schwedt, G. (1979), Chromatographische Trennmethoden, Georg Thieme Verlag, Stuttgart, New York.

Stahl, E. (1967), Dünnschichtchromatographie, 2. Aufl. Springer Verlag, Berlin, Heidelberg, New York.

Stahl, E. (Herausgeb.) (1970), Chromatographische und mikroskopische Analyse von Drogen, Gustav Fischer Verlag, Stuttgart, New York.

Stahl, E., Juell, S. (1982), Dünnschicht-Chromatographie zur Kennzeichnung von Arzneibuchdrogen. Zur Vereinheitlichung der DC flavonoidhaltiger Drogen, Dtsch. Apoth. Ztg. **122**, 1951–1957.

Stahl, E., Schild, W. (1981), Pharmazeutische Biologie 4, Drogenanalyse II: Inhaltsstoffe und Isolierungen, Gustav Fischer Verlag, Stuttgart, New York.

Stahl, E., Tugrul, L. (1981), Zur Identifizierung und Wertbestimmung des Traganths, Dtsch. Apoth. Ztg. **121**, 1409–1413.

Wagner, H., Bladt, S., Münzing-Vasirian, K. (1975), Dünnschichtchromatographie von Bitterstoffdrogen. Pharm. Ztg. **120**, 1262–1265.

Wagner, H., Bladt, S., Zgainski, E. M. (1983), Drogenanalyse, Springer Verlag, Berlin, Heidelberg, New York.

Wagner, H., Tittel, G., Bladt, S. (1983), Analyse und Standardisierung von Arzneidrogen und Phytopräparaten durch HPLC und andere chromatographische Verfahren, 1. Mitteilung: Flavonoiddrogen, Dtsch. Apoth. Ztg. **123**, 515–521.

Wichtl, M. (1971), Die pharmakognostisch-chemische Analyse. Untersuchung und Wertbestimmung von Drogen und galenischen Präparaten, Akad. Verlagsgesellschaft, Frankfurt/M.

Willuhn, G., Kresken, J., Merfort, I. (1983), Arnikablüten: Identitäts- und Reinheitsprüfung, Dtsch. Apoth. Ztg. **123** (49), 2431–2434.

Drogenverfälschungen

Brieskorn, C. H., Biechele, W. (1971), Zur Unterscheidung von Salvia officinalis und Salvia triloba, Dtsch. Apoth. Ztg. **111**, 141–142.

Burkartsmaier, A. (1984), Wie gut ist unser Zentrallabor? Dtsch. Apoth. Ztg. **124** (13), 660.

Corrigan, D., Lynch, J. J. (1980), An Investigation of Potential Staining Reagents for the Glandular Trichomes of Cannabis sativa, Planta med. **40**, Suppl. 163–169.

Czygan, F.-C. (1980), Warnung vor Safran-Verfälschungen, Dtsch. Apoth. Ztg. **120** (39), 1848.

Czygan, F.-C. (1984), Safran, Z. Phytotherap. **5** (1), 768.

Deutschmann, F., Hohmann, B., Sprecher, E., Stahl, E. (1984), Pharmazeutische Biologie, Bd. 3, Drogenanalyse I: Morphologie und Anatomie, Gustav Fischer Verlag, Stuttgart, New York.

Ditzel, P. W., Kovar, K.-A. (1983), Rausch- und Suchtmittel, Information, Beratung, Nachweis, Paperback DAZ, Stuttgart.

Fehr, D. (1984), Bemerkungen zu dem Artikel „Beurteilt das ZL nach der gültigen Pharmakopöe?" Pharm. Ztg. **129** (42), 2476–2477.

Freytag, W. E. (1983), Bestimmung von Valerensäuren und Valerenal neben Valepotriaten in Valeriana officinalis durch HPLC, Pharm. Ztg. **128** (51), 2869–2871.

Frohne, D. (1964), Untersuchung einer Handelsware „Radix Scrophulariae conc.", Dtsch. Apoth. Ztg. **104,** 1404–1405.

Genius, O.-B. (1980), Quantitative dc-Bestimmung pflanzl. Wirkstoffe, 3. Solidago virgaurea, Dtsch. Apoth. Ztg. **120** (37), 1739–1740.

Grosser, D. (1977), Die Hölzer Mitteleuropas. Ein mikrophotographischer Holzatlas. Springer Verlag, Berlin, Heidelberg, New York.

Hänsel, R., Schulz, J. (1982), Valerensäuren und Valerenal als Leitstoffe des offizinellen Baldrians, Dtsch. Apoth. Ztg. **122** (5), 215–219.

Hänsel, R., Schulz, J., Stahl, E. (1983), Prüfung der Baldrian-Tinktur auf Identität, Arch. Pharm. **316,** 646–647.

Härtling, Ch. (1971), Pharmakognostischer Nachweis einiger Rauschdrogen, Pharm. Ztg. **116,** 2010–2012.

Harbaum-Neuhaus, G. (1984), Prüfung von Teedrogen in der Apotheke, Pharm. Ztg. **129** (43), 2565–2568.

Hefendehl, F. W., Kuhne, W. (1984), Equiseti herba DAB 8, Chemische Eigenschaften als Abgrenzungskriterium für E. arvense von anderen E.-Arten. Farm. Tijdschr. Belg. **61** (3), 342–343.

Hohmann, B. (1968), Crocus-Knollen als Verfälschung von Tubera Salep., Planta med. **16**, 277–281.

Kartnig, Th., Gunzer, C. (1984), Solanaceen-Wurzeldrogen: schwierige Identifizierung, Dtsch. Apoth. Ztg. **124** (43), 2114–2115.

Kovar, K.-A., Noy, M., Pieper, R. (1982), Identifizierung von Rausch- und Suchtstoffen sowie mißbräuchlich verwendeten Arzneimitteln im Apothekenlabor, Dtsch. Apoth. Ztg. **122** (1), 3–22.

Kreutzig, L. (1984), Beurteilt das Zentrallabor nach der gültigen Pharmakopoe?, Pharm. Ztg. **129** (40), 2340–2341.

Lander, C., Trill, T., Umbreit, R. (1984), Equiseti herba DAB 8, Morphologische und anatomische Eigenschaften als Abgrenzungskriterien für E. arvense von anderen E.-Arten, Farm. Tijdschr. Belg. **61** (3), 341.

Langerfeldt, J. (1984), Herba Dictamni cretici – Kretischer Diptam oder Diptamdost, hgk-Mitt. **27** (6), 72.

Langhammer, L., Räuchle, U. (1984), Notiz zu „Diptam" aus Griechenland, Pharm. Ztg. **129** (43), 2590–2592.

Lemli, J., Cuveele, J., Verhaeren, E. (1983), Chemical Identification of Alexandrian and Tinnevelly Senna, Planta med. **49**, 36–37.

Machbert, G., v. Lukowitz, A. (1971), Der Nachweis von Haschisch, Pharm. Ztg. **116**, 517–523.

Pfänder, H. J., Frohne, D. (1985), Szechuan-Pfeffer, Dtsch. Apoth. Ztg. **125**, im Druck.

Pfänder, H. J., Sokoll, U., Frohne, D. (1983), Gifttees – frei Haus, Dtsch. Apoth. Ztg. **123** (42), 1974–1978.

Schier, W. (1979), Die Rhamnus-Rinden und ihre Verfälschungen. 1. Mitteilung: Morphologie und Anatomie, Dtsch. Apoth. Ztg. **119** 527–531.

Schier, W. (1981), Drogenverfälschungen – ein (leider) aktuelles Thema, Dtsch. Apoth. Ztg. **121**, 313–329.

Schier, W. (1983), Phytotherapie und Drogenverfälschungen, Z. Phytotherapie **4** (2), 537–545.

Schier, W., Lube, B. (1984), Die mikroskopische Untersuchung der Equisetum-Arten, Dtsch. Apoth. Ztg. **124** (16), 797–799.

Schilcher, H. (1966), Qualitätsprüfung von Handelsdrogen. 3. Mitteilung: Folia Salviae, Dtsch. Apoth. Ztg. **106,** 231–33.

Schilcher, H. (1981), Probleme bei der Beschaffung von Drogen mit Arzneibuchqualität, Pharm. Ztg. **126,** 2119–2128.

Scholz, H., Kascha, S., Zingerle, H. (1980), Atropin-Vergiftung durch „Gesundheitstee“, Fortschr. Med. **98** (39), 1525–1526.

Seidel, U. (1984), „Diktamnos“, Dtsch. Apoth. Ztg. **124** (1), 23.

Stahl, E. (1982), Rosa Pfeffer, ein gefährliches, exotisches Gewürz? Dtsch. Apoth. Ztg. **122,** 337–340.

Stahl, E., Brombeer, J. (1978), Schnellnachweis von Rauschgiften mit der DC im Apothekenlaboratorium. Dtsch. Apoth. Ztg. **118** (41), 1527–1534.

Stahl, E., Keller, K., Blinn, C. (1983), Cardanol, a Skin Irritant in Pink Pepper, Planta med. **48,** 5–9.

Stahl, E., Menssen, H. G., Staesche, K., Bachmann, H. (1976), Knoten- und Blasentang als Arzneibuchdroge, Dtsch. Apoth. Ztg. **116** (3), 51–54.

Staesche, K. (1968), Vergleichende anatomische Untersuchungen an Drogen. Rhizoma Tormentillae und Rhizome verwandter Rosaceae, Dtsch. Apoth. Ztg. **108,** 329–332.

Veit, M., Fehr, D. (1984), Bemerkungen zur Analytik von Schachtelhalmkraut, Pharm. Ztg. **129** (43), 2568–2570.

Völksen, W. (1970), Hanf als Arzneimittel und Rauschdroge. Die Erkennung von Marihuana und Haschisch, Dtsch. Apoth.-Ztg. **110,** 1869–1874.

Wagner, H., Hölzl, J. (1968), Die mikroskopische und chromatographische Unterscheidung von Fructus Petroselini und Fructus Ajowani, Dtsch. Apoth.-Ztg. **108,** 1620.

Wichtl, M., Tadros, W. (1982), Weidenröschen-Tee, Dtsch. Apoth. Ztg. **122,** 2593–2598.

Wienerroither (1982), persönl. Mitteilung

Willuhn, G., Röttger, P.-M. (1980), Heterotheca inuloides Cass., die „Mexikanische Arnika“, Dtsch. Apoth. Ztg. **120** (23), 1039–1042.

Willuhn, G., Kresken, J., Merfort, I. (1983), Arnikablüten: Identitäts- und Reinheitsprüfung, Dtsch. Apoth. Ztg. **123** (49), 2431–2434.

ZL-Mitteilung (1984), Pharm. Ztg. **129** (43), 2557.

Sachverzeichnis

K

L

M

T

Frohne
Anatomisch-mikrochemische Drogenanalyse
3. Auflage · ISBN 3 13 443003 7

Zur Verbesserung zukünftiger Auflagen ist Ihre Meinung über dieses Buch für uns von großem Interesse. Bitte beantworten Sie uns deshalb ein paar Fragen.

Bitte trennen Sie dieses Blatt heraus und senden Sie es unfrei – Porto zahlt Empfänger – im Kuvert an:

Georg Thieme Verlag, Postfach 732, D-7000 Stuttgart 1

Besten Dank für Ihre Bemühungen!

Qualität des Inhalts

1. Wie ist das Thema behandelt?

   ☐ zu ausführlich
   ☐ angemessen
   ☐ zu kurz
   ☐ ____________________

2. Wie ist der Stoff dargestellt – insgesamt, bzw. in einzelnen Kapiteln?

   ☐ schwer verständlich
   ☐ unübersichtlich
   ☐ gut verständlich
   ☐ anschaulich
   ☐ weitschweifig
   ☐ didaktisch gut gegliedert
   ☐ ____________________
   ☐ ____________________

3. Welche zusätzlichen Forderungen sähen Sie gern erfüllt – ggf. in welchen Kapiteln?

   ☐ Text ausführlicher
   ☐ mehr Tabellen und graphische Darstellungen
   ☐ mehr Abbildungen
   ☐ straffere Gliederung
   ☐ stichwortartige Zusammenfassungen
   ☐ ____________________

   Sachregister
   ☐ nicht ausreichend
   ☐ ausreichend

   Literaturverzeichnis
   ☐ zu lang
   ☐ ausreichend
   ☐ zu kurz

bitte wenden!

Qualität der Ausstattung

	sehr gut	gut	genügend	ungenügend
Gliederung				
Abbildungen				
Tabellen, graf. Darstellungen				
Druck				
Papier				
Einband				

Der Preis des Buches ist

☐ zu hoch ☐ angemessen ☐ günstig

Bemerkungen, Kritik (Hinweise auf Fehler), Anregungen:

Wir nehmen Sie gern in unsere Informationskartei auf.
Bitte machen Sie uns dazu einige Angaben:

Name, Vorname

Adresse

Beruf (Studienfachrichtung)

Semesterzahl